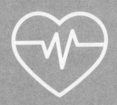

呵护心脏，要注意

王星 著

科学技术文献出版社
SCIENTIFIC AND TECHNICAL DOCUMENTATION PRESS
·北京·

图书在版编目（CIP）数据

呵护心脏，要注意 / 王星著 . — 北京：科学技术文献出版社，
2023.5

ISBN 978-7-5189-9940-8

Ⅰ.①呵… Ⅱ.①王… Ⅲ.①心脏血管疾病—诊疗 Ⅳ.①R54

中国版本图书馆 CIP 数据核字（2022）第 238753 号

呵护心脏，要注意

责任编辑：王黛君　宋嘉婧　责任校对：张吲哚　责任出版：张志平

出 版 者	科学技术文献出版社
地　　址	北京市复兴路15号 邮编 100038
编 务 部	（010）58882938，58882087（传真）
发 行 部	（010）58882868，58882870（传真）
邮 购 部	（010）58882873
销 售 部	（010）82069336
官方网址	www.stdp.com.cn
发 行 者	科学技术文献出版社发行　全国各地新华书店经销
印 刷 者	三河市嘉科万达彩色印刷有限公司
版　　次	2023 年 5 月第 1 版　2023 年 5 月第 1 次印刷
开　　本	700×980 1/16
字　　数	414 千
印　　张	24.75
书　　号	ISBN 978-7-5189-9940-8
定　　价	78.00元

前言

我要把这本书送给我的父亲

我父亲年轻的时候是一位地地道道的农民，种地的同时还养蜂、养兔、养牛，还会打家具、盖房子。父亲快 30 岁的时候，因为我爷爷病退，接班了在学校后勤工作。虽然在学校大家都称呼父亲"王老师"，但我父亲从未教过一天书。父亲到底是农民、工人、瓦匠、木匠，还是教师？其实我也没搞清楚，我只知道父亲为了我们兄弟三人，为了这个家，吃了大半辈子的苦。

2017 年，我因去外地执行一项特殊任务，不得不把父亲从老家接过来帮我看孩子。我在执行任务的途中，听说父亲犯了心脏病，住进了我们科室，最后做了心脏支架手术。为此，我一直耿耿于怀。

作为一名心脏科医生，父亲在自己的科室做手术，我却不在，我很是愧疚。但我父亲后来说了一句话："把公家的事当个事，好好干，对患者好一点，我没事！"让我多少有点释怀。

我要把这本书送给我的父亲，嘱咐老父亲别抽烟了，少喝点酒，按时吃药，没事出去走走，活动活动，祝福父亲健康快乐。

我要把这本书送给我的患者

我抢救过 15 岁心梗的中学生，抢救过 22 岁心律失常的大学生，抢救过 32 岁严重心衰的孕妇，抢救过 44 岁心肌病的"打工人"，抢救过 51 岁做心脏移植手术的厨师，抢救过 66 岁应激性心肌病的阿姨，抢救过 73 岁心脏骤停的长者，给 84 岁的大爷放过支架，给 92 岁的老爷爷装过起搏器，听过 103 岁心慌的老奶奶的心跳声……

心脏病患者可能出现在各个年龄阶段、各行各业。大部分患者对于心血管健康的常识一无所知，所以常常会犯错。一是不知道预防；二是不知道什么时间应该就诊；三是不知道如何自救。所以，很多心脏病患者常常耽误病情，错过了最佳治疗或抢救时间，致残、致死。

所以，我要把这本书送给我的患者，让更多人了解心血管疾病的预防救治常识，减少犯错。

我要把这本书送给我的粉丝

疫情期间，很多粉丝不方便去医院咨询看病，就会给我留言。我在此期间经常熬夜，免费回答了大概 80 000 人次的咨询。这些人中有胸痛的，有心慌的，有憋气的，有"三高"的，有心理压力大的，更有明确的冠心病、心绞痛、陈旧性心肌梗死、装过支架、搭过桥、安过起搏器等情况的患者。我通过互联网解决了不少粉丝的问题，但一个人的精力毕竟有限，不可能回答所有粉丝的问题，在此对那些提过问题但没有收到回答的粉丝表示歉意。

所以，我要把这本书送给我的粉丝。这本书总结了心脏病方面绝大部分常见问题，我相信大家看完这本书，就会解开很多心血管疾病的疑问。希望通过这本科普书，让更多人知道如何正确预防心血管疾病，让更多家庭免受心血管疾病的危害，让更多粉丝及其家人健康快乐。

学会正确呵护自己的心脏

我毕业后就一直在三甲医院心血管中心工作，每年在住院部亲自管理 500～600 名心血管疾病患者，单日门诊量最多上百人。

心血管疾病患者中，有人不是冠心病却自我诊断，自行用药；有人相信食物和保健品能治病，而拒绝吃药；有人没有症状就不去测量和控制血压、血糖、血脂，导致发展为心血管疾病；有人该吃药却不吃药，该放支架却不放支架，最终心梗、脑梗、致残、致死……对心血管疾病的多种误解和谣言，害了很多人，更害了很多家庭。

《呵护心脏，要注意》一书，从对心血管疾病的认识、检查诊断、治疗、医药、饮食、生活等方面入手，把关于心血管疾病最常见的问题和谣言通过活生生的例子展现给读者，让更多人能清醒地了解心脏健康的知识，从而以正确的方式保护自己的心脏和血管。

目 录
c o n t e n t s

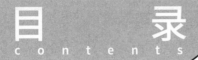

第二章　心血管疾病的检查 —— **121**

第三章　心血管疾病的正确救治 —— **165**

认识心脏病

现实中，之所以有很多心脏病患者没能及时就诊，主要是因为他们根本不知道什么是心脏病。北京阜外医院的研究统计显示，有 50% 的心肌梗死患者发病时，都不知道自己发生了心肌梗死。

还有不少人根本就没有心脏病，但因为一些莫名其妙的症状或单单做了一份心电图，就被告知有心脏病，长年累月担惊受怕。

对于心脏病的认识都有哪些谣言？第一章《认识心脏病》带您认识真正的心脏病。

01 心脏部位疼痛就是心绞痛？

辟谣：不是所有心脏部位的疼痛都是心绞痛！

50 岁的董大姐，5 年前出现心脏部位针刺样疼痛，每次持续 1～2 秒钟，很快就会消失。后来有人告诉她这是心绞痛的症状，让她长期吃某丸、某宝、某片等好几种号称能治疗心脏病的保健品。

一次偶然的机会，董大姐在网上看到我的科普，才得知私自用药会有副作用，必须诊断明确后再决定是否用药。

董大姐特意挂号来找我，我详细询问了她的症状，结合她的情况，排除心绞痛。董大姐这样的疼痛一般属于神经性疼痛，无须特殊治疗，更无须吃药，只需加强锻炼，转移注意力即可。

关于心脏部位疼痛、胸痛、心前区疼痛，一定要到医院请专业医生诊断！

这 5 种疼痛一般都不是心绞痛

心绞痛可以简单理解为发生心肌缺血[①]时的表现，常常表现为胸痛、心前区疼痛、胸闷憋气、后背疼痛、肩膀疼痛、咽部紧缩感等。之所以发生心绞痛，其根本原因是心血管严重狭窄。如果狭窄程度已经超过了 70%，则属于重度狭窄。

持续一两秒钟的疼痛

很多人经常会有这样的感觉：胸前或心前区，尤其是心脏部位，突然疼一两下，很担心是心绞痛。

其实这种疼痛一般不是心绞痛，大多数是神经性疼痛。如果经过胸部检查及心电图检查，没有提示明确的疾病，基本上可以判断为神经性疼痛，无须过度紧张，

---

① 心肌缺血是一种病理状态，在医学上并没有心肌缺血这种疾病。平时在临床上，很多患者不容易理解冠心病、心绞痛、心肌梗死等明确的疾病名称，反而更容易接受心肌缺血这种说法。所以在本书的科普中，为了科学严谨和便于读者理解，我会适当将心肌缺血注明为"冠心病心肌缺血"。

也无须特殊治疗，加强锻炼，转移注意力即可。

正确认知：心绞痛一般持续几分钟，大多数持续 2～15 分钟。

从早到晚一直疼痛

不少人看病的时候说自己胸痛、心前区疼痛、胸闷憋气，从早到晚持续不适，结果到医院做检查却没有任何异常。这种疼痛一般都不是心绞痛。

正确认知：如上文所述，心绞痛一般持续几分钟，大多数持续 2～15 分钟。如果持续超过 20 分钟，有一种可能就是发生了心肌梗死（简称"心梗"）。

如果发生心肌梗死，多数患者做完心电图当时就能确诊。如果从早到晚疼痛，或每次疼痛持续数小时，做完心电图又没有心肌梗死的表现，就说明这种疼痛是心绞痛的可能性不大，需要找其他原因，比如肺部、胸部疾病，甚至有时候是植物神经功能紊乱。

针尖大小范围的疼痛

还有不少人每次都是针尖大小范围的疼痛，也担心是心脏病。一般情况下，针尖大小范围的疼痛，都不是心绞痛。如果没有局部病变，要考虑是神经性疼痛。

正确认知：大部分心绞痛的疼痛范围是拳头大小，或者更大范围，且一般都向四周发散，或向后背放射疼痛，或向左臂放散疼痛，几乎不会出现针尖大小疼痛。

深呼吸后疼痛

有人深呼吸后会发生胸痛或心前区疼痛，屏住气不呼吸的时候就不会疼痛，这种疼痛一般不是心绞痛。

深呼吸后疼痛的患者，需要去呼吸科或胸外科，先进行胸片或胸部 CT 检查，以明确原因。

正确认知：心绞痛和呼吸没有直接关系。心绞痛发作的时候，不管是否深呼吸都会疼痛，心绞痛发作过后，即使深呼吸也不会疼痛。

按压后疼痛

还有些朋友用手按压胸部或心前区就会觉得疼痛，这种疼痛也不属于心绞痛。

这种疼痛一般是局部问题，比如肌肉疼痛、骨头疼痛、皮肤疼痛等，需要去骨科或皮肤科进一步检查。

正确认知：心绞痛和按压没有任何关系，心绞痛发作的时候，按压或不按压都会疼痛；心绞痛缓解后，即使按压也不会疼痛。

当然，医生诊断疾病的时候不能仅靠症状，还需要结合一些客观的证据，比如心电图、心脏彩超、冠脉CT[①]等各类检查结果，最终才能诊断或排除。但不管怎么样，上述 5 种胸痛或心前区疼痛，几乎都可以排除心绞痛。如果您是因上述 5 种疼痛被诊断为冠心病，还被要求长期吃药，那么非常有必要去心血管专科再次确诊，看看到底是不是心绞痛，以免糊涂服药！

星语星愿

心脏部位疼痛不一定就是心绞痛，不可仅靠自身感觉用药。心绞痛一旦确诊，需要一辈子服药，患者应依据病情及客观检查结果接受正规的药物或其他措施治疗。但愿像董大姐这样稀里糊涂吃药的情况不要再发生！

Q&A

心前区经常疼痛且每次持续一两秒钟，针尖大小范围，是心绞痛吗？

A. 不是　　B. 是

（答案：A）

---

① 也叫冠脉 CTA，即心脏血管 CT。

02 牙疼只是简单的牙疼吗?

辟谣:有一种牙疼是心绞痛!

48 岁的方先生反复牙疼,每次几分钟就能缓解,他以为自己上火了,买了一些降火药和消炎药吃。吃完药后,还是反复牙疼,但牙疼并不影响生活,所以就没去医院。没想到有天晚上牙疼伴胸闷憋气、大汗、头晕,这才打了 120。120 做的心电图提示心肌梗死。

在送往医院的途中,方先生心脏停跳,行心肺复苏,心脏一度恢复跳动,但未能持续,最终未能抢救成功。

其实每年都有很多心梗患者还没有来得及到医院,就去世了。原因很简单,那就是他们根本不知道什么是心绞痛,也就是心梗前兆,更不知道自己得了心梗,耽误病情,延误治疗。

真正的牙疼是这个样子

(1)刷牙就会疼痛:如果是刷牙时才会疼痛,或伴有少量出血,那么先要考虑是牙齿本身的问题。

(2)吃东西就会疼痛:平时不疼,一咬东西就会疼痛,这种牙疼也要考虑是牙齿本身的问题。

(3)遇冷热酸甜就会疼痛:遇到冷热酸甜等刺激,牙齿会疼痛,这种牙疼要考虑是牙齿本身的疼痛。

(4)牙龈肿大的牙疼:您都发现牙龈肿了,或者腮帮子疼、肿,这种牙疼也要考虑是牙齿本身的问题。

(5)疼痛能明确到具体哪一颗牙齿:比如能用手准确地指出具体哪颗牙疼,这种牙疼也是牙齿本身的问题。

(6)用手按压后疼痛会加重或缓解:比如牙疼的时候,用手按压一下,牙疼能减轻,或者牙疼更厉害了,那么这种牙疼要考虑牙齿本身的问题。

但是，心绞痛引起的牙疼每次持续 2 ~ 15 分钟，多于活动、劳动、运动后出现，休息后能缓解，缓解后就如常人。

方先生的这种牙疼本是心绞痛，也就是心肌梗死的前兆，可他误以为只是简单的牙疼，没能及时就诊，耽误治疗，送了性命。除了牙疼，心绞痛还有很多表现。

具有以下特征的疼痛要高度怀疑心绞痛

先纠正一个常见错误，很多人以为心绞痛就只是心前区疼痛或胸痛，但事实并非如此。

根据发作症状

心绞痛确实最常表现为心前区疼痛或胸痛，但还有可能是头疼、牙疼、后背疼痛、肩膀疼痛、上腹疼痛；甚至心绞痛心肌缺血发作时可以不疼，还可表现为咽部紧缩（咽部发紧）、胸闷憋气、大汗、便意等。

根据疼痛范围

心绞痛一般的疼痛范围是拳头大小，或一片疼痛，很少会表现为针尖大小范围。

根据发作时间

心绞痛一般持续 2 ~ 15 分钟，多见 5 分钟左右。前文说了，几秒钟的疼痛不是心绞痛；超过 20 分钟，甚至几小时的疼痛一般也不是心绞痛。除非是很严重的心肌梗死，因为心肌梗死就是持续超过 20 分钟的心绞痛。

根据活动情况

心绞痛多于情绪激动、活动、运动、劳累后发生。其中稳定性心绞痛在活动后发生；不稳定性心绞痛在休息的时候也会发生，但活动后会加剧。

说来就来、说走就走

心绞痛几乎都是发作性的，也就是一阵一阵的，来的时候突然，过几分钟或含服完硝酸甘油后就能缓解。症状缓解后就跟健康人一样，不会有任何不适。但如果症状来了却不走，可能已经是心肌梗死。

正因为很多心绞痛患者缓解后感觉好了，所以就不愿去医院了，最终心绞痛发展到心梗，甚至猝死。其实心绞痛"好了"，只是"缓解"。每次心绞痛都可能是心梗的报警，提示患者赶紧去医院。如果心绞痛持续超过 20 分钟，或伴随胸痛、大汗、濒死感，这个时候就提示可能已经心肌梗死了。

这些疼痛或不适是初步判断心绞痛的方法，大家不要忽视心绞痛，以免发生心肌梗死，导致猝死。请记住，每次心绞痛都可能是心肌梗死前的最后一次报警！大家一定要引起重视！

星语星愿

"牙疼不是病，疼起来真要命"，指的其实就是心绞痛引起的牙疼，心肌缺血导致的"牙疼"，真的可能危及生命！

Q&A

牙疼一定没事，随便买点降火药吃就行？

A. 错，如果是活动后出现的牙疼，一定要及时就诊　　B. 对

（答案：A）

03 稳定性心绞痛就一定稳定？

辟谣：稳定性心绞痛也会发展为不稳定性心绞痛！

门诊先后来了两位心绞痛患者：57 岁的冯先生和 49 岁的朱先生。

虽说两位都是心绞痛患者，但我对他们的治疗方案不同。57 岁的冯先生，我建议他规律服药，注意观察，定期复查；49 岁的朱先生，我直接找来科里的年轻医生推来轮椅，把朱先生接到了住院部，安排了住院。

朱先生当时很诧异，说："上一个患者比我年龄还大，也是心绞痛，为啥他就可以拿药回家治疗，我却不能动，还找医生推着轮椅去住院部？"

两位患者虽然都是心绞痛，但属于不同类型的心绞痛。

冯先生最近发现自己跑步的时候会胸痛、胸闷憋气，于是来医院就诊。经过详细询问，确认冯先生每次都是跑步的时候会出现这些不适，但走路的时候没事，休息的时候也没有发作过胸痛、胸闷憋气等不适。一周前在外院做了心脏 320 排 CT 检查，提示血管有 60%～70% 的斑块狭窄，已经确诊是冠心病。但他不是很放心，于是再次就医。

根据冯先生的描述，我给出的诊断是冠心病：劳力性心绞痛，也叫稳定性心绞痛。冯先生在经过之前医院开的药物治疗后，目前没有再次发作胸痛。我判断药物治疗有效，故建议患者可继续回家吃药观察。

朱先生最近走路、上楼都会出现胸闷憋气；在家休息的时候，也会出现胸闷憋气。既往有高血压、糖尿病史，平时还抽烟。我根据他的症状及高危因素，给出的诊断也是冠心病，但他的病情属于不稳定性心绞痛。所以把他留下来住院观察，并且不让他走着去住院部，而是找医生推着轮椅带他去住院部，以免走路过程诱发心绞痛。

稳定性心绞痛和不稳定性心绞痛的区别

稳定性心绞痛

稳定性心绞痛可以简单理解为"相对稳定"的心绞痛。顾名思义，就是在情绪激动、运动、活动、劳动等需要出力的情况以后发作的心绞痛，而休息的时候不会发作。这种心绞痛相对风险较低，心血管发生斑块破裂，形成血栓，导致心肌梗死的可能性也较低。一般来说，药物治疗效果较好。

患有这种心绞痛的患者，大部分不需要做支架或搭桥治疗，经过药物治疗和健康的生活方式后能有效地控制。

不稳定性心绞痛

不稳定性心绞痛就是患者在休息的时候会发生的心绞痛，在活动、运动、劳动后会明显加重。这种心绞痛之所以不稳定，是因为引起这种心绞痛的斑块属于不稳定斑块，随时可能会破裂，形成血栓，从而堵塞血管，导致心肌梗死。大部分药物治疗效果不佳，需要进行冠脉造影检查，甚至需要做支架或搭桥手术才能有效控制。

不稳定性心绞痛和心肌梗死虽然是两种冠心病，但对待的原则一样，甚至《冠心病诊治指南》把这两种冠心病归为一种疾病，那就是"急性冠脉综合征"。正因如此，我诊断朱先生是不稳定性心绞痛后，按照"急性冠脉综合征"的要求，进行一系列住院安排，以免其发生危险。

稳定性心绞痛也会发展为不稳定性心绞痛

有人问，稳定性心绞痛是不是就是安全的？当然不能这样理解。只能说稳定性心绞痛比不稳定性心绞痛相对安全，但不管是稳定性心绞痛还是不稳定性心绞痛，都必须正规治疗。

这两种病情只是相对的，即使是稳定性心绞痛，如果没有进行正规积极的治疗，也可能会发展为不稳定性心绞痛（劳力恶化型心绞痛），甚至发生心肌梗死。

大家可以简单理解为患者可能一开始上 6 楼或跑 1000 米才会发作心绞痛，但没有进行正规治疗，逐渐发展为上 4 楼或跑 800 米就会发作心绞痛；病情再进一步发展，最后上 3 楼或跑 500 米就会发作心绞痛，患者的活动距离越来越短。这就是劳力恶化型心绞痛，也就是从稳定性心绞痛向不稳定性心绞痛发展的过程，更应该及时就诊。

总之，如果活动后出现不适，且活动距离越来越短，需要尽快去医院就诊，切莫耽误。如果已经发展到休息的时候也会出现不适，更应该马上就诊！

星语星愿

稳定性心绞痛只是相对于不稳定性心绞痛而言，对于所有的冠心病，不管有没有症状，是不是稳定性心绞痛，都应该去正规医院积极治疗。

Q&A

稳定性心绞痛是安全的冠心病？

A. 不是　　B. 是

（答案：A）

04 持续胸痛就是急性心梗？

71 岁的周阿姨，突然自觉胸痛持续不缓解。她女儿在医院上班，有一定的医学常识，认为胸痛不缓解就是心肌梗死，要赶紧吃阿司匹林，于是给妈妈吃了 3 片阿司匹林，随后打了 120。

120 赶到后，给周阿姨做完心电图，并没有发现明显的心肌梗死心电图变化，于是没有给患者继续服用治疗心肌梗死的药物。周阿姨的女儿就问："我刚才给我妈吃了 3 片阿司匹林，现在不是应该再给我妈吃氯吡格雷吗？" 120 的医生说："现在没有急性心梗的证据，暂时不能吃阿司匹林和氯吡格雷，还需要进一步诊断。"

周阿姨的女儿一脸茫然……

到医院后，我们详细询问周阿姨的症状，确实是胸痛持续不缓解，伴随大汗——和急性心肌梗死的症状一模一样。再次复查心电图仍未见明显改变，但发现周阿姨血压为 200/100 mmHg，我们追问病史了解到周阿姨平时有高血压，也吃着降压药，平时血压控制在 170 mmHg 左右，没有不适就不愿继续加药。

根据周阿姨的情况，我们分析不能排除主动脉夹层，赶紧给周阿姨做了一个强化 CT，结果证实是主动脉夹层！于是立刻手术，但由于病情太重，加之患者吃了阿司匹林，加速病情恶化，最终没能抢救成功。

主动脉夹层

什么是主动脉夹层

主动脉夹层指主动脉腔内的血液从主动脉内膜撕裂处进入主动脉中膜，使中膜分离，沿主动脉长轴方向扩展形成主动脉壁的真、假两腔分离状态。

可以简单理解为人体最大的血管——主动脉，从血管内部发生了破裂，不断出血。

主动脉夹层的危险程度

主动脉夹层 24 小时内死亡率达 25%，48 小时内死亡率高达 50%，1 周内死亡率达 60% ~ 70%，30 天到 3 个月内的死亡率可达 90%。这比急性心肌梗死的死亡率高得多。

主动脉夹层的原因

主要的原因是高血压。高血压动脉粥样硬化所导致的主动脉夹层占主动脉夹层成因的 70% ~ 80%。高血压可使动脉壁长期处于应激状态，弹力纤维常发生囊性变性或坏死，导致夹层形成。周阿姨的病情就是高血压长期没有有效控制，最终导致形成主动脉夹层。

形成主动脉夹层还有其他原因：马方综合征、先天性主动脉缩窄、外伤引起的主动脉峡部撕裂、妊娠、梅毒、心内膜炎、系统性红斑狼疮、多发性结节性动脉炎等。

主动脉夹层的表现

主动脉夹层常见的表现和急性心肌梗死的表现非常相像，所以通过临床表现很难鉴别。

大多数患者会突发胸背部疼痛，呈刀割或撕裂样疼痛，也可表现为肩胛间区、背部、腹部疼痛剧烈难以忍受。大部分患者伴有高血压，脉压改变，双侧胳膊血压不同，一侧脉搏减弱或消失。有时，会表现为肾脏缺血、下肢缺血、截瘫等神经症状。

主动脉夹层的诊断

如果发现患者持续胸痛，但心电图又没有发现心肌梗死，就会怀疑是主动脉夹层，需要尽快进行胸腹部强化 CT 进一步确诊。

主动脉夹层的治疗

一旦确诊主动脉夹层，需要立即抢救。

（1）镇痛。

疼痛严重可给予吗啡类药物止痛，并镇静、制动。

（2）**控制血压和降低心率。**

使用洛尔类药物和硝酸甘油，以降低血管阻力、血管壁张力、心室收缩力，控制血压于 100 ～ 120 mmHg；心率控制在 60 ～ 75 次 / 分，以防止病情扩展。

（3）**手术。**

A 型主动脉夹层：为防止急性 A 型夹层破裂或恶化，应尽早手术治疗，慢性期患者经观察病情变化也需手术。

B 型主动脉夹层：因血管腔内技术及支架材料不断发展，B 型主动脉夹层更多的是使用覆膜支架隔绝。其优点是创伤小、出血少、恢复快、死亡率低，尤其适用于高龄及全身情况差，无法耐受传统手术的患者。

为什么胸痛不能擅自服用阿司匹林？

心肌梗死和主动脉夹层这两种危险的心血管疾病都表现为胸痛，医生很难根据患者的表现确诊。

心肌梗死是心脏大血管堵死，需要尽快开通血管，需要抗凝、抗血小板。按老百姓的话说，就是打通血管，让血液稀一点。

主动脉夹层是大血管破裂，血管一直在出血，要尽快把破裂的地方堵上，也就是止血。如果这个时候患者还吃了阿司匹林，只会增加出血，加重病情。

胸痛持续不缓解，不要擅自口服阿司匹林。因为任谁都无法马上判断是急性心肌梗死还是主动脉夹层。如果是急性心肌梗死，吃阿司匹林是对的；但是，如果是主动脉夹层，吃阿司匹林就是错的。等 120 到达做完心电图再决定是否吃阿司匹林才是正确做法。

遇到胸痛怎么办？

很多胸痛的患者经常会问："医生，我胸痛，你看是啥病？吃点啥药好？"

其实单从"胸痛"两个字，很难说是什么病，更没法说吃什么药。我需要详细问诊，结合一些化验检查，才能给患者一个准确的诊断。我几乎每天都会面对胸痛的患者，问诊的第一件事就是让他们尽快做一份心电图，测量一下血压。

为什么要马上做心电图？

因为胸痛最常见的病因就是急性心肌梗死或心绞痛，必须在最短时间确诊是不是急性心肌梗死，只有这样才能为进一步抢救节约时间。

心电图对于诊断急性心肌梗死非常重要，一般通过心电图和胸痛、胸闷的症状就可以确诊。确诊后需马上溶栓治疗或做支架手术，以尽快开通血管，只有这样才能挽救更多心梗患者的生命，避免发生心衰、猝死。

当然心电图不仅能确诊急性心肌梗死，还能查看是否有心律失常，以及心率的快慢，心率过快、过慢都要马上处理。根据心电图还能发现是不是因肺栓塞或气胸导致的胸闷胸痛，所以胸痛患者必须第一时间做心电图。如果心电图完全正常，可以初步排除急性心肌梗死或严重心绞痛。

为什么要立刻测量血压？

胸痛胸闷患者最常见的几个疾病，比如急性心肌梗死、主动脉夹层、肺栓塞，常伴随高血压或低血压，所以测量血压是为了及时纠正高血压或低血压，以免高血压或低血压造成病情加重。

其他检查

与此同时，胸痛患者还需要进一步抽血化验，检查心肌酶、肌钙蛋白来排除或诊断心肌梗死；并且也需要查 D2 聚体，以排除或诊断肺栓塞。

如果做完心电图没有问题，就需要根据症状安排下一步检查，比如最常见的胸部 CT 和胸部增强 CT，可诊断主动脉夹层、肺栓塞、气胸、肺部疾病、肺部感染、胸腔积液、肺占位等。

所以，对于胸痛胸闷患者，医生首先要做的就是：

（1）做心电图，根据心电图诊断或排除心肌梗死。

（2）测量血压，高血压、低血压都需要马上处理——主动脉夹层常见高血压；肺栓塞常见低血压；急性心肌梗死可见低血压，也可见高血压。

（3）抽血，检查肌钙蛋白、心肌酶、D2 聚体、血常规、电解质等项目，为急性心肌梗死或肺栓塞提供依据。

（4）如有必要，做胸部 CT 或增强 CT，排除主动脉夹层、肺栓塞、气胸，以及胸部常见急性疾病。

（5）如果可以初步排除急性心肌梗死、主动脉夹层、肺栓塞、气胸，就可以不用那么着急，按部就班检查即可。因为除了这四种最危重的疾病，急性皮炎、皮下蜂窝织炎、肌炎、肋间神经炎、肋骨骨折、急性白血病、多发性骨髓瘤、心肌炎、胸膜肿瘤、自发性气胸、肺炎、肺癌、纵隔炎、纵隔脓肿、纵隔肿瘤、食管炎、食管裂孔疝、食管癌等，也会导致胸痛、胸闷。

星语星愿

胸痛胸闷无小事，必须尽快确诊。

胸痛持续不缓解，第一时间拨打 120！

胸痛不一定是心肌梗死，还有可能是主动脉夹层，千万不能随便吃药！

Q&A

胸痛持续不缓解，马上吃阿司匹林？

A. 对　　B. 错

（答案：B）

05 胸闷憋气就是心脏病？

门诊来了一位 50 岁的黄女士，在好几个亲朋的搀扶下来看病，她一进门就半趴在桌子上说："医生，赶紧救救我。我得心脏病了，可我不想做支架搭桥，我闺女还小，我可不想死……我胸闷憋气，气短，总是出大气、长叹气，别人说我是心脏病，得赶紧看，要不然会猝死。"

我详细询问、查体听诊后发现，黄女士心脏和肺部都没有异常表现，初步判断没有什么大问题，不是心脏病，可能还是精神紧张引起的症状。

随后做了心电图和心脏彩超，显示均正常，我告诉黄女士，平时胸闷气短不是心脏引起的，如果是心脏病，活动的时候会加重，而且不会通过叹气的方法缓解。明确告诉她不是心脏病，让她放心！

黄女士一边听，一边从半瘫的坐相逐渐坐直了问："真的吗？医生，我真的没有心脏病？"

我又说了一遍："真的没有心脏病，可以肯定！"

黄女士好像换了一个人，也不用家人搀扶了。黄女士出门后，一个家属告诉我，一周前黄女士和老公吵架闹离婚，才出现胸闷憋气的状态。

胸闷憋气是很多疾病的一种表现，有时甚至没有器质性疾病也会出现这种表现。常见的胸闷憋气是由心脏病或肺部疾病引起的。

心脏病引起的胸闷

心绞痛

心绞痛导致的胸闷一般是发作性的，每次持续 2 ～ 15 分钟，多于情绪激动、活动、劳累后发生，含服硝酸甘油可明显缓解。需要结合症状、心电图、高危因素，有时候还需要结合动态心电图、运动试验、冠脉 CTA、冠脉造影（冠状动脉造影，即心脏动脉血管造影）等检查确诊。

心肌梗死

如果胸闷持续不缓解，并伴随大汗等症状，极有可能是心肌梗死引起的。需要通过心电图或（和）心肌酶进一步诊断。

心功能不全、心衰

心功能不全、心衰最常见的表现也是胸闷。当患者发生心衰，尤其是左心衰时，常常表现为胸闷憋气，活动后明显加重。心功能四级（后文有关于心衰和心功能分级的详细介绍）的时候，即使在休息中也会发生胸闷，这时需要做心脏彩超明确诊断。

肺部疾病引起的胸闷

除了心脏病是引起胸闷的一个原因，另一种最常见的胸闷原因就是肺部疾病。比如喉炎、气管炎、大支气管炎、肿瘤或异物、哮喘、慢阻肺、肺水肿、弥漫性肺纤维化、广泛的肺实质病变、肉芽肿、肺不张、肺栓塞等。

胸闷如果伴随咳嗽症状，一定要先排除肺部及气管疾病，先去呼吸内科看看医生有什么建议，需不需要拍胸片或胸部 CT。

胸腔疾病引起的胸闷

胸腔积液、气胸等也可以引起胸闷。如果是新发的、突然加重的胸闷憋气要排除气胸，慢性肺部疾病及心脏疾病也会引起胸腔积液导致胸闷憋气。对于怀疑胸腔疾病引起的胸闷也需要做胸片或胸部 CT 排除。

精神状态不好同样会引起胸闷

紧张、焦虑、恐惧等多种精神因素也可引起胸闷。这也是临床上常见的一种胸闷。患者常常检查一圈什么问题都没有，可就是感觉胸闷。这种情况常常发生于更年期女性，以及情绪不好、压力太大的人。

这种胸闷憋气只是自我感觉，就像黄女士一样，没有什么危害，适当加强锻炼，转移注意力，就会逐渐好转。如果仍无法缓解，可以找中医医生或心理医生诊治。

总之，胸闷憋气只是一个症状，可能是心脏病，但也可能不是，需要医生综合分析。

星语星愿

劝您莫生气，劝您莫害怕；生气会导致不适，长期生气会导致疾病，严重的生气会加大猝死风险。不管有没有病，害怕都解决不了问题，关键是弄清楚、弄明白，明确原因自然就不那么害怕了！

Q&A

胸闷憋气就是心脏病？

A. 对　　B. 错

（答案：B）

06 心肌梗死患者一定会胸痛？

辟谣：25% 的心梗患者无胸痛症状，其猝死风险比普通心梗患者高 3 倍！

急诊来了一位 45 岁的心肌梗死患者，患者心电图提示大面积心肌梗死，血压 80/40 mmHg，心率 120 次 / 分，这种表现已经发生了心源性休克。

这位患者就诊晚的唯一原因就是，他虽然后背疼痛，但根本不认为自己是心脏病，所以一直拖着，直到头晕眼花、眼前发黑、低血压休克后才送医。

25% 的心梗患者并不表现为胸痛症状

中国急性心肌梗死注册研究（CAMI）项目组发表的一项研究显示，约 25% 的心肌梗死患者都没有典型胸痛症状；无典型胸痛症状的心肌梗死患者接受最佳药物治疗和急诊后放支架的比例，低于有典型胸痛症状的患者，就诊时间大于 12 小时的患者占比更高。也就是这部分没有典型胸痛症状的心肌梗死患者，去医院看病的时间，往往大于 12 小时。换言之，患者就诊很晚，耽误病情。

正因为这些患者没有胸痛或心前区疼痛的表现，他们一般很难想到自己发生了心肌梗死，于是就诊晚，导致开通血管时间晚，坏死心肌增多，心衰率高，死亡率高。

开通血管的时间早晚与心肌坏死的多少有直接关系，也与死亡率直接相关。心血管闭塞 40 分钟后坏死面积约为缺血总面积的 30%，闭塞 3 小时约为 50%，闭塞 6 小时约为 70%；就诊越晚的患者越容易发生心衰，死亡率越高。

典型的心肌梗死表现

典型的心肌梗死表现就是突发胸痛或心前区疼痛，持续 20 分钟以上不缓解，疼痛一般呈压榨样，或伴随胸闷憋气、大汗、濒死感等，含服硝酸甘油、速效救心丸或休息均无法缓解。

如果是典型的心肌梗死，绝大部分患者都会第一时间拨打 120 或去医院。但事实是，我国心肌梗死患者被救治的现状让人担忧，统计显示：

我国有 10% 的心梗患者在自己去医院的路上去世；

我国只有 15% 的心肌梗死患者会在第一时间拨打 120；

我国有 50% 的心肌梗死患者根本不知道自己发生了心肌梗死；

我国不到 30% 的人知道得了心肌梗死要做支架抢救，其余 70% 都没有这个常识。

之所以造成这么多悲剧，主要是因为大家根本不知道心肌梗死有时没有明显症状，或者以为只有胸痛或心前区疼痛才需要去就医。

不典型的心肌梗死表现

心肌梗死除了表现为心前区疼痛或胸痛外，还可能表现为牙疼、头疼、咽部不适、后背疼痛、左肩膀疼痛、上臂疼痛、上腹疼痛，甚至可能没有疼痛感，只是表现为胸闷憋气、呼吸困难、大汗、眼前发黑、晕厥、便意等。

中山大学附属第一医院借助于社区动脉粥样硬化风险研究（ARIC）和冠状动脉心脏研究（CHS）发现：大约 60% 的心梗为无痛性心梗，无痛性心梗患者出现心源性猝死的风险是普通人群的近 3 倍。

如何才能及早发现心肌梗死？

因为患者不重视且没有及时就诊，不典型的心肌梗死后果可能更严重。那么，如何才能及早发现、及时就诊呢？

一般来说，绝大多数的心肌梗死发生之前都会有心绞痛的表现，所以我总说每一次心绞痛都是心肌梗死在报警，应尽快去医院。

心肌梗死可以简单理解为"超过 20 分钟持续不缓解的心绞痛"。心绞痛就是心脏血管狭窄导致的冠心病心肌缺血。当心血管被完全堵死时，就是持续性的心肌缺血，或者叫心肌无血，从而导致心肌坏死，这就是心肌梗死。

正因为很多人不知道什么是心绞痛，没能第一时间就诊，才导致心绞痛发展为心肌梗死，最终酿成惨剧。所以，只有及时发现心绞痛，才能采取相应的治疗措施，甚至可以避免心肌梗死。

总之，不要简单以为胸痛和心前区疼痛才是心肌梗死，这种错误认识会危及很多人的生命！

星语星愿

胸痛不一定是心梗，心梗也不一定会胸痛。了解更多心脏健康的常识，请再认真看一遍第一章第 1 节《心脏部位疼痛就是心绞痛？》，关键时刻能救命！

Q&A

没有胸痛就一定不是心绞痛或心肌梗死？

A. 对　　B. 错

（答案：B）

07 20 岁的人就不会发生心肌梗死？

辟谣：心肌梗死不是中老年人的"专利"！

昊昊上大学后就沉迷于游戏，一次连续 48 小时的作战后，昊昊突然眼前发黑、大汗淋漓，被 120 送到医院，确诊心肌梗死。

20 岁的心肌梗死患者很少见，当时我们也不敢相信，但昊昊的症状、心电图都提示急性心肌梗死。于是我们将他带入导管室，先做冠脉造影，结果显示他的心脏右侧一个血管完全闭塞，必须开通血管。因为斑块严重，随后植入一枚支架。

术后，昊昊在监护室住了 4 天，随后又住院 10 天才出院。出院的时候，我们再三交代：按时吃药，定期复查，注意休息，健康生活，千万不要再熬夜了。

研究显示，长期睡眠不足会增加高血压、糖尿病、肥胖、心血管疾病、抑郁等疾病的风险，加重认知能力损害，加重记忆力减退，等等。长期睡眠时间不足 6 小时等于慢性自杀；长期熬夜的人，猝死风险比不熬夜的人高出 1 倍多；每天睡眠不足 4 小时，死亡率比常人高 180%。

我抢救过的最年轻的心肌梗死患者是一名初中生，当时才 15 岁。这位患者跑步时突然晕倒，被送到医院，确诊心肌梗死，冠脉造影显示先天性动静脉畸形。当然这种心肌梗死和前文科普的心肌梗死不一样，我们平时科普的心肌梗死主要是指动脉粥样硬化导致，斑块破裂，血栓形成引起的心肌梗死。

我抢救过的最年轻的动脉粥样硬化性心肌梗死患者才 19 岁，还有好几个 20 来岁的小伙子，30 ～ 40 岁的心肌梗死患者更是大有人在。

原本一个老年性的心血管疾病，为什么会越来越年轻化呢？

北京安贞医院团队的研究能给我们一些启示：2866 例 18 ～ 44 岁的心肌梗死患者，其中男性占比 95.6%，这些患者中吸烟者占比 72.7%、高血压者占比 40.8%、肥胖者占比 37.8%。同时还发现随着患者合并高血压、高脂血症、糖尿病等疾病的数目越多，患者心血管狭窄的程度越严重，危险程度越高。

大家看到数据会质疑，为什么入选的病例几乎都是男性，女性这么少？这个实验数据可信吗？这是由男女患心肌梗死的风险不一样决定的，女性在绝经前有雌激素保护，患心血管疾病的风险较低；绝经后雌激素突降，患心血管疾病风险会直线上升。而这项研究的数据是在 18 ~ 44 岁，所以女性心肌梗死患者的比例很低。

需引起重视的三个危险因素

吸烟、高血压、肥胖三个高危因素和心肌梗死的年轻化有着某种联系，这再次给年轻人敲响了警钟。

吸烟

《全球成人烟草调查——中国部分》的调查发现：我国 15 岁及以上人群的吸烟率为 28.1%，吸烟者总数达 3 亿人。男性吸烟率为 52.9%，其中 15 ~ 69 岁人群的吸烟率为 54%，较 2002 年有微弱下降。女性吸烟率为 2.4%，吸烟人群达 1260万人。由此可见，我国吸烟者的基数和比例都非常大。

长期吸烟会明显增加动脉粥样硬化的进程，最终导致血管斑块增加，引发冠心病。同时大量吸烟还会刺激斑块破裂，导致血栓形成，从而直接引发心肌梗死。越来越多的年轻人有抽烟的习惯，是导致心肌梗死年轻化的一个主要因素。

高血压

我国 18 岁以上人群高血压占比是 27.5%，大部分年轻人觉得高血压是老年病，不愿去测量血压，结果长期没有发现高血压；或者一部分年轻人发现了高血压，但没有不适，也不愿去控制，从而导致动脉粥样硬化加重，引起心血管斑块，引起冠心病心肌缺血，引起斑块破裂，最终发生心肌梗死。

肥胖

我国 18 岁以上的肥胖或超重人群高达 50%，也就是每 2 个成年人中就有 1 个肥胖或超重。肥胖或超重会导致"三高"、心血管疾病风险增加。现在的年轻人从小吃得"好",喝得"好",不运动,导致肥胖的青少年越来越多,最终引起心血管疾病,导致心肌梗死。

抽烟、高血压、肥胖的年轻人越来越多,越来越不重视自己的身体,觉得年轻可以"放肆",殊不知任何不健康的行为都会被深深地烙在血管里。长期抽烟、久坐不运动、"三高"不控制,血管斑块最终就会堆积在血管内壁,进而斑块加重,导致冠心病,严重者斑块破裂发生心肌梗死。

所以年轻人应该开始养成健康的生活习惯:远离烟酒,坚持运动,监测血压、血糖、血脂,控制体重。只有这样才能预防心血管疾病,预防心肌梗死!

星语星愿

心血管疾病绝非中老年人的专利,不健康的生活方式越多,"三高"越早出现。即使是年轻人,也会发生心血管疾病,也会发生心肌梗死!

Q&A

20 岁左右,肯定不会心肌梗死?

A. 对

B. 错,抽烟、肥胖等不健康的生活方式越多,越容易发生心肌梗死

(答案:B)

08 心电图和心肌酶正常就能排除冠心病？

辟谣：不能！这会漏诊心脏病！

有一年的 5 月 14 日 13 点，69 岁的张阿姨心脏不舒服，到医院查了心电图和心肌酶，均基本"正常"。仅仅过了 13 小时，5 月 15 日凌晨 2 点，张阿姨就发生了急性心肌梗死。

心电图和心肌酶都做了，都是基本正常的，为什么不到 24 小时就发生了心肌梗死？难道心电图和心肌酶查不出心肌梗死吗？仅仅 13 小时就从正常到病危，究竟发生了什么？

我先把这件事详细地介绍一下：

5 月 14 日中午 12 点左右，张阿姨觉得心前区疼痛，大概持续了 10 分钟，就诊于一所医院，当时做心电图的时间是 13：11，同时查了心肌酶。医生看完说基本正常，于是建议张阿姨留院观察。张阿姨说家里离得近，就先回家了。

5 月 15 日凌晨 2 点，张阿姨再次发作心前区疼痛，这次是持续不缓解，伴胸闷憋气、大汗，于是她赶紧拨打 120。120 做完心电图提示急性下壁心肌梗死，赶紧口服阿司匹林 300 mg 和替格瑞洛 180 mg，后启动胸痛中心，直接送入导管室，冠脉造影显示右侧血管中远段完全堵死，开通血管后，张阿姨的症状才得到缓解，病情才逐渐稳定下来。

心电图和心肌酶不可信任吗？

很多人觉得心电图没用，其实不然，心电图在初步诊断心绞痛的时候，非常有用。但要动态观察，在患者不发作疾病的时候做一份，在患者难受时做一份，如果有变化，结合症状就能诊断心绞痛。

张阿姨第一次到医院检查的时候，心电图虽然说是基本正常，但也并非完全正常。第一份心电图已经有一些冠心病心肌缺血的蛛丝马迹，再结合她胸痛的症状，怀疑心绞痛。所以医生建议住院观察进一步明确诊断，但张阿姨拒绝留观。

心肌酶是诊断急性心肌梗死的一种血液化验检查。当患者发生急性心肌梗死（心肌坏死）时，随着时间的推移，心肌酶指标会逐渐升高，达到峰值，接着逐渐下降，直至恢复正常。可以说，心肌酶只有在急性心肌梗死发作的某一段时间内才是升高的。所以，医生不能根据心肌酶检查正常就排除心肌梗死，还需要结合抽血的时间点；更不能根据心肌酶正常就排除心绞痛。因为心绞痛的时候，患者的心肌酶本身就是正常的。

张阿姨第一次去医院时没有发生心肌梗死，所以心肌酶检查是正常的，只能排除当时没有发生心肌梗死，并不能排除心绞痛。

所以心电图和心肌酶是值得信赖的，关键是怎么用、怎么看。

张阿姨的心肌梗死能否避免？

避免的可能性非常大！

张阿姨年纪大，有高血压，且血压控制效果不佳，都属于高危因素。主要是张阿姨入院前发作过一次比较典型的心绞痛，虽然当时的心电图基本正常，但根据症状及症状缓解后仍有一点冠心病心肌缺血表现的心电图，足够怀疑心绞痛，有充分的理由住院观察。

如果没有出血风险，也应该给予阿司匹林、替格瑞洛、他汀类药物治疗，甚至需要抗凝治疗。这些治疗以后，患者就会大大降低发生心肌梗死的风险，在一定程度上可以避免心肌梗死。

张阿姨虽然开始没有听医生的建议留观，但后来倒是做对了两件事：一是发生心前区疼痛，第一时间就诊；二是半夜胸痛，第一时间拨打120，这是值得肯定、值得表扬的。令人欣慰的是，张阿姨病情稳定，已经脱离了危险。

给我们的警醒

张阿姨当时应该听医生的建议，住院留观

医生让她留观是负责的表现，从侧面也反映了医生不能排除她有心脏病。

医生不能草率地根据心肌酶、心电图正常就排除心绞痛的诊断

张阿姨开始发作了 10 分钟的胸痛，缓解后和常人一样，这些都符合心绞痛的表现。

医生要结合心电图的动态改变进行诊断，患者也要配合检查

比如心电图在正常情况下和发作情况下不一样，那么就考虑心绞痛。如无法抓住发作时的心电图，可以行动态心电图、运动实验，甚至必要时行冠脉 CTA 或冠脉造影。

医生的水平和毕业院校、实习医院、带教老师、自己是否努力有关系，水平可以慢慢提高，但责任心从考入医学院那一天开始就必须有，直至终老。患者也需要理解医生，医生的建议尽可能采纳。

Q&A

心电图正常、心肌酶正常就说明没有冠心病、心绞痛吗？

A. 错　　B. 对

（答案：A）

09 心电图写着"心肌缺血"就是心肌缺血吗?

辟谣:不能草率诊断!

门诊来了一位 20 多岁的小姑娘,她体检的时候做了一份心电图,心电图提示冠心病心肌缺血,很是担心,于是来医院进一步检查。为啥这么年轻就冠心病心肌缺血了呢?

其实,20 多岁的女性发生冠心病心肌缺血的可能性非常小。一方面女性绝经前有雌激素保护;另一方面年轻人发生冠心病的比例也很低。

我详细询问后,得知小姑娘没有冠心病家族史,自己也没有任何不适或"三高"等情况,不超重或肥胖;听诊后也没有任何杂音;只发现心电图个别导联 ST 段压低,其他任何诊断冠心病心肌缺血的线索都没有,所以并不能诊断为冠心病心肌缺血。

于是我告诉小姑娘不是冠心病心肌缺血,注意健康生活就行,让她放心。

冠心病心肌缺血的诊断没那么简单

心电图是医生,尤其是心内科医生最重要的帮手之一,甚至可以说没有心电图,心内科医生会寸步难行。

无论是常规体检,还是其他的原因就医,大部分情况下医生都会让患者做一份心电图。因为心电图简单方便,能反映心律失常、冠心病心肌缺血的情况,能初步判断心脏大小,对于诊断和排除很多心脏病有着非常重要的帮助。

尤其是在抢救急性心肌梗死患者的时候,心电图更是起到了无可替代的作用。因为只有心电图能最快反映是不是心肌梗死,帮助医生决定要不要做溶栓或支架,为抢救节约时间。

但是在医院或在网上,有很多朋友说自己仅仅做了一份心电图提示是冠心病心肌缺血,就说是冠心病,要长期服用药物治疗,这给他们带来了极大的身体负担和心理压力。事实上,诊断冠心病心肌缺血绝对没那么草率!

冠心病心肌缺血的诊断一方面根据心电图的表现；另一方面根据患者的表现[①]。

对于心血管医生来说，每天在工作中遇到最多的心脏病莫过于冠心病心肌缺血。

ST 段压低能不能判断冠心病心肌缺血？

对于我们心血管医生来说，是要根据心电图的动态演变，再结合症状才能判断是不是冠心病心肌缺血，而不能根据简单的一份心电图表现，就诊断冠心病心肌缺血。

也就是说，患者在没有不适时做一份心电图，并且在难受时再做一份心电图，对比两份心电图，如果 ST 段有明显的改变，这种 ST 段的变化才有意义，而不能根据一份心电图所谓的 ST 段的压低，就说患者有冠心病心肌缺血的表现，便诊断为冠心病。

在特殊情况下，比如发生急性心肌梗死，确实可以根据一份心电图来诊断。因为这时候是持续性的血管闭塞，心电图可以明显表现出心肌梗死的改变。但这时候要诊断心肌梗死，也必须结合症状，而不是仅靠一份心电图就诊断为心肌梗死。

T 波倒置或 T 波低平

很多人做完心电图会提示 T 波低平或 T 波倒置，这是不是冠心病心肌缺血的表现呢？这是什么意思呢？

心电图是给专业人士看的，普通人了解大概即可：如果 T 波的高度降低，就叫作 T 波低平。一般情况下，T 波与 QRS 波群的主波方向是一致的，向上的情况居多。如果 T 波与主波方向不一致了，方向变为朝下了，即称为 T 波倒置。但有人的心电图 T 波可能本来就低平，本来就是倒置的，这也可能是正常的。如果 T 波出现了新的改变，即和原来比起来先低平或倒置，就有可能是心脏病。但不能单就心电图做出肯定的诊断，也需要综合考虑。

T 波改变最常见的原因

（1）发生心肌梗死的时候，随着心肌梗死时间的推移，T 波可能发生倒置。

---

① 参考第一章第 1 节《心脏部位疼痛就是心绞痛？》。

为什么很多人看到 T 波倒置就会担心？因为原来直立的 T 波可能会随着心肌梗死的发生出现倒置，以至于有人看到 T 波倒置的时候，就担心是心肌梗死。其实这只是一种可能，心肌梗死的诊断要依靠心电图，但还要观察心电图动态演变以及患者的症状，甚至结合心肌酶等再做判断。

（2）很多心脏病都会出现 T 波倒置。

除了急性心肌梗死会引起 T 波倒置外，在临床上还有很多情况会发生 T 波倒置或低平。比如长期高血压控制不好，导致心肌劳损，就会发生 T 波倒置；心肌炎、应激性心肌病、心绞痛等也会导致 T 波倒置。但是，医生诊断疾病不能只依靠一个证据，还得结合症状、病史、心电图动态变化、心肌酶等因素综合判断。

（3）不是心脏病也会引起 T 波改变。

最常见的就是血钾异常引起 T 波改变。有经验的医生看到比较典型的高钾或低钾心电图，就能确诊患者血钾高或血钾低。

（4）药物也会引起 T 波改变。

以前我遇到过一个老人，地高辛（一种治疗心衰的药物）吃多了，结果导致心率很慢，T 波改变，多亏及时就诊。除了地高辛，还有很多治疗心律失常的药物，也会引起 T 波改变，比如胺碘酮、奎尼丁、普萘洛尔、普罗帕酮、普鲁卡因胺等，甚至绝大部分治疗心律失常的药物都可能引起新的心律失常。所以，我一直强调吃什么药物一定要让医生来决定，听医生话，定期复查，否则可能因为长期服用某些药物导致副作用。

（5）冷静看待 T 波，正常情况下也可能出现 T 波改变。

T 波有时候很敏感，一部分人在紧张、熬夜、失眠、激动、吃饱饭、心跳快等情况下，T 波也会出现所谓的改变，但这种改变是没有病理意义的。

所以，心电图 T 波有用，但 T 波很"滑头"，可以作为参考，但不能完全相信。无论是心电图 ST 段的冠心病心肌缺血改变，还是心电图 T 波的冠心病心肌缺血改变，都必须在专业医生结合患者的具体情况后，才能诊断是否为冠心病心肌缺血。医生不能看到一份心电图 ST 段压低，或 T 波倒置，就告诉患者是冠心病心肌缺血，甚至给患者开药。患者也无须因为一份心电图的 ST 段压低和 T 波改变就担心自己是冠心病心肌缺血。专业的事情一定要交给专业人来办！

心电图是专业的心血管医生的帮手，一定要结合患者的综合情况，再酌情诊断！

Q&A

心电图写着冠心病心肌缺血，或 ST 段压低或 T 波倒置就能诊断冠心病心肌缺血？

A. 能　　B. 不能

（答案：B）

10 耳垂有折痕就是冠心病吗？

辟谣：医生不会根据患者耳垂是否有折痕诊断冠心病！

门诊来了一位张先生，43 岁，偏胖，一来就说要住院。问其原因，张先生说："医生，你没看见我耳垂有折痕呀？这就是冠心病，我要住院做造影好好查一查。"

我："您哪里不舒服？"

张先生："没有不舒服。"

我："您血压、血糖、血脂都高吗？"

张先生："3 个月前查体都没事。"

我："目前没有任何迹象证明您有冠心病，不需要住院，更不需要做造影。"

张先生："但有人这样说呀，我就是担心我有冠心病，我害怕猝死。"

我："也不是所有的冠心病都会猝死。如果您实在担心，必须看到自己的心脏血管才放心的话，做一个心脏血管 CT 就足够了。我个人觉得，您连 CT 都不用做，因为单纯靠耳垂折痕判断是否有冠心病根本不靠谱。"

最终经反复协商，张先生执意要查一个 CT，最终他的心脏增强 CT 结果显示心血管正常，排除了冠心病。临走时张先生拉着我的手一直感谢。

耳垂褶皱预示着冠心病？

结论来源

记得上次我在网上评论这件事情，有不少"黑粉"说我不懂中医，还说中医就能通过耳垂判断有没有冠心病。我再重申一次，通过看耳垂褶皱来判断有没有冠心病并不是中医的诊断学，而是西医的一种提法。

1973 年，医学期刊《新英格兰医学杂志》报道，桑德斯·T. 弗兰克（Sanders T. Frank）医生发现耳垂褶皱和冠心病有着一定的关系，这个现象因此也被称为"Frank's 征"，也有些人称它为"耳折征"。从此，就有人认为耳垂褶皱是冠心病的预兆。

2014 年，随访 2 万人、时间长达 35 年的哥本哈根心脏研究发表的结果显示，Frank's 征阳性患者中有 60% 患有冠心病，可以说是一个很重要的预测因素。

书本记载

无论是教学课本，还是我们常用的《实用内科学》《心脏病学》，很少有书本记载耳垂褶皱和冠心病有关系。只有一个版本的《心脏病学》记载了桑德斯·T. 弗兰克医生的调查结论。既然大部分心脏方面的书籍都没有这样的记载，可见耳折征对医生临床工作的指导意义并不是很大。还有人说耳折征发生的机制主要与特殊睡觉姿势、遗传学背景、提早衰老、氧化应激、胶原降解等因素有关。但这些机制都不明确，只是有一种"可能"。另外，这种调查仅限于小范围，其真实性、可靠性有待进一步考证。

实用价值

判断一种方法有没有价值，关键看能不能在现实中帮到我们。对于医生来说，我们几乎从来不去看患者的耳垂有没有褶皱。换句话说，即使患者耳垂有褶皱，也不能据此诊断为冠心病；即使没有褶皱，该诊断的时候也得诊断。医院里有很多心肌梗死的患者，很多放完支架的患者都没有耳垂褶皱，这能说明他们没有冠心病吗？

对于患者来说，发现耳垂有褶皱就要去医院做很多检查排除冠心病吗？就像张先生要住院、做造影，这其实意义不大，不仅花钱、花时间，还有风险。

即使一个人耳垂没有褶皱，可是如果有"三高"或心绞痛的症状，也必须去医院检查，看有没有冠心病。所以，无论对于医生在临床上的诊断，还是对于患者本人来说，耳垂褶皱的实用价值都不大。

心血管医生如何判断冠心病？

心血管医生判断一个人有没有冠心病，需要结合症状、高危因素、心电图、运动试验、冠脉 CT 或冠脉造影等综合判断。

最便捷的办法就是冠脉 CT 或冠脉造影

这种检查能很直观地看到心脏血管有没有狭窄、狭窄多少，如果心脏动脉血管狭窄超过 50%，就可以确诊冠心病。

但医生不可能让每一个怀疑冠心病的人都去做冠脉 CT 或冠脉造影，一是费用高；二是有副作用；三是没必要。

高危因素越多的人，越容易发生冠心病

比如心血管病家族史、抽烟、酗酒、肥胖、久坐不运动、不健康饮食、熬夜、压力大、高血压、糖尿病、高脂血症、高同型半胱氨酸血症等，具有这些高危因素越多者，越容易发生冠心病。

症状典型者

对于心脏血管狭窄超过 70% 的人，可能发生心绞痛，这种心绞痛就是冠心病。

医生可以根据典型心绞痛症状、心电图的变化来诊断冠心病

也可以根据运动心电图试验诊断，如果运动试验结果是阳性，可以诊断冠心病。当然，如果高度怀疑冠心病，需要做冠脉 CT 或冠脉造影进一步确诊。

在诊断冠心病的过程中，耳垂有没有褶皱都不影响医生的专业研判。

我们现在没必要去讨论耳垂褶皱和冠心病有没有关系，或许有一定的关系，但是现在还没有定论。即使大家没有耳垂褶皱，自身有"三高"、吸烟、肥胖、不运动、不健康饮食的不良生活习惯，或者已经出现心绞痛的症状，难道还要等耳垂褶皱出现吗？与其纠结耳垂褶皱，不如花更多的精力和时间保持健康生活，预防"三高"，预防冠心病，而不是跟耳朵过不去。

> 星语星愿

判断患者是否有一种疾病，一定要使用准确的、指南推荐的诊断方式，而不是使用一些似是而非，没有得到公认的方法。

耳垂没有折痕就没有冠心病，有折痕就是有冠心病？

A. 对　　B. 错

（答案：B）

11 动脉硬化可以避免吗？

辟谣：研究显示，部分人从儿童时期就逐渐出现了动脉硬化！

门诊有位 50 多岁的大哥拿着一些检查结果说自己有动脉硬化，要开药。我综合看完报告，告诉他只是动脉硬化，并没有心血管疾病，暂时不用吃药，只需要注意健康生活，监测"三高"即可。

那么，如何才能避免动脉硬化？如果没有动脉硬化，就没有心血管疾病了？

我们出生的时候动脉血管是有弹性的，随着时间的推移、年龄的增加，动脉越来越硬，这就叫动脉硬化。总体来说，大多数人从 40 岁以后开始逐渐出现动脉硬化，到 50 岁就会快速加重；男性多于女性；女性绝经后，与男性动脉硬化程度几乎相等。

30 年前，北京阜外医院做过一个研究，观察不同年龄的人动脉硬化情况。结果发现，动脉硬化开始于儿童，有部分人从十几岁开始就会出现动脉硬化，然后逐渐进展，在中青年进展最快，到老年后，基本上人人都会动脉硬化。所以我说要想完全避免动脉硬化，几乎是不可能的。但有动脉硬化不代表一定会出现血管疾病，只有比较严重的动脉硬化才可能会导致各种血管疾病。

动脉粥样硬化

在多种原因作用下，一部分的动脉硬化进展比较快。从动脉血管内膜开始，局部有脂质聚集，纤维组织增生以及钙化沉着，逐渐就会形成斑块。动脉内膜的脂质聚集外观呈黄色粥样，所以叫动脉粥样硬化。

这种动脉粥样硬化一旦加重就会导致血管狭窄，引起血流不畅、缺血，主要影响的是心脏动脉、颈动脉、脑动脉、肾动脉等大动脉。持续加重就会导致心血管狭窄、颈动脉狭窄、肾动脉狭窄，形成斑块。一旦斑块破裂就会形成血栓，导致心肌梗死、脑梗死等恶性疾病。

为何有人因动脉硬化患心血管疾病，有人却没事？

既然人人都可能出现动脉硬化，为什么只有一部分人才会得冠心病、脑梗死呢？还有很多人即使八九十岁了，也没有心血管疾病？

这是因为每个人动脉硬化的程度不一样。前文说了动脉硬化就是血管逐渐变硬，不像年轻时候那么有弹性，这一点是不可避免的。但并不是每个人在动脉硬化的过程中都会形成斑块，或者说即使到了老年，人人都可能形成斑块，也不一定很严重。如果斑块很小，并不会影响血流，就不会导致心血管疾病。

所以只有严重的动脉粥样硬化，才会引起缺血，甚至导致斑块破裂形成血栓，可能出现冠心病、心绞痛、心肌梗死、颈动脉严重狭窄、脑梗死等疾病。

为何每个人动脉粥样硬化程度不同？

上文说到几乎每个人都会出现不同程度的动脉硬化，可是为什么每个人的硬化程度不一样呢？有人会发展到动脉粥样硬化，甚至更严重的心血管狭窄、心肌梗死或脑梗死，主要是因为每个人存在的危险因素不一样，或对待危险因素的态度不一样。

引起动脉粥样硬化加重的主要因素有：遗传因素、糖尿病、高血压、高血脂等。这些因素越多，动脉硬化进展就快。如果能及时发现并积极控制高血压、糖尿病、高血脂，也能有效地控制动脉粥样硬化进展。但是，如果没有及时发现"三高"或没有积极控制，动脉粥样硬化就会加快进展，直至发展为心血管疾病。

所以，有没有"三高"，以及发现"三高"后对待的态度，决定着动脉粥样硬化的严重程度。

除了这四个主要因素外，动脉粥样硬化的严重程度还和长期抽烟、肥胖、久坐不运动、不健康饮食、酗酒、不吃早点等不健康的生活方式有关系，高尿酸、高同型半胱氨酸血症、A型性格[①]等因素都会影响动脉粥样硬化的进展。

---

① A型性格是对易罹患冠状动脉性心脏病者个性的描述。

如何才能延缓动脉粥样硬化进程，避免心血管疾病？

人类的血管会随着年龄增加，逐渐地动脉硬化，所以预防动脉粥样硬化应从孩子抓起，必须从小养成健康的生活方式。

远离烟酒，控制体重，低盐、低糖、低脂饮食，坚持运动，按时作息；到了一定年龄或者有心血管家族史的人要早早监测血压、血糖、血脂、尿酸、同型半胱氨酸；发现高血压、高血脂、糖尿病、高尿酸、高同型半胱氨酸血症等，要及时、正规、积极地控制，才能控制动脉硬化进展，预防动脉粥样硬化形成，延缓动脉粥样硬化进展。

斑块一旦破裂就会形成血栓，结果往往是致命的。对于比较大的斑块，或斑块在重要的部位，或是不稳定斑块，都需要处理。除了健康生活，必要情况下要在医生指导下服用他汀及阿司匹林来稳定斑块，预防斑块破裂形成血栓。

总之，预防动脉粥样硬化导致的心血管疾病，必须从小养成健康的生活习惯，以及积极正规控制"三高"。

星语星愿

虽然动脉硬化不能完全避免，但可以通过健康的生活方式和控制"三高"，预防动脉粥样硬化加重的风险，从而预防心血管疾病。

Q&A

动脉硬化能避免？

A. 能

B. 不能，但健康生活以及控制"三高"，能有效地预防动脉粥样硬化，从而预防心血管疾病

（答案：B）

12 心血管狭窄就是冠心病？

辟谣：心血管狭窄不一定是冠心病！

李阿姨做了一个心脏血管 CT，提示血管有轻度的狭窄。她听人说这就是冠心病心肌缺血，整天害怕自己猝死。后来李阿姨在网上看到我，特意来门诊找我了解如何预防猝死。

我看完李阿姨的 CT 报告，告诉她这根本不是冠心病，也没有冠心病心肌缺血的表现，只是血管有点斑块。目前只需要健康生活，控制"三高"即可，不需要特殊治疗。

很多人认为心血管有斑块就是冠心病，还有人认为心脏血管狭窄就会冠心病心肌缺血，那么是不是心脏血管狭窄就叫冠心病呢？当然不是！

心血管狭窄并不一定是冠心病

人出生的时候，心血管内部就像新买的水管，是光滑的、通畅的、没有"垃圾"的。随着年龄的增长，加之遗传、吸烟、酗酒、不健康饮食、肥胖、不运动、"三高"等危险因素的多重作用，血管内部就会出现斑块，也就是所谓的狭窄。就像水管里面长锈了，一般不会影响使用；血管也是这样，即使里面有"血管垃圾"，轻度的狭窄也不会影响正常的血管供血。

我们心脏动脉血管，解剖图像一个倒立的皇冠，所以也叫冠状动脉。动脉血管里面的"垃圾"，也就是斑块过多时，从外表看有点像"粥"，就叫动脉粥样硬化。因动脉粥样硬化引起的血管狭窄，且狭窄程度大于 50%，叫作冠状动脉粥样硬化性心脏病，简称冠心病。当这种狭窄小于 50% 的时候，不是冠心病，而是冠状动脉粥样硬化。

什么是冠心病心肌缺血?

冠心病的人并不一定都有心肌缺血,心肌缺血只是冠心病的一种症状,或者说比较严重的一种情况。心脏血管狭窄大于 50% 时,并不一定发生心肌缺血。只有这种狭窄进一步加重,当狭窄大于 70% ~ 75% 时,在一定诱因下,才会发生心肌缺血,也就是我们平时说的心绞痛。

平时说的"做一个冠脉 CT 或做一个冠脉造影就知道一个人有没有冠心病心肌缺血了"这句话不严谨,冠脉 CT 或冠脉造影只能看到心血管有没有斑块、斑块大小、狭窄程度,确实可以诊断冠心病,甚至冠脉造影是诊断冠心病的金标准,但并不能直接诊断冠心病心肌缺血。诊断冠心病心肌缺血,一般是通过患者的症状,结合心电图等初步诊断。运动试验和心脏放射性核素显像(心脏同位素检查)是目前常用的诊断心肌缺血的检查方法(后文会提到这两种检查)。

心肌缺血分为持续性和发作性

持续性心肌缺血

当心脏血管发生血栓堵塞了心脏血管时,持续性心肌缺血导致心肌坏死,也就是心肌梗死。一旦心血管彻底堵塞,只有尽快打通血管,才能改善心肌缺血,挽救心肌。所以,急性心肌梗死的抢救原则就是要尽早打通血管。

发作性心肌缺血

发作性心肌缺血,也就是心绞痛。当血管狭窄程度大于 70% ~ 75% 的时候,血管远端仍有血流。在一般情况下,这种血流也够心脏使用。但是当狭窄逐渐加重,或在运动后,比如跑步、上楼、吃得过饱、大便用力、寒冷等情况下,心脏自身所需要的供血量增加,心脏就要加大工作量。狭窄的血管所提供的血液不能满足心脏使用时,就会引起心肌缺血,患者会表现出心前区疼痛、胸闷憋气、胸痛、肩背部疼痛等心绞痛症状,心电图上可能会表现为 ST 段压低。

对于这种发作性心肌缺血,可以使用他汀避免狭窄加重、预防斑块破裂,同时需要使用阿司匹林预防血栓形成。要控制心绞痛,需要根据具体情况治疗。比如:

使用硝酸异山梨酯扩张血管，使用洛尔类药物减慢心率降低心脏耗氧量，使用地尔硫草来减轻血管痉挛等药物治疗。如果药物治疗效果不好，就只有另辟蹊径，也就是做支架或搭桥治疗才能解决。

越早预防越好

有人会问，怎么才能知道自己的血管狭窄程度？

理论上可以通过冠脉 CT 或冠脉造影检查得知，但医生不可能给每个人都做 CT 或造影，因为这些检查不但费用昂贵，而且对人体有一定的风险。

难道只能等到心绞痛发作、等到心肌梗死才能去治疗冠心病？当然不是，因为可以提前预防和控制。虽然在不做冠脉 CT 或冠脉造影检查的情况下很难准确判断一个人的血管狭窄程度，但医生可以根据引起血管狭窄的高危因素去评估哪些人更容易血管狭窄，哪些人更容易心绞痛，哪些人更容易心肌梗死。

冠心病心肌缺血的根本原因就是动脉粥样硬化逐渐形成并加重，"血管垃圾"堆积，逐渐形成斑块。血管狭窄加重的因素有：遗传因素、吸烟、高龄、酗酒、久坐、肥胖、不健康饮食、高脂血症、糖尿病、高血压等。这些因素越多的人，越容易产生"血管垃圾"，引发冠心病心肌缺血。

了解危险因素就知道该怎么办了——养成健康的生活方式，养成低盐、低脂、低糖的健康饮食习惯，远离烟酒，坚持有氧运动，控制体重，规律作息。从小保护好自己的血管才更有意义，而不是等到心绞痛、心肌梗死的时候才想起应该健康生活。

如何评估未来 10 年，自己发生心脑血管疾病的风险呢？

目前，评估未来 10 年发生心脑血管疾病风险的常用方法，就是根据以下 6 个项目，给自己的身体打个分。与其说给身体打个分，不如说给我们的血管打个分，因为这是判断未来 10 年心脑血管疾病风险的方法。

评分项目及标准：

1. 是否抽烟

不抽烟者得 0 分；

抽烟者得 1 分。

2. 是否有糖尿病

没有糖尿病得 0 分；

有糖尿病得 1 分。

3. 是否有高胆固醇血症

胆固醇低于 5.2 得 0 分；

胆固醇高于 5.2 得 1 分。

4. 是否超重或肥胖

体重指数＜ 24，得 0 分；

体重指数 24 ～ 27.9，得 1 分；

体重指数＞ 28，得 2 分。

* 体重指数即 BMI ＝体重（单位：千克）／身高^2（单位：米）

5. 年龄

39 岁以下得 0 分；

40 ～ 44 岁，1 分；

45 ～ 49 岁，2 分；

50 ～ 54 岁，3 分；

55 ～ 59 岁，4 分；

60 ～ 64 岁，5 分；

65 ～ 69 岁，6 分；

70 ～ 74 岁，7 分；

75 ～ 79 岁，8 分。

6.血压

收缩压（高压）＜ 120，得－ 2 分；

收缩压（高压）129 ～ 130，得 0 分；

收缩压（高压）130 ～ 139，得 1 分；

收缩压（高压）140 ～ 159，得 2 分；

收缩压（高压）160 ～ 179，女性得 3 分，男性得 5 分；

收缩压（高压）180 以上女性得 4 分，男性得 8 分。

根据上述 6 项，分别打分后，把总分计算出来，然后和下表对照。

下表是男性评估。先看看上述得分是多少，然后查到自己的得分，再看后面的百分比，就是未来 10 年，心血管疾病的绝对危险百分比。

男性发生心脑血管疾病的风险评估

危险因素总分	未来 10 年 ASCVD 绝对危险率
≤ -1	0.3%
0	0.5%
1	0.6%
2	0.8%
3	1.1%
4	1.5%
5	2.1%
6	2.9%
7	3.9%
8	5.4%
9	7.3%
10	9.7%
11	12.8%
12	16.8%

危险因素总分	未来 10 年 ASCVD 绝对危险率
13	21.7%
14	27.7%
15	35.3%
16	44.3%
≥ 17	≥ 52.6%

下表是女性评估。先看看上述得分是多少，然后查到自己的得分，再看后面的百分比，就是未来 10 年，心血管疾病的绝对危险百分比。

女性发生心脑血管疾病的风险评估

危险因素总分	未来 10 年 ASCVD 绝对危险率
-2	0.1%
-1	0.2%
0	0.2%
1	0.2%
2	0.3%
3	0.5%
4	1.5%
5	2.1%
6	2.9%
7	3.9%
8	5.4%
9	7.3%
10	9.7%
11	12.8%
12	16.8%
≥ 13	≥ 21.7%

一般认为，如果未来 10 年：

心血管病发病风险超过 10%，为心血管病高危人群；

心血管病发病风险在 5% ～ 10%，可视为中危人群；

心血管病发病风险小于 5%，为低危人群。

对于低危人群，继续保持健康的生活方式，同时需要定期查体，定期评估未来 10 年心血管疾病风险。

对于中危人群，积极地改善不健康的生活方式，尤其是控制体重，戒烟戒酒，坚持运动，健康饮食，控制并监测"三高"。

对于高危人群，及时且尽早改变不健康的生活方式，积极正规严格地控制血压、血糖、血脂。按照《抗血小板指南》建议，对于高危人群，需要进一步评估要不要吃阿司匹林。对于这部分高危人群，经过积极的改善生活方式后，如果风险不曾降低，那么在评估出血风险后，且在患者同意后，可服用阿司匹林来抗血小板预防血栓。

总之，不健康的生活方式越多，或者出现"三高"没有积极正规控制，那么心血管就越容易狭窄，越容易冠心病心肌缺血，越容易心肌梗死！

星语星愿

心血管轻度狭窄，虽然不是冠心病，不会冠心病心肌缺血，但仍然需要健康生活，需要积极正规地控制"三高"。否则有朝一日就会发展为冠心病，发展为冠心病心肌缺血、心肌梗死，甚至猝死！

Q&A

心血管轻度狭窄就是冠心病心肌缺血？

A. 错误　　B. 正确

（答案：A）

13 心肌梗死一定是血栓导致的？

辟谣：还有一种心肌梗死叫痉挛！

大年初二，48 岁的胡先生凌晨 3 点才睡下，上午 10 点被叫醒，准备收拾收拾"走丈人"。

胡先生本打算吃一口早点就出门，赶在 12 点前到丈人家吃午饭。还没等到吃早点，他就觉得胸痛，并出现憋气、大汗等症状，忍了 10 来分钟还没有缓解，于是叫家人给他找点药吃。多亏过年，孩子们也在，在第一时间拨打了 120。

120 赶到后，做了心电图，提示急性下壁心肌梗死。胡先生直接被送进导管室，冠脉造影检查并没有发现明显的心血管狭窄，也没有发现血栓。那么，为什么胡先生会有典型的心肌梗死的表现，心电图也提示心肌梗死呢？

原来是心脏血管痉挛导致的心肌梗死。什么是心脏血管痉挛？是什么原因导致的心脏血管痉挛？如何才能预防心脏血管痉挛？要弄清这几个问题，我们先看看过年这几天胡先生的生活：从腊月二十九到大年初一，胡先生除了喝酒、吃饭，就是一直坐着抽烟打牌到凌晨 3 点。大年初一胡先生就有点不舒服，可是"轻伤不下火线"，牌桌不能三缺一。

喝酒、抽烟、久坐不动、打牌有输有赢导致的心情起起落落，是胡先生心血管痉挛的主要原因。

什么是心脏血管痉挛导致的心肌梗死？

心肌梗死绝大部分是心脏血管出现动脉粥样硬化，产生斑块破裂，形成血栓，血栓堵塞血管导致的。

还有一种心肌梗死是心脏血管痉挛导致的。血管痉挛性心肌梗死的心脏动脉血管并不是以斑块为主，甚至没有斑块，没有狭窄，而是出于种种原因导致了心脏动脉血管"抽筋"，造成血管一过性闭塞。

心脏血管痉挛和血栓堵塞血管的结果一样，都是血管失去血流，导致冠心病心肌缺血，引起心肌坏死，最终形成心肌梗死。可以说，血栓性心肌梗死和痉挛性心肌梗死的外在表现和心电图表现是一样的，只有通过冠脉造影检查才能明确。

心脏血管痉挛和心脏斑块血栓导致的心肌梗死表现一样，危险基本也一样，都会导致恶性心律失常，心肌坏死，心肌酶升高，诱发猝死。

心脏血管痉挛的原因

胡先生的病就是非常典型的心脏血管痉挛。

首先，大量喝酒后会导致血压升高、心率加快，刺激心血管，引起心肌耗氧量增加。这样不但会增加斑块破裂风险，形成血栓诱发血栓性心肌梗死，也会增加血管痉挛的风险，诱发痉挛性心肌梗死。

其次，大量抽烟、情绪波动、熬夜等都会增加心血管疾病风险，如血栓；还会增加痉挛风险。情绪波动是斑块破裂、血管痉挛、猝死的主要原因。熬夜也是心血管疾病和猝死的主要原因。别说是 48 岁的人，就算是 20 来岁的人，因为熬夜、压力大导致猝死的病例也不少。

最后，除了酗酒、抽烟、熬夜、情绪波动会导致心脏血管痉挛风险增加，寒冷刺激、剧烈运动等也会诱发心脏血管痉挛。

心脏血管痉挛的几种情况

变异型心绞痛

变异型心绞痛又分两种类型：一类发生在冠状动脉粥样硬化基础上（血管有斑块有狭窄），另一类发生在正常冠状动脉（血管没有斑块没有狭窄）。

劳力型心绞痛

劳动、活动、运动时心肌耗氧量增加，心肌对氧的供需发生不平衡，血管痉挛进一步加重了冠心病心肌缺血，引起心绞痛。

不稳定性心绞痛

冠状动脉正常者也会因反复发作痉挛而使病情不稳定，发生不稳定性心绞痛。

急性心肌梗死

动脉粥样硬化的患者易发生血管痉挛，痉挛使管腔由部分堵塞变成完全堵塞，从而发生心肌梗死。

正常冠脉由于持续痉挛，使心肌持续缺血而引起心肌梗死。

猝死

冠状动脉痉挛而致室颤、严重房室传导阻滞、心室停搏等疾病会导致猝死。

痉挛性心肌梗死的治疗与预防

血管痉挛性心肌梗死和血栓性心肌梗死的表现和危险性一样，但治疗方式完全不同：血栓可以通过溶栓或支架治疗；但痉挛没有产生血栓，所以不能溶栓，也没有固定狭窄（斑块），所以不能放支架。

通过冠脉造影确诊痉挛性心肌梗死后，只能先以药物治疗为主，其中以地尔硫䓬类药物为主，随后更主要的是预防，因为预防就是最好的治疗。

对于痉挛性心肌梗死，一定要去除诱因，比如不抽烟、不酗酒，尤其是避免连续且大量抽烟、喝酒的情况；并且一定不能熬夜，保持健康的心态，避免剧烈运动，冬季注意保暖。做好这些才能把心脏血管痉挛的风险降到最低。

星语星愿

心脏血管痉挛导致的心肌梗死和血栓导致的心肌梗死危险程度一样，都是致命性疾病。虽然本质不一样，但发病的诱因大同小异，都和抽烟、酗酒、熬夜、压力大、不运动等因素有关。

没有动脉粥样硬化就不会心肌梗死？

A. 错误，不健康的生活方式会诱发痉挛性心肌梗死　　B. 正确

（答案：A）

14 冠心病会影响寿命？

辟谣：有人得冠心病，到 90 岁也没事！

90 岁高龄的裴老先生患冠心病好多年了，12 年前因为心绞痛放过一个心脏支架，术后按照医生的要求，按时吃药，定期复查，现在身体还比较硬朗，每天还下楼走走。

有人说得了冠心病会影响寿命，这位裴老先生虽然有冠心病，但他 90 岁了，身体还很硬朗。所以，并没有冠心病会直接影响寿命一说，关键看如何对待冠心病。

有的冠心病患者能活到 90 多岁，但有的患者刚确诊冠心病就去世了，甚至有的患者还没来得及确诊就死亡了。

我们都听说过猝死，也就是不可预知的某种疾病导致的 24 小时内死亡。猝死大部分是心脏病导致的，而在猝死的心脏病患者中，70% ～ 80% 就是严重的冠心病导致的，所以说有的人还没来得及确诊冠心病就猝死了。

有人问，冠心病能活多大岁数？我们不能简单说得了冠心病还能活多久，因为有人能活 90 岁，有人瞬间就死亡了。但是大部分冠心病患者只要正规治疗，都不会直接影响寿命。

会影响寿命的冠心病

（1）大部分猝死患者都是心肌梗死或心绞痛这种冠心病导致的。

（2）冠心病长期没有正规治疗，已经导致心衰，发生心衰后 5 年死亡率 50%（这个数据说明，每 100 个心衰的患者，5 年后只剩下 50 人，其他 50 人都会因冠心病心衰离世），这种冠心病自然会影响寿命。

（3）急性心肌梗死。一旦发生急性心肌梗死就可能会猝死。就算患者没有发生猝死的情况，部分患者也会因为心衰而影响寿命。只有及时发现、开通血管，才不会影响寿命。

（4）伴随恶性心律失常，比如冠心病导致室速甚至室颤，常常是致命性的冠心病。

总之，冠心病是最常见、最高发的一种心脏病，确诊冠心病后到底能活多久，不是医生说了算，是患者对待冠心病的态度说了算。早预防、早发现、早治疗，冠心病就不会影响寿命。就像裴老先生一样，90岁了，依然精神矍铄。

冠心病是否会影响寿命，是由患者的态度决定的。如果患者能正规治疗冠心病，就不会影响寿命；如果不重视、不正规治疗冠心病，很有可能会引发猝死。

Q&A

冠心病心肌缺血会缩短寿命？
A. 患者的态度决定结果　　B. 会的
（答案：A）

15 女性心血管疾病发病率一定低吗？

辟谣：女性在绝经后心血管发病率暴增，需引起重视！

三八妇女节这天，对于女性来说，本应该放半天假，好好放松放松，吃点好吃的，买买衣服，收点礼物。

但对于周女士和她的家人来说，无疑是个悲伤的一天！

周女士早晨突发胸痛，送到医院确诊心肌梗死，经过全力抢救，因病情太重，没能抢救成功。

孩子说妈妈平时没有"三高"，怎么就突然心梗了呢？

后来询问患者的月经史，该患者两年前绝经，之前查体没有"三高"，但这两年既没有量过血压，也没抽过血——说白了，其实他们都不知道患者是否有"三高"。

女性冠心病有哪些特点呢？

（1）女性冠心病经常是致命性的，有 2/3 的女性没有前期症状而猝死！[1] 足见相对于男性而言，女性冠心病更加危重，而且大部分没有预兆，常常第一次发作就是心肌梗死。就像周女士，第一次发病，人就没了。

（2）冠心病的发病率越低的女性患者，致命性心肌梗死的发病率越高。啥意思呢？女性看起来没有高危因素，感觉不会发生冠心病，这一类女性一旦发生冠心病，那么致死性的心肌梗死发生率更高。

（3）女性心肌梗死被忽略的情况明显高于男性，漏诊高达 35%～45%。大家有时候有个错觉，就是认为猝死的都是男性，或者说集中在中青年男性，所以认为心肌梗死的女性较少，结果女性不舒服时，常常被忽视，导致漏诊。

（4）女性冠心病绝经前以单支病变为主，绝经后以多支病变为主。心脏有三个大血管，单支病变说明有一根血管狭窄，多支病变说明多根血管或多处狭

---

[1] 引自《心脏病学》（第 3 版）第八篇第 66 节《女性冠心病的临床特点》。

窄。这一点说明，绝经前后是女性冠心病的分水岭。

绝经后女性冠心病成倍增加

研究发现，绝经前，女性冠心病的发病率和死亡率明显低于男性，所以我们常常听说年轻人猝死，几乎都是男性。其实这是个误解。当然这里面还有一个因素，那就是女性植物神经功能紊乱的人数较多，加之更年期的人数较多，常常表现为冠心病的症状，但查了一圈并不是冠心病，便不作他想。这也导致大家先入为主，觉得女性不舒服，先考虑植物神经功能紊乱或更年期。

绝经前女性冠心病发病率明显低于男性；可绝经后，女性的冠心病发病率迅速上升，和男性持平，就相当于女性绝经后冠心病风险成倍增加。

绝经——雌激素水平下降是祸根。

绝经后的女性患冠心病的风险每年递增 2%，这主要是雌激素水平下降导致的！

雌激素主要是以胆固醇为合成基础，女性绝经后，雌激素水平急剧下降，胆固醇的水平就会升高，低密度脂蛋白胆固醇也会升高，胰岛素抵抗，血压也会升高。所以绝经后的女性"三高"风险会增加。

同时，雌激素能够稳定血管内皮细胞，抑制血小板聚集，有抗氧化的作用，但绝经后雌激素骤降，这些对血管的保护作用也会消失。

这就是绝经后雌激素水平下降，进而导致冠心病风险明显升高的原因。

那么，有人说，不能给绝经后的女性补充雌激素吗？

关于补充雌激素是否能够降低心血管疾病的风险，目前没有定论，所以我不推荐这种方法。

当然，这只是女性冠心病和心肌梗死与男性的区别，但并不是说绝经是女性冠心病的唯一原因。除了绝经雌激素水平下降外，我们平时科普的冠心病危险因素，对于女性来说同样是高危因素。

冠心病的其他高危因素

高血压

女性高血压患者，最终发生冠心病的风险是血压正常的女性的 3.5 倍。

糖尿病

女性冠心病患者伴随糖尿病的比例高于男性，说明女性糖尿病患者更容易发生冠心病。

高脂血症

上文我们说了，雌激素降低后，低密度脂蛋白胆固醇会升高，而且绝经后甘油三酯水平也会升高，所以女性绝经后更容易发生冠心病。

肥胖

体重越重，越容易发生冠心病，体重超重 40 斤者患冠心病的概率，是超重 10 斤者患冠心病概率的 2.7 倍。

说到这里，大家看到了，说来说去，还是"三高"和肥胖。

吸烟或二手烟

我国女性被动吸烟 39.5%，不管是吸烟还是二手烟，患冠心病的风险都会成倍地增加。

社会心理

女性承担的更多，而且容易抑郁，且现代女性容易缺乏社会认同感，这些都会增加女性患冠心病的风险。

高尿酸血症

女性尿酸升高对于冠心病的影响，相比较男性尿酸升高对于冠心病的影响，高出 4 倍。

其他因素

冠心病家族史、高同型半胱氨酸血症、纤维蛋白原增高、高敏 C 反应蛋白增高等，均会增加女性患冠心病的风险。

如何预防？

基础预防方法对于男性和女性是一样的，那就是全面的健康生活：健康饮食，坚持运动，控制体重，远离烟酒，不要熬夜，保持好的心态，监测血压、血糖、血脂、同型半胱氨酸等。

女性，尤其是绝经后的女性必须监测血压、血糖、血脂、同型半胱氨酸等指标。及时发现问题，及时处理。一旦有不舒服的情况，要及时就诊，以免耽误。

女性需要被爱被宠，女性更要学会自爱。女性一生要经历初潮、经期、备孕、孕育、哺乳、更年期等多个女性独有的生理期，还扮演着女儿、妻子、母亲等不同角色，所以对女性要多加关怀，尤其对更年期女性，更需要呵护，更需要爱！

星语星愿

女性在一生中，不同阶段有不同的角色，还要经历各种生理期，所以男人要对女人好一点！

Q&A

妈妈生日，妻子生日，女朋友生日，男士应该怎么做？

A. 买花送礼物，承包所有家务

B. 不光生日，平时也应该时不时送送礼物，多干活儿

（答案：B）

16 冠脉造影正常就能排除冠心病?

辟谣: X 综合征, 冠脉造影虽然显示正常, 但仍是冠心病!

彭女士 50 岁, 最近反复出现心前区疼痛, 最短持续不到 1 分钟, 最长持续 1 小时。根据时间判断, 这种情况不属于典型的心绞痛。但彭女士仍是反复发作, 且已经排除了食道、肺部、纵隔、主动脉、心包、肌肉、骨骼、胆囊等问题引起的心前区疼痛。

下一步该怎么办?

心脏运动试验

为了进一步诊断, 我们给患者做了一个运动试验: 让患者戴好心电图仪, 站在跑步机上跑步, 随着速度提高, 患者的心率就会加快。这时, 如果心血管有严重狭窄, 那么患者就会表现出来心绞痛, 也就是大家说的冠心病心肌缺血; 同时心电图也会有一定的 ST 段或 T 波改变。如果有心绞痛发作或 ST-T 改变, 那么运动试验显示(+), 一般就说明有冠心病; 如果没有心绞痛发作, 或心电图没有改变, 那么运动试验显示(−), 可初步排除冠心病。

彭女士做完运动试验显示(+), 考虑是冠心病。我们随后安排了冠脉造影检查, 可是造影显示正常, 并没有明显的斑块, 更不用说狭窄了, 这种情况要考虑"X 综合征"。

X 综合征

X 综合征又称为微血管性心绞痛, 发病原因目前未明确, 可能是冠状动脉小于 200 微米的微血管及其微循环的结构和功能发生异常所致。X 综合征患者有典型的劳力型心绞痛症状或心电图运动试验阳性, 但冠状动脉造影显示正常, 同时需排除合并冠状动脉痉挛(就是要排除上面我们提过的冠脉痉挛性冠心病)。

X综合征并不是典型的冠心病，所以不用给予阿司匹林和他汀药物治疗，可以给予患者长效的硝酸异山梨酯服用；并告诉患者不用过于担心，X综合征一般没有危险，消除患者的顾虑，坚持健康生活。

随后我们给出了上述建议，在后来随访的几年中，彭女士几乎没有发生过类似的疼痛。

目前心脏X综合征的治疗方案仍是按照治疗冠心病的部分药物给予服用，比如硝酸酯类、洛尔类药物、地尔硫䓬，但效果不恒定。也有部分医生采用中西医结合的方法，有时候能取得较好的效果（但很难标准化推广）。

当然X综合征不能轻易诊断，一定是在排除相关胸痛疾病，且在运动试验显示（＋），冠脉造影正常的情况下才能诊断。

心脏放射性核素显像

有人问：能不能给彭女士做心脏放射性核素显像检查呢？如果有条件，可以做这样的检查。

心脏放射性核素显像又称心脏同位素检查，是用放射性核素技术检查心脏的方法，即用一种低能量的放射性核素注入心血管内进行检查、评估。

该项检查操作简单，所受照射剂量不大，且为无创伤性，大多数患者都能接受。通过同位素心肌显像，可以了解心脏血管的充盈情况，从而判断有无冠心病心肌缺血，还可以了解心肌血流灌注的储备功能，继而通过负荷或激发试验可以鉴别是否为冠脉大血管病变，即是否存在冠心病。同时，能了解患者是否存在心脏微血管病变，延迟显像还能了解心肌细胞的存活状况及其功能状态。

所以，同位素心肌显像在冠心病、X综合征、心脏血管或微血管性病变、心肌细胞损伤性病变的诊断，及心肌细胞功能状况的评估中有非常重要的作用和意义。

有人担心同位素心肌显像检查可能会产生副作用，损害身体健康，甚至致癌。其实医院所用的同位素剂量是能达到显像要求的最低剂量，不影响身体健康，所以不必顾虑重重。

X综合征中期预后非常好，即使有类似心绞痛的症状发作，但与同龄正常人群的存活率无差别。但许多患者一直有胸痛，对此感到焦虑、恐惧，尤其担心猝死，要求服药物治疗时，医生需耐心向患者解释病情，有助于缓解症状，也可建议患者进行适度的活动，有助于病情缓解。

　　冠心病心肌缺血的诊断：对于心绞痛的患者，可以通过其症状描述判断，进而结合心电图或冠脉 CT 或冠脉造影诊断；对于症状不典型者，可以通过运动试验来判断；对于不能耐受运动试验的患者，或不能完成运动试验的患者，或者怀疑是无症状的冠心病心肌缺血患者，可以通过心脏放射性核素显像（心脏同位素检查）来检查有没有冠心病心肌缺血。

星语星愿

　　冠脉造影结果即使正常，也不能完全替代医生诊断，看病还要结合个人的具体情况，全面考虑，对于有些患者要怀疑 X 综合征。

Q&A

冠脉造影正常，就没有冠心病？

A. 错误　　B. 正确

（答案：A）

17 检查都正常就能排除心脏病？

辟谣：也可能是心脏神经官能症！

姜女士 35 岁，最近反复出现心慌、心悸、气短、乏力、胸闷憋气等症状，心电图、心脏彩超、心脏 CT、肺 CT、肺功能、抽血各项化验等检查结果都正常，也没有发现一项器质性疾病，可是姜女士就是不舒服。

后来，经过详细询问，得知姜女士本人性格内向，平时忧虑过重，近期和丈夫一直吵架。随后我建议患者想开一点，坚持适当的运动，加一点洛尔类药物，并告知她必要时找心理医生进一步诊治。

其实姜女士这种情况不在少数，一些人做了很多检查却没有查出明确的疾病，但患者症状典型，长期发作心慌、心悸、气短、乏力、胸闷憋气等，这时就要考虑心脏神经官能症。

心脏神经官能症

心脏神经官能症是一种常见的心血管疾病，以心血管系统功能失常为主要表现，可兼有神经官能症的其他表现。其症状多种多样，常见有心悸、心前区疼痛、胸闷、气短、呼吸困难、头晕、失眠、多梦等。

心脏神经官能症大多发生于青壮年，20 ～ 50 岁者最多，多见于女性，各项检查并无明显器质性病变特征，但症状频发、表现很重，预后良好。

心脏神经官能症的诱因

心脏神经官能症可能与神经类型、环境因素、遗传因素以及性格有关，任何影响到患者精神、情绪、心理的因素都可能导致发病。失业、离异、丧亲等精神刺激也是心脏神经官能症的诱因。

这种病症常常发生于缺乏对心脏病正确认识，容易对自身某些类似心脏病的症状疑神疑鬼、情感脆弱、抑郁、多愁善感、过度忧虑、性格内向的患者，也多见于工作繁忙、压力大、身心疲惫、精神紧张的患者。

心脏神经官能症的表现

心脏神经官能症更多的是和个人情绪有关，可能出现各种心脏不适症状，持续时间也不恒定。其中最多见的是患者觉得心跳加速，能感觉到心脏搏动，容易紧张，紧张后更为明显，多数情况下心电图或动态心电图均正常；也有人在心悸时出现快速心律失常，比如窦性心动过速、房性心动过速（房速）、房性早搏（房早）、室性前期收缩（室早）等情况；还有部分人会表现为胸闷、呼吸不畅，常感到空气不足，要打开窗户或要求吸氧，在室内人多拥挤或通风较差的地方容易发作。

如何治疗心脏神经官能症？

心脏神经官能症是非器质性心脏病，一般不会导致心源性猝死，也不影响寿命，配合药物和心理治疗，一般预后良好。

医生需要告诉患者没有器质性疾病，即使有部分心脏方面的症状，也没有什么危险，并不会诱发猝死。同时，鼓励患者坚持运动、多参加活动，听听歌曲、相声，看看喜剧，旅旅游，散散心。患者也要调整好心态，学会释放压力，尽可能解决生活、工作中的问题。

心脏神经官能症由于个体差异大，不存在绝对的最好、最快、最有效的药物。根据患者症状，如：以焦虑为主要表现的可使用阿普唑仑等口服治疗；以焦虑和抑郁交替出现的可应用氟哌噻吨美利曲辛等治疗，必要时就诊于心理科；对于合并心率快或合并早搏或其他心动过速的，可以联合洛尔类药物，一定程度上缓解患者的心慌心悸症状；也可以寻找可靠的中医医生，辨证施治。

心脏神经官能症的特点是非器质性心血管疾病，但近年来发现，也有部分患者为器质性心脏病合并精神心理问题，两者可互为因果，相互影响。所以，"双心治疗"的关注度越来越高，一方面关注心脏器质性问题；另一方面关注心理问题。尤其是本身有器质性心脏病的患者，常常或多或少地合并心理问题。

所以，我们不但要关注心血管疾病朋友的心脏健康，也要关心他们的心理健康！

身体和心理都健康，才能真正的健康，才能真正感受到幸福。

Q&A

各种仪器都没有检查出问题就能排除心脏病？

A. 错误，有一种心脏病叫心脏神经官能症　　B. 正确

（答案：A）

18 心肌桥都是良性的？

辟谣：心肌桥患者可能容易发生心血管疾病！

小范 31 岁，最近半年心脏一直不舒服，做了好多次心电图、心脏彩超检查都显示没事。后来不得不做了冠脉造影，显示血管没有明显的狭窄，只有一个心肌桥。当地医生说没事，可小范还是不舒服。

一天晚上，小范再次持续胸闷憋气、大汗，来到医院。心电图提示心梗，马上做冠脉造影，结果并没有发现明显的动脉粥样硬化导致的狭窄，再次复查心电图已经基本恢复正常。后经过综合分析，确诊是心肌桥导致了急性冠脉痉挛，引起了心肌梗死。

平时大家说的心肌梗死，大多数是因为"血管垃圾"太多，斑块破裂后形成血栓，引起心脏血管闭塞。而心肌桥引起的心肌梗死，并不是因为血管内部血栓，而是因为心肌桥引起了心脏血管痉挛，导致一过性心脏血管失去血流，其危险程度和心肌梗死一样，也会发生心绞痛、心肌坏死，甚至致命。

什么是心肌桥？

正常的心脏动脉血管在心脏表面，给心脏提供血液。可是有一部分人的心脏动脉血管并不是全都在心脏表面，而是走着走着就会有一小段钻到心脏肌肉里去，埋藏在心脏肌肉里面。就好比行人过马路一般从斑马线走，这是正常血管；可是心肌桥就好比地下通道，需要通过地下通道才能过马路。

有调查显示，心肌桥尸检检出率为 66%～85%；冠脉造影检出率为 2.5%，也就是说有 2.5% 的做冠脉造影的患者有心肌桥。当然这个数据只是小样本，还需进一步确认。但至少可以说明一点，心肌桥是广泛存在的。

心肌桥分为两种

一种是表浅型，也就是这段血管长进肌肉里面的比较浅，而且长度比较短，那么几乎不会引起症状，也不会有冠心病心肌缺血，不需要特殊治疗。

另一种是纵深型，也就是血管长进肌肉里面比较深，而且比较长，这种比较少见。您想想埋藏得深而且长，那么心脏收缩的时候，就会对血管挤压得厉害，多数会出现心绞痛的症状。

小范的症状是因为心肌桥埋藏比较深，对心脏血流的影响较大。有的心肌桥患者如果再加上吸烟、高血压、心肌肥厚、心率快、激动、喝酒等危险因素，那么就容易发生血管痉挛，也容易引发动脉粥样硬化，发生心绞痛、心肌梗死，甚至猝死。当然这只是极少数人，大多数心肌桥的人不用担心。一般来说，心肌桥可以通过心脏血管 CT 或冠脉造影检查明确诊断。

心肌桥需要吃药治疗吗？

大部分心肌桥为表浅型，也就是钻进心脏肌肉里面的部分并不深，不需要治疗。但是，有心肌桥的人更应该健康生活。因为心肌桥不像冠心病，药物治疗效果比较好，而心肌桥一旦引起症状，治疗起来比较困难。

对于明确的因为心肌桥引起类似心绞痛症状的患者，需要在医生指导下服药治疗。心肌桥导致的虽然也叫冠心病心肌缺血，但一般不建议使用硝酸甘油这一类药物，而是在医生指导下选择洛尔类或硫䓬类药物。当然对于纵深型心肌桥，药物治疗如果效果不佳，理论上可以手术治疗。

有人问能不能放支架。一般不主张放支架。您想心脏不断地收缩舒张，心脏肌肉每次收缩，都可能会把心肌桥这段血管压瘪了，所以也可能会把支架压瘪了。目前的手术可以选择心脏搭桥或松解术，也就是把心肌桥这一段心肌用小刀拉一拉，松开，不压迫血管了。

总之，心肌桥是比较普遍存在的一种情况，只是平时很难通过普通检查得知。大部分心肌桥都不会有任何症状，不用担心。对于明确是因为心肌桥引起的冠心病心肌缺血，才需要药物治疗或手术治疗。

心肌桥都是良性的吗？

下表是北京阜外医院一项关于心肌桥的最新研究：

心肌桥统计数据

	心肌桥患者	非心肌桥患者
发生不良心脏事件的概率	8.1%	5.3%
发生心肌梗死的概率	1.6%	0.5%
发生需要住院的心绞痛概率	11.4%	3.7%

这项研究让我们重新认识了心肌桥，心肌桥并不是从前认为的都是良性的，但也并不是说心肌桥都会有症状，更不是说心肌桥都有危险，只是相对风险稍高而已。

总之，不能认为心肌桥都没事，至少应该认真详细评估后再做出判断。为了预防心肌桥导致的冠心病心肌缺血，健康生活仍是基础，比如：戒烟、戒酒、控制情绪激动、注意保暖、控制"三高"等。

星语星愿

大部分心肌桥都没事，但也不能认为心肌桥都没事，毕竟少部分心肌桥也会引起冠心病心肌缺血，关键要保持健康生活，去除诱发冠心病心肌缺血的因素！

Q&A

心肌桥都得吃药治疗？

A. 错，需要详细评估，大部分无须特殊治疗

B. 对，心肌桥都得吃药治疗

（答案：A）

19 心血管疾病就是心脏病？

辟谣：心血管疾病不只包括心脏病！

"医生，你给我做个检查，看看我有没有心脏病！"

门诊来了一位 20 来岁的姑娘，一进门就让我开检查单。我问她有没有不舒服，她说就是气短，心情不好。我告诉她，并没有某一种检查能完全查出来有没有心脏病，一般会根据患者的症状选择合适的检查。最后经详细询问，并行听诊等查体，我排除了小姑娘患心脏疾病的可能，并且告诉她多运动，开心一点，不用做什么检查。

其实心血管疾病是一个广义的概念，不仅包括心脏动脉血管主要的疾病——冠心病，还包括心律失常、心脏瓣膜疾病、心肌疾病、心功能问题，等等。现在的心血管疾病概念更为广泛，包括脑血管疾病、高血压、高脂血症等，这些也都属于心血管疾病范畴，甚至糖尿病、高尿酸血症、肺栓塞、高同型半胱氨酸血症等都属于心血管疾病的边缘学科。

常见的心血管疾病

冠心病

无症状性心肌缺血、稳定性心绞痛（劳力性心绞痛）、劳力恶化性心绞痛、不稳定性心绞痛、ST 段抬高型心肌梗死、非 ST 段抬高型心肌梗死、缺血性心肌病、猝死型冠心病。

心律失常

快速心律失常（窦性心动过速、房性心动过速、室上性心动过速、房颤伴快速心室率、室速等），缓慢心律失常（窦性心动过缓、各型房室传导阻滞、病态窦房结综合征等）。

心脏瓣膜疾病

风湿性心脏病、老年退行性瓣膜疾病、继发性瓣膜疾病等。

心肌病

肥厚性心肌病（梗阻、非梗阻）、扩张性心肌病、酒精性心肌病、心律失常性心肌病、特异性心肌病等。

心衰

心衰其实不是一个疾病的名称，是一组心脏功能衰退的综合征。

高血压

原发性高血压、继发性高血压。

高脂血症

高胆固醇血症、高甘油三酯血症、混合型高脂血症。

脑血管相关疾病

颈动脉斑块、腔隙性脑梗死、脑梗死、脑出血等。

相关疾病

主动脉夹层、肺栓塞、外周动脉狭窄或闭塞。

心脏的结构

每个人的心脏和自己的拳头大小相似，构造很复杂。我把心脏比喻成一所房子，大家就能很简单地理解心脏到底长什么样子了。

心脏就好像一所两层小别墅，有四个房间、四扇门、水路、电路、墙壁。

四个"房间"：两房两室

上层有两个房间：左心房和右心房；

下层有两个房间：左心室和右心室。

四个房间中主要的是左心室。左心室通过收缩，把血液挤压到血管里面，输送到全身每一处，于是脏器、大脑、血管、皮肤等器官才能得到供血。心脏也被叫作泵，就像水泵一样把血液输送出去，左心室就是心脏的泵。

一旦左心室肥大，或相关几个心房心室出现结构变形，就会出现心脏泵血功能减退，不能有效地把血液供给全身，随后就会出现心衰的症状：胸闷、憋气、呼吸困难、不能活动、晚上躺不平、下肢浮肿、吃饭不消化、腹胀等。

心房和心室大小、心脏泵功能等问题最常见的检查方法就是心脏彩超。通过心脏彩超可以知道心脏大小及心脏功能，评价心脏有没有心衰。

四扇"门"

即主动脉瓣、肺动脉瓣、二尖瓣、三尖瓣。

心脏这四扇门完美地配合工作，该关就关，该开就开，从而保证血液有效地、有规律地输送出去，并且安全地回到心脏。这些门如果发生问题，也会出现心脏病，即瓣膜性心脏病。常见的有风湿性瓣膜病、退行性瓣膜病。当然，心脏这个房子的其他地方出了问题，也会导致门出现问题。

这些门该开的时候一定要完全打开，该关闭的时候一定要完全关闭，否则就是不正常的。

（1）门关不紧：如果心脏的瓣膜该关闭的时候，没有完全关闭，就会有一部分应该输送出去的血液没输送出去又反向流回来了，久而久之心脏就会变形，甚至导致心衰，这是瓣膜关闭不全，或叫反流。很多人做完心脏彩超就会发现上面写着：二尖瓣 / 三尖瓣轻度反流、重度反流等就是这个问题。

（2）门开不大：如果心脏的瓣膜该打开的时候，不能完全打开，那么心脏往外输送血液的时候会受到不应该存在的阻力，心脏就要做更多的工作，久而久之心脏也会变形，甚至导致心衰，这是瓣膜狭窄。很多人做完心脏彩超就会发现上面写着：二尖瓣 / 三尖瓣狭窄就是这个意思。

（3）门掉了：就像门上的合页坏了，这叫瓣膜脱垂。

这些问题的常见原因有天生没长好、用坏了、老化了等原因，或心脏其他部位受损后连累到瓣膜也会导致瓣膜脱垂。检查心脏瓣膜最常见的方法就是心脏彩超，通过心脏彩超，医生可以非常清楚地看到各个瓣膜的情况。

"水路"

水路就是心脏的动脉血管。心脏的动脉血管解剖图，像一个倒立的皇冠，所以心脏的动脉血管叫作冠状动脉，意思就是像皇冠一样的动脉。一旦心血管内部"垃圾"（血管斑块）过多，也就是心脏这所房子的水管出了问题，而且心脏血管超过50%的狭窄，就叫冠心病，包括心绞痛、心肌梗死等。

检查心血管一般是依据患者症状、心电图和运动实验的结果，有的时候还需要用到冠脉CT、冠脉造影、核磁、核素显像等。

"电路"

心脏有独立的电路系统。人体大部分运动是靠大脑指挥的，但是心脏的跳动不受大脑指挥。即使大脑停止运转，比如脑死亡，心脏还可以独立跳动。

家里的电路最常见的两个问题就是短路和断路，心脏的电路问题叫作心律失常。

心律失常可以简单理解为心脏跳动得太慢了、心脏跳得太快了、心跳跳乱了等几种情况。

心脏跳得太慢：比如出现了房室传导阻滞、病态窦房结综合征等问题。最严重的心脏跳得太慢，就是心脏电路断电了，也就是心脏停跳。当心脏发生不可逆转的心动过缓时，可能需要起搏器治疗；当心脏停跳时，必须立即胸外按压，心肺复苏。

心脏跳得太乱：比如出现心脏房颤、心脏房扑、心脏早搏等，这时就需要重新修理电路。除了药物治疗的方法，在必要时，还可以重新整理电路，即射频消融手术。

心脏跳得太快：比如出现房速、房颤、窦速、室上速、室速等问题。这种情况大多数是因为心脏的电路系统多了一条线路，这就需要通过药物治疗的方法或射频消融的方法把多余的电路烧断，心跳才能恢复正常。

还有一种情况，我们经常可以在电视上看到，那就是心脏室颤，可以简单理解为心脏跳动无限快，这时心脏不能把血液输送出去，心脏就相当于停跳了。唯一的办法就是立即电击除颤，通过电击让心脏的电路重新启动，心脏才可能会重新恢复跳动。

心脏电路问题最常见的检查手段就是心电图，或者 24 小时动态心电图，当然对于不容易检查出来的心律失常，必要时需要电生理检查等。

"墙壁"

心脏的房间、门、水路、电路都有了，还必须有墙壁，即心肌，心肌出现了问题就叫心肌病。

墙壁厚了就是肥厚性心肌病，墙壁薄了就是扩张性心肌病，破了个洞就是房间隔缺损或室间隔缺损，有先天性原因，也有后天性原因。

虽然我们把心脏分为四个房间、四扇门、水路、电路、墙壁五个部分，但是这五个部分是紧密联系在一起的，并不独立。任何一部分出了问题，都可能会影响到其他部分。

举一个例子，比如冠心病中最严重的是心肌梗死，发生心肌梗死后，就可能发生室颤或心脏停跳。也就是说，水管断水后，可能影响电路断路或短路。心肌梗死也可能出现左心室扩大，导致心衰，也就是水管断水后，会使房间变形，导致心衰。心肌梗死后还可能出现瓣膜受损或心肌受损等问题，也就是水路出了问题，会影响到门窗和墙壁。心脏的各个部分其实是紧密联系在一起的发动机，每一个部分都不能出现问题。

星语星愿

心血管疾病已经成为危及人类生命健康的头号疾病，帮助更多人远离"三高"，远离心血管疾病是我终生奋斗的目标。

Q&A

心血管疾病就是冠心病？

A. 错，心血管疾病包括很多相关疾病　　B. 对

（答案：A）

20 心脏病都会有典型的表现？

辟谣：很多心脏病初期没有典型表现！

很多朋友对我说："给我们讲讲心脏病都有哪些前兆和信号，这样以后早点发现，早点来看病，就不会耽误了。"

心脏病包罗万象，很难全部道出。就算我们学，也要不断地温习、预习、学习新的东西。如何早发现心脏病？我简单说说最常见的一些前兆，供大家参考。

上一节，我们把心脏分为五个部分，但是心脏的房间、门窗、墙壁等心脏病，也就是心房、心室变形初期、心肌病初期、瓣膜病初期都可以没有症状，这些疾病直到发生心功能不全或心衰的时候才会有表现。所以这三个部位的疾病，常常都会表现为心衰，所以我们把心脏病的预兆，还是分为三个部分来说：

心脏传导问题，即电路——心律失常；

心脏血管问题，即水路——冠心病；

心脏功能问题，即结构——瓣膜病、心肌病、心衰。

心脏传导问题——电路系统

即心脏跳动出问题，有可能是快，有可能是慢，也有可能是乱，还有可能不快不慢不乱，但就是出问题了。只要不是正常的窦性心律，都有可能是心脏病。即使是窦性心律，也可能会出现窦性心动过速、窦性心动过缓，或各种早搏。

常见心脏传导问题会表现为：早搏、心悸、心慌、出汗、气短、干咳等症状，比如心脏早搏；也会出现心烦、心乱、心里扑腾、心跳又快又乱、小便多等症状，比如房颤；也会出现乏力、黑蒙、晕厥、心脏骤停等症状，比如缓慢心律失常、传导阻滞、快速心律失常、室速、室颤；也可以没有任何症状，比如轻度传导阻滞、预激综合征。

心脏血管问题——水路系统

心脏血管问题也就是冠心病。在冠心病早期,心血管狭窄程度没有超过70%的时候,大部分患者都没有症状,所以很难通过患者的症状发现。一般来说,当冠心病出现心绞痛的时候,心血管狭窄程度已经超过了75%。心绞痛的症状,在前文已经详细分享过,不多赘述。

心脏功能问题——房子结构

心脏功能问题分为左心衰、右心衰、全心衰。

左心衰的典型症状表现为活动后胸闷、憋气、乏力,不能平卧,夜间阵发性呼吸困难,端坐呼吸等。

右心衰的典型症状表现为双下肢浮肿、腹胀、食欲不佳、腹部膨隆等。

全心衰是兼具左右心衰症状,临床不能完全把左心衰和右心衰分开,常常相互累及。关于心衰的内容,在后面的章节中,我们会更详尽地介绍。

心脏是一个非常精密的脏器,有着非常漂亮的电路、水路和结构。正因为精密,所以显得娇贵。无论哪一个部分出现问题,都有可能导致心脏不能正常工作,长期不能正常工作就有可能出现大问题。

所以大家一方面要保护好自己的心脏;另一面也要有一点心脏病前兆的常识,一旦出现上述不适,须尽快就诊!

星语星愿

很多心脏病初期并没有典型症状,就连常见的冠心病初期也没有典型症状。一般来说当冠心病出现症状时,心血管狭窄程度已经超过75%。所以出现症状的时候,大多数情况说明心脏已经发展到一定程度了,更应该及时就诊,以免耽误!

Q&A

得了心脏病都会有典型的症状？

A. 对　　B. 错

（答案：B）

21 心律不齐就是心脏病？

辟谣：诊断心脏病需要多种证据，不能只看心律齐不齐！

51 岁的庞女士拿着一份心电图来看病："医生，我得了心脏病，赶紧给我治治。"

我一看心电图是窦性心律不齐，详细问了情况。庞女士参加了社区免费体检，做了一份心电图，提示窦性心律不齐。有人说她是严重的心脏病，让她赶紧去医院。

庞女士原本并没有任何不舒服，可是现在全身都不舒服。我问诊后又听诊，最后告诉庞女士，她根本没有心脏病，窦性心律不齐并不能说明就是心脏病，让她放心。

其实，心律不齐不能说一定是心脏病，更不能说心律齐就没有心脏病。诊断心脏病需要很多证据，不仅是看心律齐不齐。更何况，看心电图也是很复杂的事情。

窦性心律

心脏有一个正常的启动点——窦房结，通过窦房结发出来的激动，引起的心跳就是窦性心律。

健康心脏的跳动都应该是窦性心律。我们查体经常会看到心电图上写着：窦性心律。一般情况下，窦性心律就是正常心律，是正常的跳动，其他的非窦性心律都是不正常的。

很多人去体检时都可能发现过窦性心律不齐，但只要没有器质性心脏病（比如心脏血管正常，心脏彩超也正常），这种窦性心律不齐就不是心脏病，也无须过多关注或治疗。

心律与心率不是一回事

心律：心脏跳动的节奏，即心脏的跳动是否规律，是否属于窦性心律。

心率：心脏一分钟跳动的次数，正常心率是 60 ~ 100 次 / 分钟。在这个范围内，相对来说心跳越慢越好，我会在后文详细分享。

心律齐也可能是致命性的心脏病

心律齐仅仅代表每次心跳之间的间隔时间是相等的，如果每次心跳间隔时间不等就是心律不齐。

有时很多心律失常性心脏病心律也是齐的。比如：室上速心率可达 200 次 / 分，这是常见的一种心脏病；房扑也是一种心律失常，心律是齐的，但会形成血栓；室速严重的情况下会导致猝死，心律也是齐的。再比如：急性心肌梗死、急性心衰、严重的心肌病、严重的瓣膜病、严重的心肌炎，这些心脏病，心律都可能是齐的，但都可能会危及生命。

所以，心律齐不见得就没有心脏病，也不代表不是心律失常。心律齐也会危及生命，关键要全面看。

心律不齐要具体分析

首先要看心脏结构有没有问题，排除冠心病、心肌病、瓣膜病、心衰、疾病性心律失常等疾病。如果没有这些问题，且是窦性心律不齐，那么属于正常的。

还有一种可能，虽然心脏血管、结构都没有问题，但心律不齐也可能是一种疾病，比如房颤、传导阻滞，这都需要具体分析。

所以，不能看到一份心电图提示心律不齐就说是心脏病，也不能看一份心电图提示心律齐就说没事。

心脏病包括很多种类，心电图只是帮助医生和患者的一个重要工具。医生诊断时，必须结合患者既往病史、高危因素、患者症状做出初步判断，并根据具体情况选择心电图、彩超、CT、核磁、冠脉造影、运动实验、动态心电图等相关检查才能做诊断，为治疗打好基础。

医生对待每位患者一定要负责任，每一句话都要严谨。不是医生的人千万不要乱评价，医学是人命关天的专业，不是想当然地说说而已。

Q&A

心律不齐就是心脏病？

A. 对　　B. 错

（答案：B）

22 心脏早搏是无须治疗还是必须吃药？

辞谣：必须具体问题具体看待！心脏早搏必须吃药是谣言，说心脏早搏不需要治疗也是谣言。

我们先看三个病例：

病例 1

患者张女士 35 岁，3 年前做心电图发现早搏，医生让吃盐酸普罗帕酮，吃了几年效果"还不错"。

可是患者当初并没有做动态心电图及心脏超声的评估，也没有找到早搏的原因就开始吃药了。

最近这位患者找到我，说那时孩子小，需要照顾，导致自己晚上睡不好，所以当时早搏就比较多。随后我建议患者行动态心电图及心脏超声检查，检查结果并未见异常，后建议患者停药。停药后 3 个月复查、半年复查、一年复查，张女士心脏早搏也未发生。

长期服用治疗心律失常的药物，患者确实会觉得效果"不错"。因为患者的早搏就是睡眠不好引起的，通过改善睡眠，早搏可能就会消失，或许根本就不用吃药。更何况，所有治疗心律失常的药物都会引起新的心律失常，是有副作用的，不能随便吃，更不能长期吃不复查。所以不能看到早搏，不找原因就长期吃药！

病例 2

患者李先生 45 岁，自觉心慌，去做了一个心电图提示有一个早搏。医生说是室早，让他赶紧住院，否则会猝死。门诊详细询问，得知患者喜欢饮酒，饮酒后自觉心慌，经听诊心脏后，患者心脏并无杂音，且患者平时运动后无胸闷憋气、胸痛等心绞痛症状，所以诊断患者心脏早搏，并非病理性早搏。后建议患者戒酒，1 个月后复查，患者早搏消失，再无心慌症状。

劳累、熬夜、喝酒、发热、激动等因素都会引起早搏，但这种早搏一般都不是病理性早搏，无须特殊药物治疗。只要去除劳累、熬夜、喝酒、发热、激动等因素，早搏就会逐渐消失。

我经常值夜班，过了 40 岁以后，半夜连续做两台手术也会出现早搏，第二天补补觉就好了，不用药物治疗。

病例 3

患者赵阿姨，有陈旧性心肌梗死病史，最近总是心慌，心电图提示早搏。有人说没事，早搏不用治疗，结果没过一个月，赵阿姨发生室颤猝死。

任何心脏病均可引起早搏，比如冠心病、高血压性心脏病、心衰、风心病、心肌病、瓣膜病、心律失常等。如果是这些疾病引起的早搏，能说没事吗？能说不用治疗吗？有时候，就是一个早搏引起室颤，发生猝死。就像赵阿姨就是早搏没有及时正规治疗，早搏引发了室颤，酿成悲剧。

研究显示，在没有心脏病的健康人群中，40% ～ 100% 的人在 24 小时心电监测时发生过室早，约有 60% 的人存在房早。

有人可能听说过"心脏早搏""早搏""早跳""漏跳""心脏间歇"等名词。其实说的是一个意思，都是心脏早搏。

不少人打着科普的名号说"心脏早搏不是病，都不用治疗"，另一种观点是"心脏早搏都得吃药"。这是两种截然不同的观点，那么到底"心脏早搏"可怕不可怕？要不要吃药治疗呢？

什么是心脏早搏？

"早"，就是提前的意思，比如我们经常说的早到了，就是提前来了；早退了，就是提前走了。"搏"，就是跳动的意思，这里特指心脏的跳动。

那么，连在一起，心脏早搏就是指心脏提前跳动了。

提前与否，其实也是相对的。心脏的跳动本来是有一定节律的，也就是说心脏每一次跳动之间的时间间隔基本固定，比如都是 1 秒钟跳动一次，那么 1 分钟就跳动 60 次。在这一次心脏跳动之后，下一次心脏跳动本应该是 1 秒后跳动。可是心脏出于某种原因在 0.8 秒就跳动了，这就叫心脏早搏。

当然心脏早搏并不单纯是提前跳动这么简单，还有一个主要因素，那就是"指挥部"。我们健康的心脏是由窦房结发出命令，心脏才会跳动，这是正常的。当心脏早搏时，这个命令并不是由窦房结这个正常指挥部发出的，而是由心脏别的部门发出的命令。

心脏早搏有什么感觉？

有的人心脏早搏有明显的感觉，可是有的人却没有感觉；还有一部分人初期发生早搏有感觉，但早搏时间长久了，也没有什么感觉了。

典型的早搏症状就是感觉心里咯噔一下，或感觉心脏突然有一下没有跳动，所以也有人把早搏叫"漏跳"。有人会觉得不由自主地干咳一下，或者感觉心慌、心悸、心跳得厉害等。

如何发现早搏？

一般来说，当患者出现上述早搏症状时，可以做一份心电图。如果在做心电图的时候，正好发生了早搏，医生就能通过心电图看到早搏和早搏的性质。

但大部分人在医院做心电图的时候并不会正好发生早搏。就算心电图能看出来早搏，也不能准确判断 24 小时早搏的多少。毕竟心脏 24 小时会跳动将近 10 万次，可是心电图只能看到 10 次心脏跳动。

所以，如果怀疑早搏，要戴一个动态心电图仪，也就是 24 小时心电图仪，把一个人 24 小时里的每一次心脏跳动如实记录，能发现有没有早搏，有哪种早搏，有多少次早搏等，可以说一举三得。

心脏早搏有什么危害？

心脏早搏到底有没有危害，这是大家最为关心的事情。

这也决定了上面两种观点是否正确，如果心脏早搏没有任何危害，那么"心脏早搏不是病，都不用治疗"，这个观点就是对的。

如果心脏早搏都有危害，那么"心脏早搏都得吃药"，这句话就是对的。

可是现实中，并不能这么简单判别。因为早搏的原因不同、性质不同、多少不同，其风险不一样。

没有任何疾病的极少数的早搏，确实不需要治疗，没有危险。但是，对于有严重心脏病的人，有时候一个 RonT，这样提前出现的早搏，甚至会诱发室颤，直接致命，就像我们说的赵阿姨。

所以，"心脏早搏不是病，都不用治疗""心脏早搏都得吃药"这两种观点都是错误的，对待早搏必须因人而异。

为什么会发生心脏早搏？

心脏早搏大体上分为生理性和病理性。

生理性早搏，也就是我们说的没有多大危害的早搏，这也是为什么健康人绝大部分都出现过早搏。这种早搏的主要原因包括：熬夜、压力大、值夜班、劳累、剧烈运动、酗酒等。

病理性早搏，一种是有明确心脏病的人出现的早搏，比如有冠心病、心肌梗死、心衰、瓣膜性心脏病、心肌病、风心病、肺心病等这些心脏病的人，都可能会出现早搏。这种早搏的前提是患者本身就有心脏病，这种早搏自然是病理性的。

另一种早搏是患者本身没有上述明确的心脏病，但因为别的疾病，比如电解质紊乱、甲状腺功能紊乱、脑血管疾病、中毒、昏迷等也会引起早搏。

还有一种早搏是没有任何上述心脏病，也没有上述任何疾病原因，但患者就是早搏很多，这叫特发性早搏。

如何治疗心脏早搏？

对于生理性早搏，不需要特殊的药物治疗，一般建议去除诱因就能消除早搏。

比如戒酒、不要熬夜、注意休息、不要剧烈运动、不要抽烟等，随后早搏就会减少直至消失。

所以，"心脏病早搏不用吃药"，指的是生理性早搏。

对于病理性早搏，要先找到早搏的原因，比如有没有高血压、冠心病、心衰等心血管疾病，先治疗高血压、冠心病、心衰等基础的心脏病。在这个基础上，根据早搏的性质及多少，酌情予以相应的治疗早搏的药物。

如果是其他疾病导致的早搏，也要先控制其他疾病，比如纠正电解质紊乱，在这个基础上，权衡要不要使用抗早搏的药物。

如果没有任何基础心脏病，也没有别的疾病，只是早搏很多，比如24小时超过7500次，一般称为"频发早搏"，那么也需要治疗。

治疗早搏的药物比较多，也比较复杂，比如洛尔类药物、胺碘酮、普罗帕酮、美心律、中成药等。大部分治疗早搏的药物都有明确的副作用，甚至会引起新的心跳问题，所以具体病症还需到医院检查后才能诊断，这里不便多说。

补充一点，如果早搏的药物治疗效果不好，可能还需要根据具体情况选择射频消融手术来治疗早搏。

如何预防心脏早搏？

预防生理性早搏，其实就是健康生活，不要抽烟喝酒，不要熬夜，坚持适当的运动利于锻炼心脏功能；同时要健康饮食、控制体重、预防"三高"，保护心脏。

对于病理性早搏的预防，最主要还是以早发现早治疗原发疾病为主。

总之，心脏早搏很普遍，不管是不是有危害的早搏，我们都应该健康生活。

因为就算是没有危害的生理性心脏早搏，那也是短期没有危害；如果您长期抽烟酗酒、熬夜压力大，那么短期没有危害的生理性早搏，有朝一日就可能会发展为有危害的早搏。

凡是看到早搏，直接说早搏没事，不用治疗的，或者看到早搏不评估就让人吃药的，都是错误的。发现早搏，找专业医师诊治是最佳选择！

Q&A

心脏早搏都没事？心脏早搏都得吃药？

A. 错误，需要详细评估　　B. 对

（答案：A）

23 心跳快好还是心跳慢好？

辟谣：该快则快，该慢则慢！

"心跳快好，心跳快说明心脏有劲！"

"心跳慢才好，心跳慢说明心脏有力！"

不同的人有不同的一套说辞，那么，到底是心跳快好还是心跳慢好？

我说："心跳在一定范围内该快则快，该慢则慢，这样的心脏才能长寿。"就好比一辆车的发动机，在城市里跑，车多、人多，跑 40 km/h 就行；上了高速，跑 120 km/h 才行；回到地下车库几迈就行。这才是一个正常的汽车发动机——心脏该有的跳动。

日常生活时的心率

我们在安静休息的时候，比如看书、看电视、吃饭喝水等情况下，心脏按照课本上的要求，在 60 ～ 100 次 / 分就算正常。也就是说，一分钟跳 60 ～ 100 次都可以认为是正常。

但是 60 次和 100 次看似都正常，可每分钟就差 40 次，那么一年下来差的就多了。比如您的心率平时 60 次 / 分，我的心率平时是 90 次 / 分，一分钟相差 30 次，那么一小时就差 1800 次，一天就是 43 200 次，一年就是 1577 万次。如果 60 年，那就相差 9.5 亿次。60 年下来，您的心脏比我的心脏少工作 9.5 亿次。哪个心脏寿命更长呢？当然是跳得慢的，工作量少，所以更长寿。

美国最著名的流行病学调查弗拉明翰研究表明，年龄在 35 ～ 84 岁的人群，随访 26 年的结果表明，随心跳次数加快，死亡率呈大幅度上升趋势，在男性人群中尤为明显。10 年观察结果表明，静息心率稳定的男子患心血管疾病的概率比那些在同一时期静息心率升高的人低了 44%。

有人问："我安静休息的时候心跳才 50 多次是不是太慢了？"这个不用太担心，因为之前规定心率低于 60 次 / 分叫心动过缓。可是 2018 年美国心脏病学会科学年会将窦性心动过缓的次数，修改为低于 50 次 / 分才是心动过缓。就是说，安静的时候，心率只要不低于 50 次也是正常的。

基础心率

基础心率，也就是我们平时的心率是多少也很重要。比如一个人平时心率 55 次 / 分，可是突然出于某种原因心跳 90 次 / 分，虽然 55 次 / 分和 90 次 / 分都在正常范围内，可是一分钟就快了 35 次，会感觉很难受的，也可能是病理性的，也需要寻找原因。

所以，我们平时除了要了解自己的血压是多少，也需要了解自己的心率是多少，这对以后判断心率快慢很有帮助。

该快则快

我们生活中，并不都是安静地待着，我们得工作，得运动，得劳动，还会激动、喝酒、发热等。这时，我们身体就会需要更多的血液。人体血液的供应，都来源于心脏，身体需要的血液多了，那么心脏就得加大工作量，体现在心脏上就是加快跳动，就好比汽车上了高速。所以，我们在运动、劳动、激动、发热、喝酒等情况下，心跳要比平时安静的时候快。尤其是在运动后，健康的心脏肯定是能快起来，如果一个心脏在运动的时候，应该快起来，可是无法快起来，那么说明这个心脏可能有问题，严重的甚至需要起搏器治疗。

健康人运动的时候，参考最大心率是：220 － 年龄 = 最大心率（健康成人运动时不超过最大心率）。运动时候的建议安全靶心率 = 最大心率 ×0.6 ～ 0.8（为了获得心血管益处，应该把运动心率定在 60% ～ 80% 的最大心率范围，这个区域叫作靶区域）。举个例子，您今年 50 岁，您的最大心率就是 220 － 50 = 170，您的靶心率是 170×0.6 ～ 0.8 = 102 ～ 136 次 / 分，也就是说，您在运动时的脉搏应该保持在 102 ～ 136 次 / 分钟是相对安全的。但是对于一些运动员来说，在剧烈运动下，最大心率可以达到 220 －年龄。这种心脏才健康，所以叫该快则快！

年龄差别

我们出生的时候，心率可能在 120 次 / 分左右，儿童在 100 次 / 分左右；少年时期后会逐步减慢；到了成年人，基本就在 60 ～ 80 次 / 分。当然，每个人基础也不尽相同，有人相对快，有人相对慢。

疾病情况下

发热情况下，心率会随着体温升高而加快，以及时排出感染产生的代谢产物，同时心率加快后补充感染后引起的组织对氧的需要。

贫血或大出血后，体内血液减少，通过增加心率，心脏加快工作来满足血液供应。

甲亢的时候，激素分泌失调，使人体处于高代谢高亢奋的过程，引起交感兴奋，引起心跳加快。

各种心衰的时候，激活交感兴奋引起心率加快。

部分肺部疾病，氧气交换减少，血液中氧浓度低，通过加快心率，弥补组织的缺氧。

该慢则慢

前文说了，我们的身体需要血液多的时候，心脏就加快跳动；同样，我们睡眠的时候，身体需要的血液就会减少，那么心脏就会跳动减慢，就好比汽车停在了地下车库。一般来说，深睡眠中，身体需要的血液最少，这时心脏跳动最慢，有人可以到 40 次 / 分，甚至有人一分钟不到 40 次，也属于正常的。

心脏病患者

从前文我们得知健康人心脏在安静时，虽然心率在 50 ～ 100 次 / 分都叫正常，但最好是接近 60 次比较理想。那么，对于心脏病患者呢？

心肌梗死、心绞痛、心衰患者

对于心肌梗死、心绞痛、心衰这几种疾病，医生都会尽力把心率调得更慢一些，在正常范围内心率越慢越好。这样心脏工作少，心肌耗氧量低，心脏寿命长。所以，在临床大多数心脏病的目标心率是 60 次 / 分左右。

高血压

大概有 1/3 以上的高血压患者心率都偏快，这与交感神经兴奋有关。这种情况下，不能单纯控制血压，还必须控制心率。只有心率降下来，血压才能更平稳。一般来讲，平均心率大于 80 次 / 分就需要降心率，单纯高血压的患者，理想心率是 70 次 / 分。

所以，无论是健康人还是心脏病患者，心率在一定范围内，相对慢一点更长寿；但健康的心脏应该是该快则快，该慢则慢！安静时，心率接近 60 次 / 分相对更长寿。如果安静时心率超过 90 次 / 分，最好戴一个 24 小时动态心电图仪，看看最慢心率、最快心率及平均心率，医生综合评估后会给出准确建议。

当然任何事情都是相对的，老年人心率太慢，也不利于健康和长寿。太慢的心率使心脏排血量下降，影响各脏器的功能。尤其是因为心动过缓导致了一些症状，比如头晕、眼前发黑，甚至晕厥等，就需要把心率提高一点。

这里需要补充一点，没有什么药物可以直接升高心率，现在临床使用的提升心率的药物基本上都是利用药物的副作用来提升心率，不能长期使用。一般来说，如果是无法逆转的心动过缓需要干预，就需要起搏器治疗。对于有些慢性心律失常，比如病态窦房结综合征、房室传导阻滞等疾病，也需要综合分析，甚至需要起搏器提高心率。

总之，不能单纯依靠心率一项来评估健康和寿命。但在同等条件下，在正常范围内，心率相对越慢越长寿！

健康的心脏要比汽车发动机精密得多。睡眠的时候，心脏会跳得慢，只要满足人体最基本需求就够了；运动的时候，心脏跳动要足够快，以满足运动时人体的需求。

Q&A

心跳越快越好，还是越慢越好？

A. 越快越好　　B. 越慢越好　　C. 该快则快，该慢则慢

（答案：C）

24 心慌、心悸不是心脏病？

辟谣：有一种心慌是心脏病——房颤！

31 岁的张女士，在一周前突然发现右侧身体动不了，整个人摔倒在地。老父亲赶紧把她扶起来，问她怎么了。可是张女士言语含糊，基本上说不出话。

现在张女士躺在监护室的病床上，右侧肢体偏瘫、失语，不能吃饭，插着胃管；不能大小便，只能插着尿管……

这还要从 3 年前说起。3 年前张女士总是觉得心慌，一开始没在意，也没有到医院就诊。过了半年去医院看，查心电图提示心律失常：房颤。她之所以心慌就是心脏房颤引起的，医生建议她长期服用抗凝药物，预防血栓。可她觉得吃药麻烦，加之自己也没有明显的其他不舒服，于是吃了一段时间就不再吃了。

一周前正在吃饭的张女士，突然摔倒，送医后发现大面积脑梗死，心脏彩超提示左心房可见约 45 mm×26 mm 大小血栓。她现在右侧肢体偏瘫、失语等症状就是因为心脏血栓脱落引起的。心脏之所以有血栓，是由心脏房颤引起的。

张女士的房颤没有正规治疗，形成了血栓，血栓随着血液流到了脑血管，发生脑血管堵塞，造成了大面积脑梗死。

什么是心脏房颤？

房颤是最常见的一种心律失常，全名叫心房纤维颤动。发生房颤时，心房会无规律颤动。这可以简单理解为心跳节奏乱了，没有任何规律地跳动。

房颤时心房激动的频率达 300～600 次/分，心跳频率往往快而且不规则。心率有时候可达 100～160 次/分，不仅比正常人快得多，而且绝对不整齐。

随着年龄增长，房颤发病率会升高

解放军总医院王玉堂等医生，做了一项中国心房颤动现状调查研究：整体人群发病率为 0.7%，房颤发病率随年龄的增加而升高，60 岁以上发病率为 1%，75 岁以上发病率为 7%～10%。随着我国老龄化发展加剧，近 11 年房颤患病率增加 20 倍，男性发病率高于女性。

房颤的表现和危害

房颤初期可能只会表现心慌、心悸等症状，也可能会出现出汗、多尿、胸闷、气短、头晕、乏力、烦躁等不适，但大部分情况下不会影响正常生活或工作。在房颤初期时几乎所有人都有症状，但很多人会随着房颤时间的持续，适应了房颤，就没有了不适的感觉。

但是房颤潜在的也是最大的危害是容易形成血栓。发生房颤的时候，心房的血液不能完全流动，会有一部分血液存留在心房内。存留下来的血液容易凝固，一旦凝固就会形成血块，即血栓。血栓如果随着血液流动到脑血管里，就会堵塞脑血管，引起脑梗死，导致偏瘫、失语、半身不遂，甚至是死亡。如果血栓堵塞在其他血管里，就会引起相关的血栓疾病。

长期房颤也会引起心脏扩大，引起心衰，导致胸闷憋气、呼吸困难，缩短寿命。

房颤可使脑梗死风险增加 5 倍，心衰风险增加 3 倍，死亡风险增加近 2 倍。所以，我们必须重视房颤。

房颤的原因

大部分心脏病如果没有及时正规治疗，都可能会引起房颤，比如冠心病、高血压性心脏病、心肌病、瓣膜疾病、甲亢性心脏病、肺心病、心肌炎等。

另外，甲亢也会导致房颤；随着年龄的增加，没有任何原因也会导致房颤发生；喝酒、熬夜、劳累等因素也可能会诱发房颤。

如何查出房颤？

房颤相对来说很容易检查，如果自觉心慌可以到医院做一份心电图。心电图上有明确的房颤表现就能很快确诊。

但是，对于少部分阵发房颤，做心电图的时候房颤可能消失了，所以需要通过 24 小时动态心电图进一步确诊。

房颤的分型

(1) 阵发性房颤：发作 7 天内能够自行终止或经干预后终止的房颤。

(2) 持续性房颤：持续时间超过 7 天的房颤。

(3) 长期持续房颤：持续时间 ≥ 1 年，患者有恢复正常心律的愿望，并接受相应治疗以恢复窦性心律。（也就是还可能转复为正常窦性心律的房颤。）

(4) 永久性房颤：持续时间 > 1 年，不能终止或终止后又复发，医生和患者共同决定放弃恢复窦性心律。（也就是几乎不能转复为窦性心律的房颤。）

房颤的治疗

转复或维持窦性心律

（1）药物：通过药物治疗把房颤转复为正常的窦性心律。常用药物有胺碘酮、普罗帕酮、索他洛尔等。但这些药物并不一定长期有效，可能吃一段时间是有效的，随着时间推移，还会再次发生房颤，以后再继续吃这种药物就没有效果了。具体有效时间是多长，目前无法准确评估，一般都是要长期随访，一边治疗，一边观察。

（2）电击转复：通过除颤器电击后，房颤有可能恢复为正常的窦性心律，但也需要后期吃药维持。

（3）射频消融手术：通过微创手术根治房颤，成功率在 60% 左右，理论上部分手术成功者也可能复发，费用相对较高。

（4）外科手术：外科左心耳手术、内科左心耳封堵术等手术理论上都能治疗房颤，治疗的目的主要是防止血栓脱落，而不是治疗房颤本身，但开展范围小，费用较高。

抗凝治疗很关键

房颤最大的危害就是血栓，所以预防血栓是治疗房颤的关键，预防血栓的办法就是抗凝药物。

常用抗凝药：华法林、达比加群酯、利伐沙班。

（1）华法林：这是比较传统的药物，个体差异比较大，受食物、药物影响药效。患者在服药期间需要经常抽血化验，化验凝血，监测 INR，调整剂量，目标值范围是 2.0～3.0，这样的数值既能减少出血风险，又能有效抗凝。也正因为华法林吃少了不起作用，吃多了会导致出血，而且需要经常抽血，所以华法林的服药依从性不佳，很多人不愿意服用。

（2）新型抗凝药物利伐沙班、艾多沙班、达比加群酯有起效迅速、剂量固定、与食物药物相互影响小等优点，逐渐被医生和患者接受，但对于瓣膜性心脏病引起的房颤，这类新型抗凝药物暂时不建议使用。

全球房颤抗凝药物的应用率约 34.4%，而我国仅为 13.5%。很多人认为房颤没有不适，就不愿冒着出血的风险去抗凝治疗。但没有不适不代表没有风险，血栓危害巨大，抗凝迫在眉睫。

哪些房颤需要抗凝治疗？

抗凝治疗可使脑卒中风险降低 60%～70%。临床常用 CHA2DS2-VASc 评分指导抗凝治疗。

具体评分如下：

心衰患者、高血压患者、糖尿病患者、血管病患者、女性患者、年龄在65～74 岁的患者，任何一项都分别计 1 分；

既往有栓塞史者，或年龄 75 岁及以上者，分别计 2 分。

总分≥2 分，就是脑卒中高危患者，建议使用华法林、达比加群酯、利伐沙班抗凝治疗。

总分＝1 分，可抗凝，也可使用阿司匹林抗血小板。

0 分可以先不抗凝，使用阿司匹林治疗。

在真实的临床中，绝大部分房颤患者计分都≥2 分，都需要抗凝治疗。

这里要提醒房颤患者，抗凝，但不是使用阿司匹林或氯吡格雷抗血小板，千万不要弄错！

房颤的预防

房颤的病因有很多，主要的预防方式是从病因上着手，比如积极正规控制高血压，正规治疗冠心病、甲亢、心衰、风心病、肺心病等疾病。

当然，也有很多因素会诱发房颤，应尽可能去除这些诱因：熬夜、吸烟、喝酒、剧烈运动等。

除了房颤，哪些心脏病还会出现心慌心悸的症状？

最常见的会引起心慌心悸的心脏病是心律失常，比如心跳太快、心跳太慢、心跳乱等。

心跳快包括：窦性心动过速、房性心动过速、室上速心动过速、室性心动过速等；

心跳慢包括：病态窦房结综合征、房室传导阻滞等；

心跳乱包括：房颤、各种早搏（房性、室性、交接区）等。

其他心脏病虽然很少出现心慌心悸的症状，但不能完全排除。因为每个患者的表现不一样，比如冠心病、瓣膜病、心肌病、心衰等心脏病也会引起心悸，需要通过症状及相关检查综合判断。

当然，其他疾病也会出现心慌心悸的症状，如贫血、发热、低血糖、低血压、高血压、甲状腺异常、焦虑、抑郁等疾病都会导致心慌心悸。

没有器质性疾病也会心慌心悸

各种检查都没有查出任何问题，有的人也会心慌心悸，这可能是更年期导致的，也可能是植物神经功能紊乱导致的，不是心脏病，相对来说风险低。

总之，如果反复心慌心悸，一定要去医院查一查，只有查清楚原因，才能对症治疗。

星语星愿

偶尔紧张、激动后我们也会心慌心悸，这属于正常现象，但莫名其妙的反复心慌心悸，一定要去找找原因。

Q&A

心慌心悸一定是心脏病？

A. 错误　　B. 正确

（答案：A）

25 心血管疾病都不能根治？

辟谣：有一种心跳 200 次 / 分的心脏病可以根治！

年前我们医院和三院的医生们一起踢球，正在比赛的时候，魏医生突然觉得心慌心悸得厉害，赶紧蹲下来。

急诊科魏医生，主要工作是处理伤口、做小手术等。平时我们踢球受伤，他都会第一时间站出来给我们处理。这次魏医生突发心慌心悸，我一摸脉搏，心率特别快，细数了下足有 200 次 / 分。

我赶紧叫人开车准备回医院。在没有做心电图的情况下，谁也不知道病情会发展成什么样，就算知道，也没有药物治疗。等车的时候，我告诉他憋着气，不呼吸试试看，能憋多久憋多久。差不多 1 分钟后，魏医生说："哎！好了！好了！"

我一摸脉搏 70 次 / 分，心跳恢复正常了。我告诉他估计是室上速，回头做个手术就没事了。（当然如果没有医生在场，不能使用这种方法，因为医生有初步的判断和应急能力。）

后来魏医生仍多次发作心动过速，做了心电图确诊室上速。在很长一段时间里，魏医生再也不去踢球了。有次碰见他，问他为啥好久不踢球了。魏医生说担心踢球又犯病，我说这种心脏病可以根治，成功率很高。

后来魏医生听我的，办了住院，经检查，是一个房室结折返性心动过速，行射频消融手术治疗。手术顺利，4 天后，魏医生出院了，现在我们又能在球场上踢球了。

什么是房室结折返性心动过速？

心脏随时随地都在进行电活动，也就是心脏的跳动，先从窦房结发出指令，经结间束、房室结、希氏束、左右束支最后到达浦肯野纤维。所谓房室结折返性心动过速，就是存在房室结双径路或多径路。

可以简单理解为：心脏跳动传导原本应该只有一条路线，但魏医生的心脏比正常人的心脏多出一条路线，跳着跳着走了捷径，就成了心动过速，心跳就会突然从

70 次 / 分达到 200 次 / 分。这种室上速，病情反复发作，迁延不愈，口服药物控制效果不佳，最好的方法就是行射频消融手术治疗。

心脏射频消融手术

心脏射频消融手术是将电极导管经血管送入心腔特定部位，释放射频电流使局部心内膜及心内膜下心肌凝固性坏死，达到阻断快速心律失常、异常传导束和起源点的介入性技术。这个手术过程可以简单理解为通过电烧的方法，把心脏多余的那条路线烧断。

射频消融手术目前已经成为根治阵发性心动过速（也就是一阵一阵心跳太快的心脏病）最有效的方法。此手术创伤小，住院时间短，疗效明确。房室折返性心动过速、预激综合征等心律失常，一次射频消融手术成功率可以达到 98% 以上，基本无再发。

不仅仅是室上速可以通过射频消融手术根治，其他的快速心律失常，比如房颤、房扑、房速、频发早搏、窦性心动过速、室性心律失常，均可行射频消融手术治疗。当然，每种快速心律失常的治愈率不同，目前室上速仍是治愈率最高。

说到这里，我们顺便聊一聊，是否所有心脏病都需要终生服药？

需要终生服药的心脏病：

（1）冠心病：心绞痛、心肌梗死、支架术后、搭桥术后、冠脉重度狭窄；

（2）各种心脏病导致的心衰：心肌病、瓣膜病、风心病、肺心病等；

（3）高血压；

（4）糖尿病；

（5）无法通过健康生活有效控制的高脂血症；

（6）心律失常类：如果无法根除心律失常的病因，且心律失常本身也有潜在的风险，吃药控制心律失常对患者来说有效，就需要长期吃药。

无须终生服药的心脏病:

(1) 心律失常:如果去除了心律失常的病因,且得到了根治,就不需要终生吃药;通过射频消融手术治疗室上速、室速、房颤、窦速、预激综合征等根治的心律失常;因为药物引起的心律失常,停药后自然好转,就不用吃药。

(2) 早搏:不是所有的早搏都需要治疗,这一点在早搏一节已经详细分享[1]。

(3) 先天性心脏病:发现早,比如天生的房缺、室缺,如果尽早手术,无须继续吃药。如果发现晚,导致心衰就得终生吃药。

(4) 退行性瓣膜性心脏病:如果不影响心功能,不用吃药。比如好多老人去查体,做心脏彩超后发现二尖瓣、三尖瓣轻度问题,这种情况不需要长期服药。但如果是进行性加重的瓣膜疾病,一方面要按心衰治疗;一方面严重的瓣膜病甚至还需要手术治疗。

总之,遇到能够根治的心血管疾病,必须积极治疗!

星语星愿

很多快速心律失常,通过射频消融手术能够根治,但目前治疗效果最好的仍是室上速。

Q&A

心脏病都需要终生吃药?

A. 错误　　B. 正确

(答案:A)

---

[1] 详见第一章第 22 节《心脏早搏是无须治疗还是必须吃药?》。

26 心跳太慢吃什么药？

辟谣：先找病因，再治疗。如果无法解决，只能植入起搏器治疗。

白大娘 68 岁，最近莫名其妙地突然就会眼前发黑。到医院一做心电图，提示心率 32 次 / 分，属于病态窦房结综合征。

白大娘之所以眼前发黑就是因为心跳太慢了。医生说需要住院治疗，可能需要做手术装一个起搏器。可是白大娘不愿意手术，问能不能先吃点药提升一下心率。

医生解释说没有直接提升心率的药物，就算有，也是利用药物的副作用来提升心率的。在医院抢救的时候，也有部分静脉抢救药可以提升心率，但都只是临时的，不能从根本上解决问题。对于无法恢复的心动过缓，最后都需要起搏器治疗。

白大娘还是害怕手术，让医生开点提升心率的药物。白大娘回家后连续吃了几顿药，可是仍然眼前发黑，第三天早晨突然晕倒，不得不再次来到医院。经急诊缝合额头伤口后，最后住进了心内科，准备进行心脏起搏器治疗。

因不能马上进行永久起搏器治疗，所以医生先做了一个临时起搏器。这种临时起搏器只能使用几天，且需要患者卧床，在临时起搏器的保护下维持心脏的跳动。

最后经综合评估，我们判断白大娘的心动过缓不能恢复，只能植入永久起搏器。做完起搏器后，白大娘再也没有眼前发黑的症状，7 天后拆线出院，恢复了往日的生活。

心跳慢，没有可长期服用的口服药

前文说过窦性心律在 50 次 / 分以上可以看作是正常的，对于健康人来说，夜间睡眠中窦性心律接近 40 次 / 分也是正常的。所以，心跳慢需要先综合评估，判断是不是真的慢；如果是真的慢，又是哪一种慢，才能决定要不要治疗，如何治疗。

如果经医生评估后确实心率过慢，或已经发生了危险，临床抢救时也会用到一些静脉抢救药来提升心率。但这些药物需要一直输入静脉，不能间断。一旦停药，心率会再次下降，长期注射还有副作用。可是对于这部分患者，不能永远输液呀！

口服提升心率的药物，大多数是借助治疗支气管哮喘的药物的副作用，而并非直接提升心率，所以并不能长期服用。对于不可逆转的严重的心跳过慢，一般需综合评估，决定是否需要起搏器治疗。

什么是心脏起搏器？

当心脏电力系统出现问题后，心脏的电不够用了，心脏就会跳得慢。心跳太慢不能满足全身供血，尤其是大脑，人就会眼前发黑、乏力，甚至晕厥、死亡。

这时候需要从外部给心脏电力系统装一个"电池"，也就是起搏器，长期给心脏供电，心脏就能恢复正常的跳动。

当然，并不是看到心率慢就要做起搏器治疗。首先要找到心率慢的原因，如果能去除原因，就不用起搏器治疗。

比如是药物引起的心率慢，经过停药后，心率恢复正常，就不用起搏器治疗；急性心肌梗死导致的心率慢，经过开通血管后，心率恢复正常，也不用起搏器治疗。至于那些不能去除原因，或不能恢复的心动过缓，必须经专业医生评估后才能行起搏器手术治疗。

心脏起搏器的类型

起搏器分为单腔起搏器、双腔起搏器、三腔起搏器。

单腔起搏器作用简单，防止心跳太慢引起危险。双腔起搏器有更多的功能，不仅能防止心跳太慢引起危险，还能更好地模拟人的心脏生理传导功能，更接近正常人的心脏兴奋传导顺序。三腔起搏器不仅仅是为了解决心跳慢的问题，还是为了解决心衰的问题，所以用于部分严重的心衰患者。

哪些情况下需要植入永久性起搏器？

严重的心动过缓，且通过其他方法无法恢复正常的情况下，一般需要行永久心脏起搏器治疗。

具体来说有：高度或III度房室传导阻滞（AVB）；双分支或三分支伴间歇性III度房室传导阻滞；双分支或三分支阻滞伴II度II型房室传导阻滞；持续存在的His束以下的II度和His内或以下的III度房室传导阻滞；病窦综合征导致的有症状的心动过缓；必须使用某些类型和剂量的药物治疗，而这些药物又可引起或加重心动过缓并产生症状的患者；先天性III度AVB伴宽QRS波群异搏心律或心室功能低下患者；先天性心脏病伴III度房室传导阻滞，心室率＜70次/分的患者；持续的长间歇依赖室性心动过速，伴或不伴QT间期延长，行起搏治疗其作用十分肯定的患者。

术后注意事项

心脏永久起搏器植入是一项有创手术，需要经过血管把导线送达心脏，要在胸部开口，把火柴盒大小的起搏器缝合在皮下。术后注意伤口感染，一旦起搏器伤口感染，就可能出现心脏并发症，比较危险。术后需要酌情输抗生素，常规换药，一般7天拆线。伤口愈合后，就能恢复正常生活，起搏器解决的是心跳慢的问题，所以装完起搏器以后就无须服用提高心率的药物了，但对于心跳快的问题，还得通过药物治疗。

大部分起搏器不能靠近磁场大的地方，尤其是不能进行核磁检查。新型的起搏器已经解决了这个问题，部分新型起搏器可以做核磁共振检查。

做完起搏器治疗要按照医嘱定期随访，用专业的仪器看看起搏器是否正常工作，有没有异常问题，还有多少电，等等。

目前常用的起搏器至少可以工作5～6年（根据耗电量，也就是根据起搏器工作的情况，如果患者自主心率较多，那么起搏器工作时间相对较少，电池寿命就长。如果自己的心跳较少，那么起搏器工作时间就长，电池寿命就短），等电池快要耗尽时，需要重启，也就是更换起搏器。

无导线起搏器

世界上最小的心脏起搏器是无导线起搏器。它的体积为 1.0 cm³、质量 1.75 g、长度 2.59 cm，比传统的心脏起搏器小了 93%。与传统起搏器不同，无导线起搏器将导线和脉冲发射器合二为一，缩小成像胶囊一样大小，完全避免了囊袋感染、导线损伤和断裂的并发症，且植入后对患者的活动影响小，患者舒适性明显改善。

无导线起搏器的优缺点

（1）无导线起搏器比传统起搏器小很多，外观上根本无法发现。

（2）使用无导线起搏器，患者恢复快，一般 2 天内就可恢复正常活动；而传统起搏器术后需要卧床 6 ～ 12 小时，大约 3 个月后才可以大量活动。

（3）无导线起搏器续航时间平均为 12.8 年，而传统的起搏器大约是 5.6 年。

（4）使用无导线起搏器可进行核磁共振检查，而大部分传统起搏器不可以。

（5）无导线起搏器仅手术材料费用就接近 16 万元；而现在常用的单腔起搏器或双腔起搏器一般情况下就可满足大部分患者的需求，且价格便宜得多。

总之，对于严重的心动过缓，目前可以通过放置起搏器解决。在起搏器发明之前，这部分患者大多只能等待命运的安排。在起搏器出现后，经过起搏器的正规治疗，这部分患者就能恢复正常心跳，能恢复正常生活。

星语星愿

严重的心跳过慢，并没有什么特效药，经过评估后，如果必要可行心脏起搏器彻底治疗心动过缓！

Q&A

心跳慢可以吃升心率的药物？心跳慢必须装起搏器？

A. 都错误，没有直接升高心率的药物；要不要装起搏器，需要综合评估

B. 都正确

（答案：A）

27 二尖瓣、三尖瓣问题就是心脏病?

辟谣:不一定!先要寻找原因,才能确定是不是心脏病!

冯女士做了一个心脏彩超,提示二尖瓣关闭不全,很是担心。于是她找到我,问我需要吃点什么药,需不需要手术。

经过详细询问、查体后,我告诉冯女士,并不是所有的二尖瓣问题都得吃药,更何况没有什么药可以直接治疗二尖瓣本身的问题。目前可以继续观察,半年到一年做一次心脏彩超看看有没有进展。如果没有明显进展,就不用吃药;如果有进展,则需要根据具体情况再决定如何治疗。

有不少人去医院检查心脏的时候,心脏彩超提示二尖瓣或三尖瓣关闭不全、二尖瓣或三尖瓣狭窄等结果。大多数人的第一反应就是问:会不会有危险?吃什么药才能好?

二尖瓣、三尖瓣在心脏的什么部位?

之前我们介绍过,心脏有两个心房:左心房、右心房;两个心室:左心室、右心室。

左心房和左心室之间需要一个门,把左心房和左心室隔开,这个门就是二尖瓣,起到阻止左心室的血液流回左心房的作用。右心房和右心室之间的是三尖瓣,保证血液循环由右心房向右心室方向流动。

除了二尖瓣、三尖瓣外,心脏还有主动脉瓣和肺动脉瓣。

主动脉瓣位于左心室和主动脉之间,抑制射入主动脉的血流回流入左心室,处于中心位置,主动脉瓣与各个心腔和瓣膜关系密切;肺动脉瓣位于右心室和肺动脉之间,抑制射入肺动脉的血流反流回右心室。

这些瓣膜,简单说都是一些单向阀门,我们以二尖瓣举例,简单说明瓣膜疾病。

二尖瓣有什么作用？

二尖瓣是一个"单向活门"，保证血液循环由左心房单向流向左心室：当心脏收缩的时候，左心室要把血液输送到全身，这时为了不让左心室的血液反流回左心房，二尖瓣会关闭，阻断左心房和左心室的通道。当心脏收缩结束，也就是完成一次给全身的血液输送后，左心室就没有血液了，这时心脏开始舒张，需要从左心房把血液通过二尖瓣送入左心室，二尖瓣就会打开，顺利完成左心室充血，为下次心脏收缩做好准备。

可以简单理解为，二尖瓣就是把左心房和左心室隔开，当心脏收缩或舒张时，二尖瓣完美配合关闭或打开，完成心脏给全身的血液输送，完成给左心室供血，为下次心脏收缩舒张做好准备。

二尖瓣关闭不全是指什么？

正常的二尖瓣关闭功能取决于瓣叶、瓣环、腱索、乳头肌、左心室这五个部分的完整结构和正常功能，这五个部分中的任一部分发生结构和功能的异常均可引起二尖瓣关闭不全。

当二尖瓣在需要关闭的时候无法完全关闭，就会导致心脏在收缩时，左心室往外供血的一部分血液反流回左心房，这就叫二尖瓣反流。

轻度的二尖瓣关闭不全：不会有任何不适，只有做心脏彩超的时候才能发现。

中度的二尖瓣关闭不全：可能会有一些胸闷憋气、呼吸困难等心衰表现。

重度二尖瓣关闭不全：尤其是急性二尖瓣关闭不全，不但会有胸闷憋气、呼吸困难的表现，还会有生命危险。

二尖瓣关闭不全的原因

导致二尖瓣关闭不全的原因很多：

如患有风湿性心脏病、先天性心脏病、老年退化、左心室扩大等。

其他疾病：比如系统性红斑狼疮、肥厚梗阻型心肌病、强直硬化性脊椎炎等。

什么是二尖瓣狭窄？

二尖瓣瓣口面积缩小，当二尖瓣这个门在该打开的时候无法完全打开时就是二尖瓣狭窄。

轻度狭窄：二尖瓣瓣口面积为 1.5～2.0 cm^2。

中度狭窄：二尖瓣瓣口面积为 1.0～1.5 cm^2。

重度狭窄：二尖瓣瓣口面积＜1.0 cm^2。

二尖瓣狭窄的原因

风湿性心脏病是链球菌感染后引起的一种人体自身免疫反应性疾病，也是二尖瓣狭窄的主要病因。主要导致瓣叶和腱索的纤维化及萎缩，瓣叶交界面相互粘连，使二尖瓣开放受限，瓣口面积缩小，血流受阻。

除了风湿性心脏病，还可见于老年性二尖瓣瓣环钙化、先天性二尖瓣发育异常、结缔组织病等。

二尖瓣狭窄呈渐进式发展，患者早期可能数年都没有明显症状；晚期进展迅速，大部分会出现心衰的症状，表现为运动后呼吸困难。晚期在安静状态下也会出现呼吸困难，运动、情绪激动、感染、妊娠等因素均容易诱发呼吸困难，也会出现咯血、下肢浮肿、食欲减退、恶心、腹胀等消化道症状。10 年左右的时间就可因心衰加重丧失活动能力。

对于风湿性心脏病，需抗感染，预防风湿复发，一般需要使用青霉素；对于出现心衰的患者，需按照心衰治疗（请看第一章第 30 节《高血压不疼不晕，不控制也没事？》）；对于合并心律失常或血栓的患者，需按照抗心律失常，预防血栓等治疗。

二尖瓣问题是心脏病吗？

并不是看到心脏彩超显示二尖瓣或三尖瓣有问题，就必须马上吃药，或马上诊断为心脏方面的疾病。有不少老年人随着年龄的增加，二尖瓣或三尖瓣就可能出现问题。这就好像家里的门窗，用了几十年，可能会出现关闭不严或不能很好地打开的情况。如果不影响心脏的功能，就说明不会影响正常生活，无须过度紧张。只需要定期复查彩超，看看有没有明显变化即可，并不需要特殊治疗。

当然，还有个别年轻人做完心脏彩超也会提示二尖瓣、三尖瓣的问题，对待的态度也是一样的——只要没有明确原因，且不属于中度、重度的二尖瓣、三尖瓣问题，也只需观察即可，并不需要特殊治疗。但一定要记得定期复查，半年到一年复查一次心脏彩超，如果有进展，比如二尖瓣、三尖瓣的狭窄或关闭问题加重或已经出现了心功能问题，必须积极治疗。

二尖瓣疾病如何治疗？

并没有什么药物可以改变瓣膜的狭窄或关闭不全，医生所说的治疗是针对病因治疗，比如针对风湿性心脏病治疗风湿。如果患者没有明确的病因，那么初期以观察为主，随着病情的进展，出现心功能不全表现，就以治疗心衰为主；如果病情进一步快速加重，必要时行介入或外科手术治疗。

如何预防？

并不是所有的瓣膜问题都能预防，只有风湿性心瓣膜病能够预防，因其主要是风湿热反复发作引起，故预防风湿热反复发作是阻止本病发生及发展的关键。

具体做法是：防治咽部、上呼吸道链球菌感染，预防感染性心内膜炎；注意口腔卫生，可适当进行耐寒锻炼；适当休息，限制钠盐摄入，口服利尿药改善状态。

总之，心脏彩超提示二尖瓣、三尖瓣问题，并不代表必须马上吃药，更不是必须手术，而是需要寻找病因，根据具体情况决定是否需要治疗。

星语星愿

心脏的门窗出现问题，先要找原因，再进行评估，而不是马上吃药！

Q&A

二尖瓣狭窄和二尖瓣关闭不全，一定是心脏病？

A. 错误　　B. 正确

（答案：A）

28 心肌炎只是感冒？

辟谣：心肌炎初期症状像感冒，但会危及生命！

我的母校空军医科大学救治了一位 23 岁的心肌炎患者。女孩因长期熬夜，免疫力下降，感冒后发生心肌炎，导致心脏停跳了 3 天，医生 24 小时不离身地照顾。在全体医护人员努力下，在 ECMO① 的支持下，女孩最终成功治愈。女孩在心脏没有跳动的情况下，在 ECMO 支持下能正常思考、沟通。治疗过程中医护人员都非常担心，可女孩的心态特别好，还发微信告诉朋友自己的心脏停跳了。

ECMO 就是人工心肺

心脏停止跳动人就会死亡，这是最基本的常识。可是，为什么这个女孩的心脏停跳 3 天，却可以在心脏停跳过程中发微信？那是因为 ECMO 代替心脏工作了 3 天，最后医生经过努力再次"唤醒"了停跳的心脏。

ECMO 的核心部分是氧合器（膜肺，人工肺）和动力泵（血泵，人工心脏），可以对重症心肺功能衰竭患者进行长时间心肺支持。

动力泵也就是人工心脏，提供动力驱动血液在管道中流动，可以替代心脏的工作，把血液输送到全身，从而给人体各个组织器官提供血液。

氧合器也就是人工肺，将输入的血液进行氧合，输出氧合后的动脉血，替代肺脏的功能，帮助人体完成血液中氧和二氧化碳的交换。

但是，并非所有的心脏停跳，都能在 ECMO 支持下获救。

首先，只有一部分疾病适合 ECMO，比如心跳骤停患者、急性严重心功能衰竭患者、急性严重呼吸功能衰竭患者、严重威胁呼吸循环功能的疾病、器官移植支持等待供体患者。其次，患者的其他脏器和组织没有损害或没有大的损害，且

---

① 体外膜肺氧合（Extracorporeal Membrane Oxygenation，ECMO）主要用于对重症心肺功能衰竭患者提供持续的体外呼吸与循环，以维持患者生命。

心脏和肺脏的功能经过积极治疗后还能恢复。满足这些条件，在 ECMO 的帮助下，很少一部分心脏停跳患者才可能获救，痊愈出院。（关键在于，这部分患者正好是在医院心脏骤停，且这个医院有 ECMO，才有获救的机会。）

心脏停跳也不代表死亡，临床死亡、脑死亡、植物人有什么区别？

临床死亡是指心跳和呼吸停止。一般在心跳停止 5～8 分钟，称临床死亡期。此时人体生命活动已经消失，但组织内微弱的代谢过程仍在进行；脑中枢功能活动不正常，但是尚未进入不可逆转的状态。处于临床死亡期的患者是可能复苏的。

若心跳停止超过 8 分钟，则患者进入生物学死亡期，此时机体细胞已发生退行性变化，患者几乎无法被复苏成功。

所以，即使有 ECMO，也必须在心脏停跳、呼吸停止时，以最快的速度装置在人体内，患者才可能获救。

脑死亡必须同时全部具备深昏迷、自主呼吸停止、脑干反射消失这三项条件，而且需明确昏迷原因，排除各种原因的可逆性昏迷，才能考虑脑死亡。

脑死亡不完全等同于"植物人"。"植物人"的脑干功能仍存在，昏迷只是由于大脑皮层受到严重损害或处于突然抑制状态，患者可以有自主呼吸、心跳和脑干反应；而脑死亡是无自主呼吸的，是永久、不可逆性的功能丧失。

ECMO 只能在关键时刻帮助极少数人渡过难关，并不是免死金牌！

什么是心肌炎？

心肌炎是指心肌局限性或弥漫性的急性或慢性炎症性病变。各年龄段均可发病，但以平时身体健康、无基础器质性疾病的青壮年多见。

多见于感冒或腹泻后，多数在发病前 1～3 周有病毒感染的前驱症状，如发热、全身倦怠、肌肉酸痛，恶心、呕吐等消化道症状，因此非常容易被忽视。同时，患者会有乏力、心悸、胸闷、气短、胸痛、头昏症状，可能在 1～3 天内明显加重；重者还可出现急性左心功能衰竭症状，包括呼吸困难、下肢水肿等；更加危重或暴发性心肌炎患者可能在没有太多前驱症状或不适时，直接出现晕厥甚至猝死。

多数患者为普通急性心肌炎，病情较轻，大部分预后良好，约 50% 的患者在 2～4 周恢复，也有少部分患者病情长期迁延而成为慢性或持续性心肌炎或心肌病改变。

暴发性心肌炎占急性心肌炎总数的 4%～5%。暴发性心肌炎急性期病死率高达 80%。一旦度过急性危险期，长期预后良好。暴发性心肌炎患者在急性期可出现心力衰竭、严重心律失常、心源性休克、多脏器功能不全的症状，甚至死亡。

如何预防心肌炎？

面对疾病最好的办法还是预防，像前文中的女孩就是长期熬夜，感冒后诱发心肌炎与死神擦肩而过。只有平时避免熬夜、适当锻炼、健康饮食、远离烟酒、控制体重，才能提高抵抗力，减少疾病的侵害。

大多数心肌炎是病毒感染所致，因此还应注意预防呼吸道和肠道的感染。在急性上呼吸道感染流行期，尽量避免去人群聚集的地方。外出时佩戴口罩，居室内每天进行通风。目前尚无针对心肌炎的特异性疫苗，易感者可在流感流行期间注射流感疫苗，预防流感。

星语星愿

感冒一周以上还没痊愈，并出现发热、全身倦怠、肌肉酸痛、心悸、胸闷、气短、胸痛等症状，一定要及时就诊，排除心肌炎！

Q&A

心肌炎就是感冒？
A. 错误　　B. 正确
（答案：A）

29 "气死人"只是传说?

辟谣：情绪大波动会导致心肌病，真会"气死人"！

65 岁的孙大娘参加了一个健康讲座，买了好多又贵又没啥用的保健品，回到家被家人一顿数落，生了一肚子气。

临睡前，孙大娘突然胸痛、胸闷、浑身大汗，持续不缓解，赶紧拨打了 120。120 赶到后做心电图提示急性心肌梗死！

当时测量血压为 80/40 mmHg，患者已经休克，病情危重。送进导管室做完冠脉造影发现三个血管都好好的，根本没有狭窄更没有堵塞。这是怎么回事呢？

随后我了解到有吵架的经历，这时我想到另一个心脏病，马上做了左心室造影，发现了心尖气球样变，原来是气出的心脏病，即应激性心肌病。

虽然不是心肌梗死，但这是因为生气引起的心脏病，也可能会要命……

应激性心肌病的发生原因

应激性心肌病又叫心尖气球样变综合征，是心理或躯体应激状态诱发的一种急性扩张性心肌病。

发病前数分钟或数小时有明显的心理或躯体应激诱发。如情绪突然激动，多见于突发事件、惊吓、争吵、过度兴奋等；还有一部分是身体应激，如突发或原有疾病突然加重，多见于脑血管意外、癫痫、哮喘、急腹症，及过量饮酒和过敏反应等。

本病于 1990 年首次由日本医学家报道，2006 年美国心脏病学会正式将它归类为获得性心肌病。

应激性心肌病有哪些表现？

本病 80% 发生于 60 岁以上的绝经期女性，发病率为男性的 6～9 倍。多于应激后发生，症状表现和急性心肌梗死很像，甚至一样，所以根据表现没有办法确诊。其表现包括剧烈胸痛、胸骨后压榨感、呼吸困难、晕厥，部分患者还会出现心力衰竭的症状，极少数患者以心脏骤停、心源性休克、严重心律失常为首发症状。

发病初期病情比较凶险，但是大多数预后比较良好，少部分可能会复发，个别情况也会死亡。所以，切莫生气！

应激性心肌病的诊断方式

该病发作时的症状与心电图改变与急性心肌梗死类似，因此易被误诊为急性心肌梗死。通过症状和心电图，只能先诊断为急性心肌梗死。

检查心肌酶

应激性心肌病患者有轻度心肌酶以及心肌损伤，生物学标志物增多，与急性心肌梗死患者的明显升高有区别。但对于诊断为急性心肌梗死的患者，医生一般不会等待心肌酶结果，因为时间就是生命，必须马上抢救，不能耽误，所以一般诊断为急性心肌梗死会立即开通血管治疗。

最准确的诊断方法

应激性心肌病和急性心肌梗死几乎在患者表现、心电图甚至初期心肌酶上完全一样，所以目前无统一的诊断标准，基本上为排除性诊断。只有最后排除急性心肌梗死才能诊断，即冠脉造影发现没有血管堵塞，左心室造影检查提示心尖气球样变。

如何治疗应激性心肌病？

目前尚无标准化的应激性心肌病治疗方案。在确定诊断之前，应按急性心肌梗死处理。一旦确诊，患者应住院采取对症和支持治疗，进行严密监护以明确有无心律失常、心功能不全以及其他并发症。大部分患者预后比心肌梗死好，但仍有少部分人会出现心衰、心律失常甚至死亡等并发症。

生别人的气，气坏的是自己。生气就是为别人犯的错，惩罚自己！

Q&A

生气不会导致心脏病？

A. 对

B. 错，生气会直接导致应激性心肌病风险增加，还会增加猝死风险

（答案：B）

30 高血压不疼不晕，不控制也没事？

辟谣：一旦高血压发展到高血压性心脏病，心衰后，后悔莫及！

郝先生是一位普通工人，8 年前发现高血压 180/110 mmHg，医生让他吃降压药。但郝先生认为每个人的身高不一样，五个手指伸出来都有长有短，血压也应该有高有低，他的血压就应该是 180/110 mmHg。再者，因为没有不舒服，也不疼不晕，所以他不吃降压药，也不控制。于是就这样让 180/110 mmHg 的高血压 "裸奔"。最近一周，郝先生一上楼就喘，晚上睡觉总是被憋醒，时不时地要坐起来才舒服点，还伴有咳嗽。即便这样也还是不看医生，要扛着。

有天晚上吃完晚饭，郝先生突然憋气，呼吸困难，浑身大汗，感觉要憋 "死" 了。打 120 送到医院后，确诊急性左心衰，当时血压 220/120 mmHg，心率 110 次 / 分，血氧饱和度 91%，经过 30 分钟抢救，才算把郝先生的症状控制住。郝先生从不能说话，到能简单回答，说的第一句话就是："这口气总算喘过来了，憋'死'我了。"

急性左心衰的感觉其实就像被按在水缸里，活活淹死。

心衰是什么病？

其实从严格意义上讲，心衰并不是一个疾病的名称，是一组综合征，是心脏的收缩功能或舒张功能发生障碍，不能将血液充分排出心脏，导致静脉系统血液淤积，动脉系统血液灌注不足，从而引起心脏循环障碍症候群。此种障碍症候群集中表现为肺淤血、腔静脉淤血。可以简单理解为：心脏主要的收缩射血功能不行了，不能正常地把血液从心脏输出，运送到全身，这就叫作心衰。

心衰并不是一个独立的疾病，而是心脏疾病发展的终末阶段。心衰有很多分类，包括左心衰、右心衰、全心衰，急性心衰、慢性心衰，心功能分级，心功能分期等。其中绝大多数的心衰都是以左心衰开始的，即首先表现为肺循环淤血。

所有人几乎都谈癌色变，因为大家都觉得癌症太可怕了，却不知道心衰被称为"心脏病中的癌症"（当然这只是一个比喻，并非真正的癌症）。因为不管哪种心衰都很难或不能治好，最好的结果就是控制住，不让心衰发展得太快。心衰住院死亡率 6%，也就是 100 个住院心衰患者，就有 6 个救不过来；慢性严重心衰 5 年死亡率高达 50%，也就是 100 个确诊心衰患者，5 年内会有 50 人去世。

心衰的原因

所有会引起心脏扩大的原因都会引起心衰。大部分心脏病如果不及早控制、正规治疗，都可能发展为心衰。可以简单理解为心脏扩大后，扩大的心脏已经不能像健康心脏那样正常工作，只能不断透支，然后心脏继续扩大，形成恶性循环，最终心脏衰竭。最常见的原因有：

长期高血压不控制

高血压没有发现或没有控制好，心脏会扩大，从而引起高血压性心脏病，导致心衰。

急性心肌梗死

面积过大或就诊过晚的心肌梗死，心肌坏死过多，会导致心脏扩大，导致缺血性心肌病，引起心衰。

长期心律失常

各种快速的心律失常，都有可能导致心脏扩大。即使窦性心律这种跳动正常的心律，如果长期窦性心动过速也会导致心脏扩大，从而引起心衰。

各种心脏瓣膜问题

各种瓣膜疾病也可能导致心脏扩大，从而引起心衰。

各种心肌病

常见的扩张型心肌病、肥厚型心肌病、限制型心肌病、致心律失常型心肌病、未定型心肌病等均会导致心脏扩大，从而引起心衰。

肺心病、风心病、甲亢性心脏病等也会导致心脏扩大，进而引起心衰。

心衰的诱发因素包括：感染，尤其是肺感染；运动、劳累、吃饭过饱、大便用力等。

什么情况下要怀疑心衰？

一般来说，患者自身有心脏病，心脏扩大了才会心衰。所以对于心脏病患者来说，平时应避免劳累等诱发心衰的因素。

6 分钟步行测试，对于心功能评价很有帮助

选择室内少人走动的封闭走廊（气候适宜可在户外），地面平直坚硬，路长应达 50 m，若无条件可选择 20 m 或 30 m，过短会降低步行距离。

如下表，在计时 6 分钟内，看患者能走多远距离，当然这需要在综合评估并有医护人员保障的前提下才能完成，不能自行检查。

心功能评价简表

6 分钟步行距离	心功能评价
400 ～ 700 m	健康
426 ～ 550 m	轻度心功能不全
150 ～ 425 m	中度心功能不全
< 150 m	重度心功能不全

心功能分级简表

6 分钟步行距离	心功能分级
＞400 m	I 级
375～449.5 m	II 级
300～374.9 m	III 级
＜300 m	IV 级

传统的常用的心功能分级

心功能 I 级：患者有心脏病，但体力活动不受限制

患者本身有明确的心脏病，比如冠心病、心绞痛、心肌病、瓣膜病、心律失常等，但患者进行一般体力活动不会引起过度疲劳、乏力、心悸、气喘、胸闷憋气、呼吸困难等形式表现。

治疗原则以治疗基础心脏病为主，在治疗基础心脏病基础上，加用洛尔类药物和普利／沙坦药物治疗，以预防心脏继续扩大。

心功能 II 级：患者有心脏病，以致体力活动轻度受限制

患者有明确的心脏病，休息时没有症状，进行一般体力活动会引起疲劳、乏力、心悸、气喘、胸闷憋气、呼吸困难等各种形式表现。比如干活、跑步、上楼等情况。

治疗原则和治疗心功能 I 级基本一样。但不鼓励大的活动，以免诱发心衰大发作。

心功能III级：患者有心脏病，以致体力活动明显受限制

患者有明确的心脏病，休息时无症状，但进行小于一般体力活动即可引起疲劳、乏力、心悸、气喘、胸闷憋气、呼吸困难等各种形式表现。比如吃饭、多喝水、解大便用力、走路等情况。

治疗原则以休息为主，不宜劳累，适当控制水量，注意观察尿量以及下肢是否浮肿（药物治疗，请往下看）。

心功能IV级：患者有心脏病，休息时即会有心衰表现

患者有明确的心脏病，休息时有症状，比如坐着休息，睡眠中即可出现疲劳、乏力、心悸、气喘、胸闷憋气、呼吸困难等各种形式表现；甚至夜间不能平卧休息，需要半卧位休息，或经常憋醒。

这种情况下，大部分患者需要住院治疗。

出现下述症状要警惕

脚肿，腿肿，尿少；

躺着咳嗽，坐起来就不咳嗽了；

不想吃饭，一吃饭就觉得腹胀；

活动耐量下降，比如平时可以走 1000 米，现在走 500 米就喘；

晚上睡觉躺不下，一躺下就憋气，甚至睡着了突然憋气，只能坐着。

如何治疗心衰？

确诊心衰后，一定找专业医生正规治疗，目前的药物治疗以"四大基石"为基础。

2021 年 6 月 29 日《欧洲心力衰竭诊疗指南 2021》指出，对于射血分数偏低的心衰患者，应该简化治疗路径，尽早使用四大支柱用药：

ACEI/ARNI（普利 / 沙坦类或沙库巴曲缬沙坦，也就是普利或沙坦类药物，比如贝那普利、依那普利、缬沙坦、氯沙坦等）；

BB（β 受体阻断剂，也就是洛尔类药物，比如比索洛尔、美托洛尔等）；

MRA（醛固酮拮抗剂，也就是螺内酯）；

SGLT2 抑制剂（列净类降糖药，比如：达格列净、恩格列净和坎格列净等）。

这是最新心衰治疗指南最大的一个改变，之前心衰药物治疗基础是"金三角"，也就是普利 / 沙坦类或沙库巴曲缬沙坦＋洛尔类＋螺内酯。最新指南加了 SGLT2 抑制剂，也就是列净类药物。心衰药物治疗从"金三角"变成了"四大基石"。

以下四类患者，要在医生指导下使用列净类药物，以改善患者症状，提高患者

生活质量，降低心衰住院风险和死亡风险，或延缓肾病恶化。

（1）不管有没有糖尿病，只要射血分数低，也就是做完心脏彩超 EF 值降低的心衰患者；

（2）有冠心病同时有 2 型糖尿病的患者；

（3）50 岁以上合并其他心血管疾病危险因素的 2 型糖尿病患者，比如合并高血压、高脂血症、斑块、肥胖、吸烟、家族史等危险因素；

（4）不管有没有糖尿病的蛋白尿肾病患者。

严重心衰也可以行起搏器甚至心脏移植治疗。但费用较高，风险也大。

定期复查，尤其是半年查一次心脏彩超，观察心脏进展情况。

除了按时吃药，定期复查，还要多休息，不能吃太多，不能大便用力，保证睡眠，不能劳累，不能生气，注意预防感冒等。

心衰的非药物治疗

心衰被称为心脏病中的癌症，虽然目前有三腔起搏器、心脏移植、人工心脏等所谓的高科技，但这些治疗方式一方面费用昂贵；另一方面效果有待进一步评价，并非所有的心衰患者都适合这样的治疗。

心衰最好的治疗仍是以预防为主，尤其对于高血压、冠心病这些能够预防的心衰因素，一定要早期测量血压，控制高血压；正规治疗冠心病，切莫耽误。

如何预防心衰发生或加重？

急性心衰需要抢救；慢性心衰要靠长期健康管理和药物来预防急性心衰发作，预防慢性心衰加重。

其实心功能分为 A、B、C、D 四期，在心功能 A 期的时候，就应该开始预防，健康生活，关注并监测血压、血糖、血脂。

A 期：没有明确的心脏病，但已经具备了发生心功能不全的危险因素

即患者已经确诊了高血压、糖尿病、高脂血症，且长期抽烟酗酒、有过风湿病、有家族性心肌病等。

虽然暂时还没有发展到心脏病，但如果不积极正规控制，下一步就可能会发展到心脏病，出现心功能不全的表现。

所以即使心功能 A 期时，心脏还是正常的，也应该高度重视，尽早戒烟、戒酒、坚持运动、控制体重、健康饮食，同时积极正规控制血压、血糖、血脂。

B 期： 有心脏器质性改变，但从未有过心力衰竭的症状

患者已经确诊心脏病，比如冠心病、心肌梗死、高血压性心脏病、风湿性心脏病、瓣膜性心脏病、心肌病等，但从来没有发生过心衰的症状，属于心功能 B 期。通过心脏彩超检查提示：心脏左室肥厚或纤维化，左心室扩大或收缩力减弱。

这时患者更应该坚持心功能 A 期的健康生活，控制"三高"。同时，如果没有低血压，应该启动洛尔类药物和普利／沙坦药物治疗，以预防心脏继续扩大。

C 期： 曾出现或反复出现与基础器质性心脏病有关的心力衰竭

患者有明确的心脏病，同时还出现了心衰的表现。左室收缩功能障碍导致了呼吸困难和乏力，接受心力衰竭治疗的无症状患者。

这时候应该在心功能 A 期和 B 期治疗基础上，加用利尿剂、强心药物，饮食上更应该强调低盐。

D 期： 心脏病不稳定，安静时都有心衰发作

患者即使正在使用正规的心脏病药物治疗，但安静时仍有明显的心力衰竭症状，需要特殊的干预治疗或住院治疗。

如果心力衰竭反复发作，患者反复住院，就不能在病情没有足够稳定下出院；或是等待心脏移植；或是需持续静脉用药以减轻心力衰竭症状。

这些患者大部分属于心衰终末期。

对于心衰没有更好的治疗方法，目前最好的方法仍是预防为主：早预防、早发现、早控制"三高"，坚持健康饮食、坚持运动、远离烟酒、控制体重等健康生活。

强心、利尿药物在心衰治疗中的作用

强心药物，比如地高辛，由于在慢性心衰治疗过程中的作用没有得到肯定，所以一般慢性心衰患者无须使用地高辛这类强心药物。且地高辛这类强心药物，并不能延长心衰患者的寿命，所以没必要长期服用。而"四大基石"药物，均能不同程度地延长患者的寿命。对于急性心衰，可在医生指导下服用地高辛类的药物。

利尿药物，比如呋塞米、氢氯噻嗪，并不是心衰治疗的基石用药，但对于大部分心衰的治疗，离不开利尿药物。

因为对于急性心衰或不稳定的心衰，患者体内会有多余的水分，患者会感觉到胸闷憋气、呼吸困难。这时只能通过利尿药，把体内多余的水分排出，患者的症状才能得到改善。这时候才能更好地发挥"四大基石"药物的作用。

对于慢性稳定性心衰，如果没有水肿和胸闷憋气的症状，可以不用服用利尿药物。

星语星愿

心衰没有特效的办法，一旦心衰会给患者和家庭带来巨大痛苦，所以预防很重要。

Q&A

高血压、心脏病没有不适可以不控制？
A. 对　　B. 错
（答案：B）

第二章

心血管疾病的
检查

　　心血管疾病过高的发病率、患病率和死亡率使其成为危及我们生命健康的第一大疾病！

　　心血管疾病并不只是心脏病，还包括高血压、高脂血症、脑血管疾病等。就算是心脏病也分很多种，比如冠心病、心律失常、心脏瓣膜病、心肌病、心衰等。

　　心血管疾病和脑血管疾病通常放在一起，是因为心脏相关的血管疾病和大脑相关的血管疾病都是动脉血管疾病，都是动脉粥样硬化导致的斑块、狭窄、缺血、血栓性疾病。

从整体大原则上说心血管疾病和脑血管的发病、预防、治疗基本上一致。

心血管疾病并不是只发生于中老年人，撇开先天性心血管疾病不说，就算是常说的心肌梗死、脑梗死也在年轻化。

我抢救过 15 岁的心肌梗死中学生（血管畸形导致的），20 岁的心肌梗死大学生（动脉粥样硬化血栓形成），21 岁的脑梗死患者（动脉粥样硬化导致的），22 岁的脑出血患者（高血压导致的）。所以，每个人从小就应该开始重视"三高"，重视心血管疾病。

心血管疾病的表现有很多，并不是心脏觉得不适就是心血管疾病，也不是说其他部位不适就不是心脏病。比如说最常见的胸痛也不一定是心绞痛或心肌梗死，可能是主动脉夹层，也可能是肺栓塞，还可能是其他原因。

所以，我们还需要了解一些心血管疾病的认知常识，比如心绞痛、心肌梗死、心衰等常见疾病的症状。不至于没能及时发现，没能及时就诊，错过最佳救治时机。

当我们怀疑自己患有心血管疾病的时候，需要做哪些检查呢？各种检查分别能查出什么问题呢？

请看这一章《心血管疾病的检查》。

01 没有不适就没有"三高"？

辟谣：大部分"三高"患者初期没有不适，一定要去检查！

凌晨 3 点，我抢救了一位 44 岁的急性心肌梗死患者，因为患者后背疼痛 4 个小时才来医院，虽然打通了血管，但梗死面积太大，就诊时间较晚，已经出现了心衰。家属说患者平时身体很健康，怎么突然就心肌梗死了呢？

早晨，患者的各项化验检查结果显示：空腹血糖 10.4 mmol/L，低密度脂蛋白胆固醇 4.5 mmol/L，心脏彩超提示已经有高血压性心脏病的表现。这些结果显示患者是典型的"三高"，这也是他才 44 岁就发生心肌梗死的主要原因——有"三高"没发现，更没有控制。

这位患者和很多"三高"患者一样，都认为没有不适就不会有"三高"。其实，绝大部分高血压、糖尿病、高脂血症患者初期都没有典型的表现，但随着时间推移，"三高"逐渐损伤了血管，最终表现出心血管疾病，就会出现症状。这时候几乎都是不可逆转的。

"三高"是心血管疾病最重要的高危因素，目前我国成人中 27.5% 患有高血压，11.2% 患有糖尿病，8.8% 患有高胆固醇血症。如果没有及时发现，没有积极正规控制，这些人都可能成为心血管病的后备军。

高血压

目前我国有近 3 亿高血压患者，可是高血压的知晓率只有 50% 左右，也就是有另外将近一半的人并不知道自己血压高。原因很简单，那就是大多数患者在高血压初期，并没有明显的不适，所以不会去测量血压，自然无法发现高血压。

高血压初期只有少部分人可能会出现头晕、头疼、昏昏沉沉、失眠、健忘、心慌、流鼻血等症状。而大部分高血压患者并没有症状，所以有没有高血压，不能跟着感觉走，必须去主动测量血压。

目前，我国的高血压诊断标准是血压≥ 140/90 mmHg，不管是高压≥ 140 mmHg，还是低压≥ 90 mmHg，或高压和低压同时≥ 140/90 mmHg，都要考虑诊断高血压。

具体测量时，需要在不同日三次测量均高于 140/90 mmHg，或在 1 ～ 4 周内进行 2 ～ 3 次医院测量，排除其他原因引起的短期内血压升高后，就可诊断为高血压。

糖尿病

糖尿病在传统医学中接近消渴病，典型的糖尿病症状会出现"三高一少"的表现——多尿、多饮、多食和体重减轻——血糖升高引起渗透性利尿，导致尿量增多；多尿导致失水，患者口渴而多饮；身体不能利用葡萄糖，且蛋白质和脂肪消耗增加，引起消瘦、疲乏、体重减轻；为补充糖分，维持身体活动，患者常容易饥饿、多食。

糖尿病初期的患者也可能没有明显的症状，所以不能仅凭借"三多一少"来判断自己有没有糖尿病，而是需要去医院抽血化验。

如果有"三多一少"的典型表现，同时随机的静脉血浆葡萄糖浓度≥ 11.1 mmol/L 或空腹血糖浓度≥ 7.0 mmol/L（全血≥ 6.1 mmol/L）或糖化血红蛋白≥ 6.5%，就要诊断为糖尿病。如果没有典型的"三多一少"的表现，但血糖随机的静脉血浆葡萄糖浓度≥ 11.1 mmol/L 或空腹血糖浓度≥ 7.0 mmol/L（全血≥ 6.1 mmol/L）或糖化血红蛋白≥ 6.5%，这时候需要内分泌科医生给出进一步诊断。

高脂血症

血脂检查分为血脂两项、血脂四项、血脂七项。

有患者说自己出现头晕、头疼、眼花、嗜睡等症状，就会去医院查查是不是高血脂。其实，高血脂很少会引起这些症状，绝大部分高血脂初期都没有症状。

我们一般建议大家化验血脂四项，因为血脂两项太少，没有低密度脂蛋白胆固醇和高密度脂蛋白胆固醇；血脂七项太多，对于临床治疗意义不是很大。

血脂四项

总胆固醇（TC）： 正常范围 < 5.17 mmol/L，边缘升高 5.17 ～ 6.21 mmol/L，异常升高 ≥ 6.21 mmol/L。

低密度脂蛋白胆固醇（LDL-C）： 正常范围 < 3.36 mmol/L，边缘升高 3.36 ～ 4.14 mmol/L，异常升高 ≥ 4.14 mmol/L。

高密度脂蛋白胆固醇（HDL-C）： 正常范围 > 1.04 mmol/L，< 1.0 mmol/L 为异常。

甘油三酯（TG）： 正常范围 < 1.69 mmol/L，边缘升高 1.69 ～ 2.26 mmol/L，异常升高 ≥ 2.26 mmol/L。

当然，大家无须记录这些数据，除了低密度脂蛋白胆固醇（LDL-C）外，大部分数据对照化验单的参考值即可。

但需要强调的是血脂分好坏，也就是说高密度脂蛋白胆固醇是好血脂，能够减轻动脉粥样硬化、减少"血管垃圾"，所以高密度脂蛋白胆固醇高一点好。

其余的 3 项血脂，总胆固醇、低密度脂蛋白胆固醇和甘油三酯是坏血脂，会增加动脉粥样硬化，加重血管垃圾。这几项血脂低一点好。

血脂七项

血脂七项，除了血脂四项外，还包括脂蛋白 apoA、脂蛋白 B、脂蛋白 a。

脂蛋白 apoA： 是高密度脂蛋白胆固醇的主要成分，使游离胆固醇酯化，参与胆固醇的逆转运输过程，脂蛋白 apoA 高些对降低发病率和减少事件发生更好。

脂蛋白 B： 存在于低密度脂蛋白胆固醇的表面，脂蛋白 B 增多时，即使低密度脂蛋白胆固醇水平正常，也可使冠心病发病率增高，所以脂蛋白 B 低些有利于降低心血管疾病的发生率。

脂蛋白 a： 水平持续升高与心绞痛、心肌梗死、脑出血有密切关系，是脑卒中和冠心病的独立危险因子。脂蛋白 a 增高，常见于动脉粥样硬化性心血管病、急性心肌梗死、糖尿病、家族性高胆固醇血症。

除了高血压、糖尿病、高脂血症习惯于被民间称之为"三高"外，肥胖、高尿酸血症、高同型半胱氨酸血症，也被称之为第四高、第五高、第六高。

肥胖

我国 50% 的成人超重或肥胖，肥胖已经成为心血管疾病的一个独立危险因素。肥胖会增加高血压、糖尿病、高脂血症的风险，增加动脉粥样硬化的风险，最终增加心血管疾病的风险。肥胖还会导致脂肪肝、癌症、骨关节疾病风险增加，影响生殖系统。

体重到底多少才属于肥胖呢？每个人身高不一样，所以不能用体重来衡量，相对比较准确的是体重指数 BMI，这是国际上常用的衡量人体肥胖程度和是否健康的重要标准。

BMI ＝体重（单位：千克）÷ 身高 ^{2}（单位：米）

这个公式是根据世界卫生组织定下的标准，亚洲人的 BMI 若高于 22.9 便属于过重。

我国专家认为，体重指数的最佳值应该是 20 ～ 22，BMI 大于 23.9 为超重，BMI 大于 28 为肥胖。

高尿酸血症

长期高尿酸如果不加以控制就会发展为痛风，疼痛难忍。高尿酸还和糖尿病、代谢综合征、高脂血症、慢性肾病、心血管疾病、脑卒中等疾病有着纠缠不清的关系，也被认为是心血管疾病的危险因素。

高尿酸血症的检测值参考为：

成人酶法血清（浆）尿酸浓度男性：150 ～ 416 µmol/L；

成人酶法血清（浆）尿酸浓度女性：89 ～ 357 µmol/L。

高同型半胱氨酸血症

大家对于高血压、糖尿病、高脂血症、肥胖、高尿酸等高危因素相对比较熟悉，至少听说过，可能对高同型半胱氨酸血症比较陌生。

之所以要提出高同型半胱氨酸血症，是因为当同型半胱氨酸升高后，会增加心血管疾病尤其脑卒中的风险。高同型半胱氨酸血症初期也不会有什么感觉或表现，患者必须去医院抽血化验同型半胱氨酸。

当同型半胱氨酸水平 ≥ 10 μmm/L，属于高同型半胱氨酸血症；伴有高同型半胱氨酸的高血压，被称为"H 型高血压"。H 型高血压的人发生心血管疾病的风险要高于非 H 型高血压的人。患有 H 型高血压的人除了要控制血压，还需要在医生指导下决定是否服用叶酸，以降低同型半胱氨酸。

不管是"三高"还是"四高""五高""六高"，都是引发心血管疾病的高危因素，且发病率越来越高。最重要的是不能凭感觉去判断自己有没有高血压、糖尿病、高脂血症、高尿酸血症、高同型半胱氨酸血症。要定期测量血压，抽血化验血糖、血脂、尿酸和同型半胱氨酸，计算自己的 BMI，才能准确判断自己有没有"三高"或"六高"。只有早发现早控制，才能大大降低这些疾病最终发展为心血管疾病的风险！

星语星愿

早控制"三高"和其他引发心血管疾病的高危因素，才能有效预防心血管疾病！早控制的前提是早发现，早发现不是凭感觉，而是去医院测量或化验！

Q&A

没有不适就没有"三高"？
A. 错误，必须去测量或化验才能判断有没有"三高"　　B. 正确
（答案：A）

02 低密度脂蛋白胆固醇降到正常就是达标了？

辟谣：低密度脂蛋白胆固醇的 3 个标准，对于心血管疾病尤为重要！

刘先生 3 个月前因为急性心肌梗死做了支架，这次来医院复查。他看完抽血化验单非常高兴，因为化验单显示正常。可是我告诉刘先生，虽然化验单显示正常，但我最关心的一个指标——低密度脂蛋白胆固醇仍在 2.6 mmol/L，并没有降到 1.8 mmol/L 以下，也就是没有达标。

刘先生说："这个指标不是在正常参考范围之内吗？为啥还没有达标呢？"

血管为什么有很多"垃圾"？一个最主要和最直接的原因就是低密度脂蛋白胆固醇就像一个垃圾制造者，一直产生"血管垃圾"，从而加重血管斑块。斑块到一定程度，就会导致血管狭窄，引起心血管疾病。斑块破裂就会形成血栓，堵塞血管，引起心肌梗死、脑梗死等血栓疾病。

所以说一定要重视血脂，尤其是重视低密度脂蛋白胆固醇这个罪魁祸首！

不同人群的低密度脂蛋白胆固醇标准不同

很多人肯定会说："现在医院化验单上都有正常参考值，只要在正常参考值范围内就行。"

大部分化验单都可以这样参考，但低密度脂蛋白胆固醇的正常值不行，千万别看参考值。

因为低密度脂蛋白胆固醇有 3 个参考区间，不同人群参考值范围不同，这点对于有心血管疾病的患者更为重要。

不同人群的低密度脂蛋白胆固醇要降到不同水平：

这几类患者需要降到 1.8 mmol/L 以下

（1）明确缺血性心脑血管疾病的患者。

比如明确的冠心病（心绞痛、心肌梗死、做过心脏支架、搭过心脏桥）、严重的颈动脉斑块、不稳定的颈动脉斑块（因为动脉粥样硬化导致的脑梗死）、下肢严重的动脉粥样导致的血管狭窄等人群，低密度脂蛋白胆固醇都建议降到 1.8 mmol/L 以下。

（2）高血压＋糖尿病患者。

也就是说一个人本身有高血压，也有糖尿病，那么这类患者的低密度脂蛋白胆固醇也应该降到 1.8 mmol/L 以下。

（3）糖尿病患者＋低密度脂蛋白胆固醇超过了 3.4 mmol/L。

对于糖尿病患者，在没有服用降脂药之前，化验低密度脂蛋白胆固醇＞3.4 mmol/L，那么这一类人群，且同时满足以下 5 个条件中的 1 个条件，需要把低密度脂蛋白胆固醇降到 1.8 mmol/L 以下。

具体分为 5 种情况：

①糖尿病患者＋低密度脂蛋白胆固醇超过了 3.4 mmol/L＋男性＞45 岁，女性＞55 岁，那么这类患者需要把低密度脂蛋白胆固醇降到 1.8 mmol/L 以下。

②糖尿病患者＋低密度脂蛋白胆固醇超过了 3.4 mmol/L＋抽烟的人，这类患者需要把低密度脂蛋白胆固醇降到 1.8 mmol/L 以下。

③糖尿病患者＋低密度脂蛋白胆固醇超过了 3.4 mmol/L＋有心脑血管疾病家族史的人，这类患者需要把低密度脂蛋白胆固醇降到 1.8 mmol/L 以下。

④糖尿病患者＋低密度脂蛋白胆固醇超过了 3.4 mmol/L＋肥胖的人，这类患者需要把低密度脂蛋白胆固醇降到 1.8 mmol/L 以下。

⑤糖尿病患者＋低密度脂蛋白胆固醇超过了 3.4 mmol/L＋高密度脂蛋白胆固醇＜1 mmol/L 的人，这类患者需要把低密度脂蛋白胆固醇降到 1.8 mmol/L 以下。

这些患者需要降到 2.6 mmol/L 以下

（1）糖尿病患者。

单纯糖尿病，没有高血压，也没有别的心血管疾病，那么低密度脂蛋白胆固醇需要降到 2.6 mmol/L 以下。

（2）低密度脂蛋白胆固醇＞4.9 mmol/L 的患者。

没有吃降脂药前，化验低密度脂蛋白胆固醇＞4.9 mmol/L，这类人低密度脂蛋白胆固醇需要降到 2.6 mmol/L 以下。

（3）慢性肾病三期或四期的患者。

这类肾病患者，低密度脂蛋白胆固醇需要降到 2.6 mmol/L 以下。

（4）高血压＋低密度脂蛋白胆固醇＞2.6 mmol/L 的患者。

也就是一个有高血压，且没有服用降脂药之前，低密度脂蛋白胆固醇＞2.6 mmol/L 的患者，同时满足以下 5 个条件中的 2 个条件，需要将低密度脂蛋白胆固醇降到 2.6 mmol/L 以下：

①男性＞45 岁，女性＞55 岁；

②抽烟的人；

③有心脑血管疾病家族史的人；

④肥胖的人；

⑤高密度脂蛋白胆固醇＜1 mmol/L 的人。

具体排列组合就比较多了：

A. 高血压＋低密度脂蛋白胆固醇＞2.6 mmol/L ＋男性＞45 岁，女性＞55 岁＋抽烟的人，这类人要把低密度脂蛋白胆固醇降到 2.6 mmol/L 以下。

B. 高血压＋低密度脂蛋白胆固醇＞2.6 mmol/L ＋男性＞45 岁，女性＞55 岁＋有心脑血管疾病家族史的人，这类人要把低密度脂蛋白胆固醇降到 2.6 mmol/L 以下。

C. 高血压＋低密度脂蛋白胆固醇＞2.6 mmol/L ＋男性＞45 岁，女性＞55 岁＋肥胖的人，这类人要把低密度脂蛋白胆固醇降到 2.6 mmol/L 以下。

D. 高血压＋低密度脂蛋白胆固醇＞2.6 mmol/L ＋男性＞45 岁，女性＞55 岁＋高密度脂蛋白胆固醇＜1 mmol/L 的人，这类人要把低密度脂蛋白胆固醇降到 2.6 mmol/L 以下。

E. 高血压＋低密度脂蛋白胆固醇＞2.6 mmol/L ＋抽烟＋有心脑血管疾病家族史的人；这类人要把低密度脂蛋白胆固醇降到 2.6 mmol/L 以下。

F. 高血压＋低密度脂蛋白胆固醇＞2.6 mmol/L ＋抽烟＋肥胖的人，这类人要把低密度脂蛋白胆固醇降到 2.6 mmol/L 以下。

G. 高血压＋低密度脂蛋白胆固醇＞2.6 mmol/L ＋抽烟＋高密度脂蛋白胆固醇

< 1 mmol/L 的人，这类人要把低密度脂蛋白胆固醇降到 2.6 mmol/L 以下。

H. 高血压＋低密度脂蛋白胆固醇＞ 2.6 mmol/L ＋肥胖＋高密度脂蛋白胆固醇 < 1 mmol/L 的人，这类人要把低密度脂蛋白胆固醇降到 2.6 mmol/L 以下。

哪些人需要降到 3.4 mmol/L 以下呢？

除了上述情况，也就是没有任何高血压、糖尿病、心脑血管疾病的人，需要降到 3.4 mmol/L 以下。

甚至对于极高危的人群，2019 年 10 月 11 日，《中国胆固醇教育计划》建议把以下 6 类患者的低密度脂蛋白胆固醇降至 1.4 mmol/L 以下。

（1）正在服用他汀仍发生心血管疾病的患者。

虽然经过他汀等降脂药的充分治疗，但在 2 年内仍然复发心血管疾病的患者（如急性冠脉综合征、缺血性卒中、短暂脑缺血发作、急性肢端缺血等），建议把低密度脂蛋白胆固醇降到 1.4 mmol/L 以下。

（2）心、脑或外周动脉多血管动脉粥样硬化性血管疾病患者。

有冠心病、心绞痛、心肌梗死、支架术后、搭桥术后、脑梗死、外周严重的动脉粥样硬化性狭窄等疾病的患者，也需要把低密度脂蛋白胆固醇降到 1.4 mmol/L 以下。

（3）心血管疾病合并糖尿病的患者。

上述疾病合并糖尿病更应把低密度脂蛋白胆固醇降到 1.4 mmol/L 以下。

（4）1 年内发生急性冠状动脉综合征的患者。

1 年内发生过不稳定性心绞痛或急性心肌梗死的患者，且心肌梗死不管是心电图 ST 段抬高还是不抬高，都需要把低密度脂蛋白胆固醇降到 1.4 mmol/L 以下。

（5）低密度脂蛋白胆固醇≥ 4.9 mmol/L 的患者。

低密度脂蛋白胆固醇已经高于 4.9 mmol/L，也需要把低密度脂蛋白胆固醇降到 1.4 mmol/L 以下。

（6）冠状动脉多支血管病变（两支或以上主要冠状动脉狭窄超过 50%）的患者。

做过心脏 CT 或冠脉造影，心脏的三个大血管至少有两个血管狭窄超过 50% 的患者，也建议把低密度脂蛋白胆固醇降到 1.4 mmol/L 以下。

所以，心血管疾病患者一定要关注低密度脂蛋白胆固醇，最好降到 1.8 mmol/L 以下，极高危的人群必要时在医生指导下把低密度脂蛋白胆固醇降到 1.4 mmol/L 以下。不能看到化验单没有箭头，就认为低密度脂蛋白胆固醇正常。

如何降低低密度脂蛋白胆固醇？

健康生活是基础：健康饮食，减少肥腻、油炸、精细粮的食物，增加粗粮杂粮、蔬菜水果等食物，坚持运动，戒烟戒酒。

因为低密度脂蛋白胆固醇和饮食关系比较小，所以即使健康饮食，大部分低密度脂蛋白胆固醇升高的人，低密度脂蛋白胆固醇也很难达标，所以最终还得依靠药物，药物以他汀为首选（高纯度的鱼油也利于脂蛋白胆固醇的控制，下文会详细介绍）。如他汀不能将低密度脂蛋白胆固醇降到理想水平或不能耐受他汀，可以联合或替换成依折麦布，或联合或替换成 PCSK9 抑制剂。

总之，不管是高血脂的人，还是心脑血管疾病的人，都应该更多地关注低密度脂蛋白胆固醇！每个人的标准不一样，请对照查看！

星语星愿

关注血脂，尤其要关注低密度脂蛋白胆固醇，因为这是心血管疾病的罪魁祸首！

Q&A

血脂化验单正常，就说明指标达标？
A. 错误，必须结合自己的情况看低密度脂蛋白胆固醇的水平　　B. 正确
（答案：A）

03 甘油三酯升高必须吃药吗？

辟谣：轻度甘油三酯升高，通过控制饮食即可降低！

"你这医生真奇怪，我的甘油三酯都到 3.5 mmol/L 了，还说暂时先不吃药，你不能找个主任来给我看吗？"老张 40 来岁，有点不耐烦地质问我。

我解释说："您挂的就是主任号。有些病不一定要马上吃药，甘油三酯轻度升高，可以先控制饮食，大部分情况下能降到正常值。不让您吃药，难道不是好事吗？"

老张听完我的解释，觉得有点不好意思，尴尬地笑了。

我在医院遇到很多甘油三酯升高的患者，大部分情况不会直接开药，而是建议患者先控制饮食，坚持运动。

什么是甘油三酯？

甘油三酯的主要功能是供给与储存能源，还可固定和保护内脏。血浆中的甘油三酯的来源主要有两种：

外源性：由食物中摄取的脂肪，于肠道内，在胆汁酸、脂酶的作用下被肠黏膜吸收，在肠黏膜上皮细胞内合成甘油三酯。

内源性：体内自身合成的甘油三酯主要在肝脏，其次为脂肪组织。

甘油三酯受饮食影响比较大，所以建议化验前一定要空腹。在化验甘油三酯前 8 ~ 12 小时不吃饭的前提下，甘油三酯的正常水平是 0.45 ~ 1.7 mmol/L；甘油三酯边缘升高参考值为 1.7 ~ 2.3 mmol/L；甘油三酯在 2.26 ~ 5.6 mmol/L 之间为中度升高；甘油三酯超过 5.6 mmol/L 为严重升高。

甘油三酯为什么会升高？

甘油三酯是心血管疾病的危险因素。血清甘油三酯水平受年龄、性别和饮食的影响而变化。另外，血清甘油三酯增高可见于家族性高甘油三酯血症，继发于某些疾病如糖尿病、甲状腺功能减退、肾病综合征、胰腺炎、动脉粥样硬化、糖原贮积病等。

从甘油三酯的来源看，甘油三酯的升高主要是饮食不健康导致的。除此之外，它和酗酒、肥胖、不运动等有一定关系，还有一少部分甘油三酯是体内自身合成的。

哪些食物会导致甘油三酯升高？

大部分人认为肉吃多了就会导致甘油三酯升高，其实不完全对。肥肉、动物内脏、红肉（猪肉、牛肉、羊肉）容易导致甘油三酯升高，而去皮的禽类以及鱼肉并不会直接影响甘油三酯，尤其是海鱼在一定程度上还能降低甘油三酯。这就是深海鱼油能降甘油三酯的原因。

除了部分肉类，还有油炸食品、油腻食品、油酥食品等会导致甘油三酯升高，甚至细粮比如白面馒头、面条、米饭等吃多了，都可能会导致甘油三酯升高。

甘油三酯升高怎么办？

甘油三酯升高后，不管是否吃药，都首先必须健康生活，控制饮食。因为控制饮食是控制甘油三酯的基础。上述食物尽可能少吃，如果甘油三酯重度升高，那么尽可能在某一时间内不吃油炸食品、油腻食品、油酥食品。同时不要喝酒，因为酒本身就会导致甘油三酯升高；而且甘油三酯升高后，喝酒或暴饮暴食很容易诱发急性胰腺炎。

饮食上多吃蔬菜、水果、粗粮、杂粮、鱼类、适当的坚果等，有利于控制甘油三酯，再加上坚持运动、控制体重，大部分人的甘油三酯都能恢复正常。

甘油三酯升高后，控制饮食的方法如下：

限油

把油炸食品、动物内脏、肥肉、红肉等控制，尽量少吃。

限量

馒头、米饭、面条吃多了会引起甘油三酯升高，所以也要限制摄入这些精细粮的总量，适当增加粗粮杂粮比例。

低糖

减少食用高糖食品，如糖果、点心、使用糖烹调的菜肴、碳酸饮料等。

补充蛋白质

高脂血症患者适当吃些豆制品及鱼类食物，对高脂血症的改善有一定的帮助。适量鱼类的摄入有利于血脂代谢。

戒烟、戒酒

通过戒烟、戒酒可以保持良好的生活方式，避免加重各器官的负担。喝酒本身就会引起甘油三酯升高，酗酒更甚，所以要戒酒。

加强新鲜应季蔬菜和水果的摄入

坚持运动

总之，大部分甘油三酯升高的情况都在提示饮食不健康。高纯度鱼油能有效降低甘油三酯，后文会详细介绍。

什么情况下需要吃药？

甘油三酯超过 5.6 mmol/L 容易诱发急性胰腺炎（一种会危及生命的疾病），这时就得吃药控制，以贝特类药物为主，尽快把甘油三酯降到安全水平。

如果甘油三酯高，胆固醇不高，只需要降甘油三酯。

如果甘油三酯高，胆固醇也高，需要看甘油三酯是否高于 5.6 mmol/L。如果高于 5.6 mmol/L，就要先降甘油三酯，以免发生急性胰腺炎。甘油三酯降到安全水平后，再考虑降胆固醇。

当甘油三酯轻度升高，但没有超过 5.6 mmol/L，胆固醇高的情况下，以降胆固醇为主，因为他汀类药物不但降胆固醇还降甘油三酯。

贝特类药物治疗

苯扎贝特：短效一天 3 次，长效每晚 1 次。

非诺贝特：普通剂型，每日 3 次，餐后服用。

微粒化非诺贝特：每晚 1 次。

环丙贝特：每日 1 次。

贝特类药物常见副作用：食欲缺乏、恶心、胃部不适等胃肠道症状，一般多为一过性，症状较轻者不需停药。少数患者有轻度皮肤瘙痒、荨麻疹、皮疹、脱发、头痛、头晕、失眠、性欲减退的情况。

总之，甘油三酯升高，不管吃不吃药，都得以健康生活为基础。当甘油三酯高于 5.6 mmol/L 时，需要尽快吃药控制，以免发生急性胰腺炎。

星语星愿

甘油三酯升高的时候，首先是改变饮食结构，再者是坚持运动。如果仍不达标，医生才会建议服药治疗。如果发现甘油三酯已经超过 5.6 mmol/L，建议马上药物治疗，以免发生急性胰腺炎，危及生命。但不管怎样，首先要做的是控制饮食。

看到甘油三酯升高，必须马上吃药吗？

A. 错误，必须根据甘油三酯的水平而定　　B. 正确

（答案：A）

04 通过血流变就能判断是否血稠？

辟谣：血流变、血黏度不作为心血管医生的常规参考项目！

门诊一如既往地忙碌，天气转冷，加之糟糕的雾霾天气，导致心血管疾病逐渐高发。59 岁的郭师傅拿着外院的化验单，说自己血稠，咨询要不要输液或吃药，以免血管堵塞。

我接过来一看，原来是一张血流变的化验单。我告诉郭师傅，要化验最好化验血脂四项，我们心血管医生主要参考血脂四项决定是否吃药。这份化验单是血流变，并不是医生参考的主要项目，而且也不需要看血黏度高就输液或吃药。

血流变或许是好多人关注的检查，不少人也总把血稠这个概念挂在嘴上，为什么我说医生不参考血流变呢？

血流变检查

血流变的检查结果受很多因素影响：比如呕吐、腹泻、运动后大量出汗、烧伤、情绪激动、应激反应、焦虑、吸烟、缺氧代偿引发高原反应、慢性阻塞性肺气肿、先天性心脏病、血红蛋白病、肿瘤、肾癌、肝癌、真性红细胞增多症等。

日常生活中饮水、运动、情绪波动、检测仪器的误差、正常值尚未确定等因素也会影响血流变结果。

血流变的检测受如此多因素的影响，检测相对不准确，再加之无统一科学标准，所以医生在临床上并不参考血流变的检查结果，更不会根据血黏度高就开药、输液。

心血管相关指南

各国心血管相关指南没有提到过血流变是心血管疾病的高危因素，也就是说目前没有数据证明血流变和心血管疾病有直接关系。

心血管的高危因素包括：遗传、年龄、性别、吸烟、喝酒、高脂血症、糖尿病、高血压、肥胖、不运动、慢性肾病、高同型半胱氨酸等，没有提到血液黏稠度。如果非要和老百姓说的血稠有关系，那也是血脂四项。

所以去医院检查，不要一进门就跟医生说：医生，我要查个血流变，看看血稠不稠。

一方面我们应该查血脂四项；另一方面不要指导医生看病，您告诉医生您的症状和需求，医生来决定做什么检查。专业的事情一定要交给专业的人！

星语星愿

去医院没必要化验血流变，血脂四项、血糖等指标更有价值！

Q&A

血流变中血黏度高，就得吃药或输液？

A. 错误　　B. 正确

（答案：A）

05 心脏彩超比心电图准？

辟谣：不同检查有不同的目的！

上午，门诊第一个进来的患者一张口不是说自己怎么不舒服，而是直接说："医生，我心里难受，赶紧给我看看。我怀疑是冠心病心肌缺血，但我不做心电图，因为心电图不准，我要做心脏彩超。"

"心电图不准，要做心脏彩超"——这是很多人的想法和要求。心电图真的不准吗？心脏彩超真的比心电图好吗？心脏彩超能查到有没有冠心病心肌缺血吗？

彩超和心电图都是最常见的心血管检查项目

心电图和心脏彩超都是心血管医生最得力的帮手。两个检查的目的、用途不一样，不能相互替代，也不能比较好坏。

心脏彩超是通过 B 超和多普勒，看心脏的二尖瓣、三尖瓣、肺动脉瓣、主动脉瓣等瓣膜是否正常，看左心房、右心房、左心室、右心室的房室大小是否正常，看心肌是否正常，看心功能是否正常，判断有没有心衰。

可以简单理解为，通过心脏彩超判断患者有没有瓣膜性心脏病、心肌病，观察心房心室大小、心脏功能，检查是否心衰。但心脏彩超看不到心脏的血管，所以通过心脏彩超不能确诊是不是有冠心病，看不出有没有冠心病心肌缺血。

心电图可以检查心律是否是窦性心律，还是别的心律，比如房性、房速、房颤、房扑、室上速、室速、房早、室早等；还可以检查心率，也就是一分钟心跳多少次，同时能看到 P 波、ST 段、T 波、PR 间期、QT 段等，从而判断或推断心律失常、心脏大小、冠心病心肌缺血等。

也就是说，心电图能判断是否有心动过速或心动过缓，冠心病的初步诊断，快速诊断心肌梗死、心律失常等疾病。

如果非要医生从心电图和心脏彩超中选一个，那么我选择心电图。因为在非常情况下，或在彩超不是很普及的时候，医生通过听诊器也能听出心脏是否有杂音，杂音来自哪个瓣膜，从而判断瓣膜是否正常；心脏大小初步判断可以通过叩诊或者胸片检查获得；心衰情况可以通过询问患者的症状获得。可是，心电图的功能是医生无法用听诊、问诊等方式替代的。

另外，抢救时刻，心电图是非常重要的依据。比如发生心肌梗死的时候，医生通过听诊、问诊无法确诊，通过抽血耽误时间，但是急性心肌梗死必须分秒必争，所以医生只能借助于心电图的快捷、准确判断是不是有心肌梗死，要不要溶栓或放支架，为成功抢救提供依据，节约宝贵的时间。

虽然听诊器也能听到患者的心率次数，但听诊不能获得心律的情况，就好比心律规整，不代表就是窦性心律，还可能是室上性心律、房性心律等。更不能靠听诊，判断心电图 ST-T 有没有变化去判断有没有冠心病心肌缺血或心肌梗死，所以心电图相对来说可能更重要。

心电图能查出什么疾病？

心律失常

不管是心跳太快，还是心跳太慢，都可能有问题。通过心电图能准确看到心跳的次数，如果过快就是心动过速，如果过慢就是心动过缓；还可以查出各种早搏。

更主要的是心电图能看到是否是正常的窦性心律，如果是窦性心律，心跳过快就是窦性心动过速，过慢则是窦性心动过缓。

如果不是窦性心律，那就是其他心律失常，心律失常包括快速的，比如房性心动过速、室上速心动过速、室性心动过速、房颤、房扑等多种疾病；也包括缓慢心律失常，比如病态窦房结综合征、房室传导阻滞等。

心肌梗死

心肌梗死的抢救必须分秒必争，要抢救心肌梗死，先得确诊，只有确诊后才能溶栓或放支架。确诊心肌梗死时，心电图又快又准。做一个心电图要不了一分钟，看一份心肌梗死的心电图要不了几秒钟，所以心电图对于心肌梗死的诊断地位目前仍不可撼动，无可替代。

冠心病

心肌梗死是冠心病的一种，如果患者没有发生心肌梗死，靠心电图也可以协助诊断冠心病，但必须全面综合考虑，如必须结合患者的心绞痛症状，以及心电图动态的改变。在发作前后分别做一份心电图，因为发病和不发病的时候心电图不一样，有变化才有意义，才能协助诊断冠心病。

正因如此，很多人在没有不适的时候做心电图显示正常，就以为心电图不准，不愿做心电图。其实，即使没有不适也有必要做一份心电图，作为基础心电图，以备在发病的时候再做一份作为对比，才能更加准确地诊断冠心病或冠心病心肌缺血。

其他

心电图还可以初步帮助医生判断心房、心室大小，诊断肺栓塞、初步判断气胸等。

心脏彩超能查出什么疾病？

先天性心脏病

首先，心脏彩超能查出天生就有的心脏病，比如常见的房间隔缺损、室间隔缺损、卵圆孔未闭、流出道狭窄、法洛氏四联症、动脉导管未闭等，这些先天性心脏病都需要做彩超进一步明确诊断。所以，心脏彩超是筛查先天性心脏病的首选检查，早期发现早期治疗，避免病情加重，以免发生心衰。早期治疗的先天性心脏病一般预后都很好，甚至部分可以治愈。

心脏结构改变

通过心脏彩超能看到心脏结构、房室大小、瓣膜、心肌厚度等变化，以及由此造成的血流的改变等（这里的"血流"不是血管的血流，而是心房、心室里的血流。彩超是看不到心脏血管的血流的，所以不能直接诊断冠心病）；可以精确测算心脏心房、心室、瓣膜等各个位置大小的变化。心脏彩超是了解心脏各房室腔大小的重要检查方法。尤其对于瓣膜病、心肌病，以及继发性的心脏结构变化有非常重要的价值。

心脏功能

医生可以根据症状初步评价患者的心脏功能，比如有胸闷憋气、腿肿等情况就要怀疑心衰、心功能不全。心脏彩超能更加准确客观地帮医生分析。

心脏彩超可以直观地看到心脏收缩功能，室壁运动是否协调等，而且可以通过计算得到心脏的每搏输出量等各个具体数值（也就是射血分数 EF 值，EF 值小于 50% 的时候，就要考虑心功能不全，这个数值越低，说明心功能越差，心衰越严重），对于评价左心功能非常重要，对于心功能的评估，心衰的评价非常重要。

心包及周围组织

心脏彩超可以看到心脏和心脏周围组织，心包积液，心包有无钙化，升主动脉、降主动脉情况，上下腔静脉等情况，是了解心脏周围组织情况的常用检查工具。

对发生过心肌梗死的患者来说，心脏彩超可以看到相应梗死部位的室壁节段性运动异常，陈旧性心肌梗死可以表现为相应梗死部位的回声增强，以及心功能降低等表现，有一定的价值，这也就是说心脏彩超有助于诊断陈旧性心肌梗死（但陈旧性心肌梗死的更准确诊断是心电图），但心脏彩超并不能直接诊断冠心病。

心脏彩超提示左室顺应性减低

左室顺应性减低，主要是指心室的僵硬度增加，常见于限制型心肌病、严重的缩窄性心包炎。随着年龄的增长而出现，最常见的引起顺应性减低的疾病是限制型心肌病。有时候也见于冠心病、心肌梗死或心衰，主要是以治疗原发心脏病为主。

很多人没有明确的心脏病，但做心脏彩超的时候也给出一个"左室顺应性减低"的提示，这种情况下无须特殊的治疗，并不属于心脏病，每年复查一次心脏彩超即可。

心电图和心脏彩超正常就能说明没有心脏病吗？

做完心电图和心脏彩超都显示正常就说明没有心脏病吗？当然不能。

心脏彩超正常，只能排除瓣膜性心脏病、心肌病、心衰等心脏病。因为心脏彩超只能看到这部分结构。

心电图正常，只能排除急性或陈旧性心肌梗死和当时没有典型的心律失常，但不能完全排除冠心病、心绞痛、冠心病心肌缺血、心律失常等问题。

为什么心电图正常不能排除冠心病心绞痛或心律失常呢？

因为只有在患者正好发病的时候做心电图，才能确诊或排除心绞痛以及心律失常。但大部分人去医院的时候，已经没有不适，所以这时做的心电图并不能确诊或排除心绞痛或心律失常。

如何确诊冠心病心绞痛或心律失常呢？

首先，患者需要详细告诉医生具体的表现，有经验的医生才能根据患者的描述初步判断。尤其是典型的心绞痛，医生能通过症状描述诊断出来，但下一步仍需要根据具体情况行运动试验、冠脉 CTA、心脏放射性核素显像（心脏同位素检查）、冠脉造影等检查。如果怀疑心律失常，最好的检查是行动态心电图，也就是 24 小时心电图。

总之，如果怀疑心脏有问题，心电图和心脏彩超可能都需要检查，患者必须听取医生的建议。这两个检查并不能相互替代，心电图主要看心跳和心血管的问题，也就是判断心律失常和初步判断冠心病，尤其是确诊急性心肌梗死；而心脏彩超是看心脏结构的问题，也就是判断瓣膜病、心肌病、心衰等。

星语星愿

心电图和心脏彩超对于医生和患者来说，就好比诊断心脏病的左膀右臂，缺一不可!

06 反复心慌，心电图正常就说明没有问题？

辟谣：动态心电图更准确，必要时还要行电生理检查。

"我总是心慌，做过心电图，但医生都说正常，您说吃点什么药好？"我在临床或网上总能遇到这样的问题，经常有人说自己心慌，可心电图却提示正常。

那么，是不是就说明心脏没有问题？

当然不能！

为什么呢？因为心脏每天跳动 10 万次左右，可是心电图只能记录不到 10 次，10 次相对于 10 万次，当然不能真实地反映心慌的原因了。即便是心跳真的有问题，也很难通过几秒钟的心电图抓住证据。除非患者在做心电图的同时正好发作了心慌，但这种可能非常小。

反复心慌，做了心电图却找不到原因，怎么办？

心电图对于心慌的诊断有一个特点，那就是最好在发作的时候做，才能找到原因。可是大多数患者去医院的时候已经不心慌了，做了也看不出问题所在。这时，医生就会建议大家做一个动态心电图。

动态心电图，就是 24 小时心电图，这种机器就像手机一样大小，戴在身上能记录心脏 24 小时的每一次跳动，如果在戴动态心电图仪期间正好发作了心慌，就能记录到心慌时的心跳，心慌就逃不出动态心电图仪的"法眼"。

做完动态心电图，怎么判断是不是心脏病？

做动态心电图的时候正好心慌，动态心电图发现了问题

比如发现患者心慌时，患者有心脏早搏、房颤、房速、室速、传导阻滞等心律失常问题，少数可能还会出现冠心病心肌缺血的表现。这时就诊断为这些心脏病。

虽然这些患者都是心慌的表现，也都有心脏病，但不同病症的对待方案不同，

要不要吃药也需要因人而异，吃什么药更是需要具体看待、具体决定。所以必须通过动态心电图找到心慌的原因，医生才知道如何治疗。

做动态心电图的时候正好心慌，但动态心电图没有发现问题

戴动态心电图仪时患者发生了心慌，可是动态心电图却提示是正常的，这就说明这种心慌不是心脏病，应该是别的问题，比如更年期、植物神经功能紊乱等。

这种不是心脏病但确实反复心慌的情况，在医院也比较多见，一方面没有太大危险；另一方面没有更好的方法。患者可以放松，平时多运动、保证睡眠、保持良好的心态，实在不能缓解，就需要去医院找中医或精神科医生给出一些相关治疗。

做动态心电图的时候没有发生心慌

如果戴动态心电图仪期间没有发生心慌，那么动态心电图仪还需要继续戴，直到发生心慌，否则医生找不到心慌的原因，就无法给出治疗方案，更无法开药。

理论上也有 48 小时、72 小时甚至更长时间的动态心电图，或者现在也有家用微型心电记录仪。对于高度怀疑心律失常的心慌患者，如果普通检查无法找到原因，只能行电生理检查（一种类似介入手术的微创检查）。

心慌发作时能做什么？

随着年龄增加或者其他原因，大部分人都会出现心慌，如果是一过性，就无须纠结。但是，如果反复发作心慌，就应该采取上述方法，尽快去看医生找到原因。因为不同的心慌治疗方案完全不同，有的心慌很严重，切莫大意。比如房颤导致的心慌可能会引起血栓，引发脑梗死；室速导致的心慌可能会引起心脏骤停。

发作心慌的时候，第一时间可以摸摸脉搏，看看心跳一分钟多少次，有一个是快还是慢的概念，对于医生的初步判断有很大帮助。

总之，心慌可大可小，简单的原则就是偶尔一次，观察就行。反复发作，一定要及时就诊。

反复心慌，心电图正常，也不能排除心脏病！

Q&A

反复心慌怎么办？

A. 做一个普通心电图或彩超　　B. 根据具体情况，一般首选动态心电图

（答案：B）

07 运动试验已经过时了？

辟谣：平板运动试验、冠脉 CT 都能诊断冠心病！

门诊来了一位 38 岁的庞先生，他最近有点心慌气短，在外院做了一个冠脉 CT。冠脉 CT 提示，心脏有一根血管有 30% 的斑块，建议他长期服用阿司匹林和他汀类药物。

这两种药需要一直吃下去，但庞先生不太愿意吃药，随后找到我。我全面分析后发现，他的心脏目前有 30% 的血管斑块，并没有超过 50%，不是冠心病，只是冠状动脉粥样硬化。并且，患者还比较年轻，血压、血糖、血脂均正常，只是有点胖。

所以，我告诉他，没有到 40 岁，没有"三高"，可以暂时不吃药，先通过运动、健康饮食、控制体重来控制斑块，以后定期复查。对于小于 40 岁或大于 70 岁的没有明确心血管疾病的患者，根据具体情况可不用服用阿司匹林和他汀。

其实，庞先生这种情况不一定非要做冠脉 CT，因为症状不典型，做一个运动试验足矣。

很多人做了一份心电图就被告知是冠心病，不得不终生吃药。可是，其中有很多并非是冠心病。当然现实生活中，还有一部分真冠心病因为没有得到及时准确的诊断，耽误病情，引发心肌梗死，甚至猝死。

医生平时常用的诊断冠心病的检查包括心电图、运动试验、冠脉 CT、冠脉造影。可是，心电图有一个特点就是不发病的时候很难查出来；而冠脉造影又是手术，需要住院，费用高、风险大，所以医生常用的比较准确的诊断冠心病的方法就是运动试验和冠脉 CT。这两个检查有什么区别呢？

运动试验

心电图运动试验，是通过一定量的运动增加心脏负荷来观察心电图变化，对已知或怀疑患有心血管疾病，尤其是冠心病患者，进行临床评估的方法。

运动试验简便实用、费用低廉、无创伤、符合生理情况，相对安全，因而被公认为是一项重要的临床心血管疾病检查手段。运动试验引发心肌梗死和死亡概率为0～0.005%，是比较安全的。

检查的方法是给患者戴一个心电图仪在跑步机上跑步，随着速度加快，心电图会有一定的变化，根据心电图变化及患者的表现，综合判断有没有冠心病。

一般来说，如果运动试验呈阳性，就说明是冠心病，接下来需要进行冠脉造影检查及相关治疗。如果运动试验呈阴性，就可以排除冠心病。如果是可疑阳性，还需进一步检查。

对于疑似冠心病的胸痛患者，运动试验是传统检查手段，诊断冠状动脉狭窄的特异性为85%～90%。

冠状动脉 CT

冠状动脉 CT 是一种增强 CT，患者在静脉输入造影剂的情况下，通过 CT 检查，重建心脏血管图像，显示心脏血管有没有狭窄、狭窄多少，从而判断有没有冠心病。一般能比较直观地看到血管狭窄的程度，从而给出准确的诊断。

冠脉 CT 需要输入造影剂，理论上可能存在过敏，还存在 CT 放射线、价格比较昂贵等特点。

运动试验和冠脉 CT 哪个结果更准确？

《美国医学会杂志》（*JAMA*）有文章称，在运动试验结果正常（－）或不确定的可疑阳性患者中，存在着一些冠心病患者。也就是说，运动试验可能会遗漏一些真正的冠心病患者。

与运动试验相比，冠脉 CT 能发现更多的冠脉病变。通过冠脉 CT，医生的诊断不仅更为明确，还可以更好地采取预防措施，避免发生严重的心血管事件。研究发现，对于运动试验结果不确定者，冠脉 CT 的价值更大。

所以，因胸痛怀疑冠心病的患者，在选择进一步检查的时候，一定要在专业医生的指导下，根据具体情况可首先考虑选择冠脉 CT。

当然，这不是说运动试验没有用，更不是说看到心电图有所谓的"心肌缺血"，就要去做冠脉 CT。每个人的具体情况不一样，医生需要根据患者的具体情况选择适合的检查。

对于不典型的冠心病患者，最好先做运动试验，如果是阴性，冠心病的可能性就比较小；如果是可疑阳性或阳性，再进行下一步冠脉 CT 或冠脉造影的检查也来得及！

Q&A

心电图提示"心肌缺血"，必须做冠脉 CT 或冠脉造影？

A. 不一定，要根据具体情况，有时候做一个运动试验即可　　B. 必须

（答案：A）

08 冠脉造影比冠脉 CT 更准确？

辟谣：冠脉造影是有创检查，有风险，要慎重！

门诊来了一位患者，戴着墨镜，穿着很花哨，脖子上戴着一个大金链子，两个胳膊文着两条带鱼，后边还跟着好几个人。一进门他的跟班先说话了："医生，给我大哥开个单子，我大哥要做造影。"

我问他："您怎么不舒服？为什么要做造影？"

患者说："心脏有时候感觉慌，做个造影查查。不是都说造影是检查心脏最准确的吗？"

我说："做冠脉造影需要住院，门诊做不了。因为冠脉造影相当于一个小手术，是有创检查，而且住院下来费用也不便宜。"

患者说："钱，无所谓！"

我说："您听我说完，不光是钱的事，冠脉造影并不是检查心脏最好的办法，只是检查有没有心脏血管狭窄最好的办法。心脏病有很多种，不能因为有点心慌就做冠脉造影。如果您的病情需要那就做；如果没有必要，冠脉造影是有风险的。"

冠状动脉造影检查的流程

（1）术前准备，包括术前谈话、签字、消毒、麻醉（局麻）等。

（2）穿刺，就是从手腕的桡动脉或大腿根股动脉穿一根针，随后放置一根鞘管到血管里。这个鞘管就是连接体外和体内的一条通道。

（3）把一个 1 米多长的软管也就是动脉导管，从鞘管送入血管，沿着动脉血管，这个导管头部抵达心脏动脉的开口。

（4）从鞘管外端，动脉导管的一端注射造影剂，造影剂沿着动脉导管进入心脏动脉，同时立刻照射 X 线，就会显示心脏的血管影子，这就叫心脏血管造影，专业术语叫冠脉造影。

心脏造影检查会有什么风险？

造影剂风险

这个检查肯定需要用造影剂，有人可能对造影剂过敏。另外，造影剂如果使用过多，可能会对肾脏造成负担，尤其是对于老年人或糖尿病患者，严重的情况下甚至会造成造影剂肾病。

辐射风险

造影过程都是在 X 线下完成的，大家总是担心 X 线辐射、CT 辐射，其实造影的成像原理也是 X 线。

出血风险

我们要用针穿刺动脉血管，那么就可能会出血，造影过程中需要使用肝素这种药物，有脑出血、胃出血、全身出血的风险。出血一种是出到人体外面的血液，就是大家平时看到的，这种出血相对来说问题不大。还有一种是出血了，但没有流出来，而是在人体内，比如出血出在皮下了，就会肿起来，这种出血如果没有及时发现、及时处理，严重的结果会导致坏死，甚至截肢。（尤其是造影过程要使用肝素抗凝，那么人体更容易出血。）

血管损伤

整个造影导管是要通过人体的动脉血管抵达心脏血管开口的，那么导管和导丝就可能会损伤动脉血管。比如血管痉挛、血管夹层、动静脉瘘、发生血栓等问题。

心脏风险

冠状动脉造影导管的一头在心脏动脉开口，如果放置不当，最严重的后果可能是刺激心脏诱发室颤，导致心脏骤停。还有一个可能是撕裂心脏动脉开口，导致心肌梗死。

有人问这些风险比例有多大。实际上，这个数字百分比没有太多意义，只要发生就是百分之百。当然，这些风险都是理论上的，并不是经常发生。如果患者的病情需要做造影，我们就有必要做；如果患者的情况没有必要做，比如说只是心慌，没有冠心病的证据，那么大可不必去冒风险。

哪些人需要做冠状动脉造影检查呢？

心肌梗死患者

急性心肌梗死是心脏血管突然堵塞，这时必须分秒必争，需要马上开通血管。要开通血管先得找到哪一根血管堵塞了，堵塞在哪里了，所以必须先做造影发现堵塞部位。

药物无法控制的心绞痛患者

心绞痛比较严重的患者，尤其是做过支架或做过搭桥手术或陈旧性心肌梗死的心绞痛患者，如果吃药控制不住，说明狭窄很厉害，这时需要造影看看哪个血管严重狭窄，根据狭窄程度决定要不要放支架或搭桥。

以下检查结果提示冠心病的患者

（1）运动试验阳性；

（2）冠脉 CT 提示重度狭窄；

（3）心电图提示有动脉的 ST-T 改变，证明有冠心病心肌缺血；

（4）新发的完全性左束支传导阻滞（一种心电图改变）。

四种不明原因的部分患者

（1）不明原因的心肌病；

（2）不明原因的左心衰；

（3）不明原因的心律失常；

（4）不明原因的胸痛。

部分心脏病手术前的患者

部分先天性心脏病和瓣膜病手术前，需要冠脉造影明确血管情况。

猝死生还，怀疑心源性猝死的患者

冠脉 CT 和冠脉造影的区别

操作过程

冠脉造影是有创检查，简单理解可以看作是微创手术类，导管、导丝都要通过我们的血管，进入我们的体内，抵达心脏血管开口处。

冠脉 CT 是无创检查，简单说就是像平常输液一样，同时在做 CT。

费用

冠脉造影费用要高于冠脉 CT 的费用。

心率要求

冠脉造影检查必须住院，冠脉 CT 门诊就可以做。冠脉 CT 尤其是 320 排以下的 CT 对于心率是有要求的，心脏跳得快，伪影可能性越高，一般要求心率 70 次 / 分以下才能完成冠脉 CT 检查；而冠脉造影对于心率没有要求。

风险

冠脉造影毕竟是有创检查，风险更大。

冠脉 CT 是无创检查，相对风险低。

结果

冠脉造影是诊断冠心病的金标准，相对没有误差。冠脉 CT 为计算机合成，结果还与操作过程、看图像人的水平有密切关系，误差率比冠脉 CT 要高一些。比如冠脉 CT 报狭窄 70%，造影复查结果可能为 80% 或者 60%。

需要特别提出的是，如果造影检查有问题，可以直接治疗；如果冠脉 CT 有问题，比如有临界病变或重度狭窄，那么需要再做造影进一步检查诊断，也就是这部分人做完 CT 后还得做造影。

最终，这位患者"大哥"听我的建议做了一个心电图，发现有心脏早搏。随后我建议他别熬夜、戒烟、戒酒，就把问题解决了，根本不需要造影！

星语星愿

诊断心脏病和排除心脏病都有很多方法，不一定必须做冠脉造影！

Q&A

冠脉造影没有风险？

A. 没有风险　　B. 有风险

（答案：B）

09 冠脉造影是检查冠心病最准确的方法？

辟谣：对于部分病变，还得使用血管内超声或 FFR 或心脏放射性核素显像（心脏同位素检查）检查！

在一个周四上午，有一位患者是企业老板，60 岁，男性，有高血压、糖尿病，血脂也高，很是担心。于是我给他做了造影，造影显示 75% 的狭窄，也就是临界病变。

做完造影，我告诉他："血管有问题，狭窄差不多 75%，可以暂时不放支架。"

患者说："能放就放，别哪天堵死了。听人说 75% 的狭窄就得放支架呀。"

我告诉患者："目前一般的建议是心脏血管狭窄度大于 75% ~ 80% 的人，可以根据情况进行支架治疗，但您并没有典型的症状，心电图也没有显示心肌缺血，所以证据不充分，处于可放可不放的临界病变。因此，原则是能不放就不放，能药物治疗就不放支架，能健康生活就不依赖药物。"

但患者还是不放心，问有没有更准确的方法。

我告诉他有更准确的方法，那就是做血管内超声和 FFR 检查。

于是，患者决定进一步检查，两项检查结果都明确患者没有冠心病心肌缺血，最终没有放支架，先药物治疗。

其实造影的狭窄度 75%，是医生根据不同角度的血管造影结果，结合个人经验肉眼判断出来的。理论上有两个误差：第一个误差就是，每个医生看到的造影结果可能有点区别，比如李医生觉得是 70%，张医生觉得是 80%；第二个误差是，造影虽然是诊断冠心病心血管狭窄的金标准，但这只是相对别的检查更准确，而非绝对准确。造影也是平面的观察，不是立体观察，只不过是多角度观察，可是血管本身是立体的，这就不可避免地有误差。

造影显示狭窄度为 75%，也不一定放支架，一般可能有以下几种情况要具体看待

（1）就像上文说的，造影检查显示狭窄度是 75%，但患者没有症状，没有心电图支持心肌缺血，就不能随便放支架，需要做血管内超声检查。这种检查是钻进血管里面（微型超声从导管进入心脏的血管），把心脏血管内部看得清清楚楚，是更客观的一种评价血管有没有重度狭窄。如果检查提示有明确的重度狭窄就需要放支架，如果检查评价血管没有重度狭窄就无须放支架。当然，如果是造影提示非常明显的狭窄，且已经超过 80%，一般不需要血管内超声检查，可直接支架治疗。

（2）如果是非常小的分支血管，即使血管狭窄超过 75%，也不需要放支架，或不能放支架，因为没有这么小的支架。而且小血管支架效果不好。退一步来说，即使小血管完全闭塞，一般也不会引起致命性危害（这时候可以使用小的药物球囊扩张）。

（3）左主干病变，也就是心脏最大的最粗的根部血管发生病变，这根血管狭窄度＞ 50% 的时候就会引起心肌缺血，很危险，所以左主干血管不用等到狭窄度 75%，达到 50% 的时候就要手术治疗（支架或搭桥）。

"医生一看到血管狭窄就放支架！支架就是害人的！这是过度医疗！"这是很多人抵触支架的原因，认为不该放支架，医生却放了！

其实心血管狭窄度＜ 50% 都不能诊断冠心病，当然不用放支架，但急性心肌梗死血管堵死是 100%，不放支架就会有生命危险！

所以放不放支架，取决于病情和心脏血管狭窄程度。

遇到狭窄度在 75% 左右的临界病变，医生需要结合患者的临床表现，判断是否放支架。在药物控制的基础上，如果患者仍然发作心绞痛，医生就会建议放支架。如果患者通过药物控制病情比较稳定，也不犯心绞痛，就可以暂时不放，继续吃药观察。

但这都是主观判断，有没有一种客观检查可以给出定性分析呢？

答案是有，上面我们说的血管内超声是更为客观的检查。这种检查能够测出狭窄血管到底有没有重度狭窄，而不仅仅是医生根据自己的经验进行判断。血管内超

声可以测量出更准确的狭窄比例。这个检查是把一个微型的超声探头，通过导管放到心脏血管的狭窄部位，然后用"尺子"准确测量看看到底狭窄多少，到底有没有必要放支架。

同时还有一个测试心肌缺血的方法，那就是 FFR，即血流储备分数检查。当FFR＞80% 则说明冠状动脉引起心肌缺血的可能性不大，不用放支架；FFR＜75% 则说明病变严重，需要放支架。（这两种检查的具体操作基本一样，也是同一个机器完成的。）

所以放不放支架，需要结合临床症状及冠脉造影结果判断，对于临界狭窄病变（75% 左右狭窄），如果仍不能肯定是否有缺血，建议做血管内超声及 FFR 检查，给出一个更为客观的判读。

可不可以放支架前都做血管内超声进行客观判断？

（1）有比较明确的病变，比如狭窄度＜60%，肯定不用放支架，不用做血管内超声；狭窄度＞80% 的病变，一般都需要放支架，也没有必要做血管内超声。

（2）血管内超声并没有普及，很多医院没有这个设备。另外，血管内超声比较贵，做一次需要上万元，所以并不适合所有人都去做。

心脏放射性核素显像

对于判断冠心病心肌缺血，还有另一种方法，那就是心脏放射性核素显像。

心脏放射性核素显像，又称心脏同位素检查，是用放射性核素技术检查心脏的方法。它的操作过程是将一种低能量、短半衰期的放射性核素注入心血管内，通过闪烁照相机来观察这些核素在心血管上积聚的多寡、缺如、数量变化来判断心脏疾病。

该项检查操作简单，所受照射剂量不大，且为无创伤性，大多数患者都能接受，因此被广泛用于冠心病的诊断。

心脏放射性核素显像，不但能诊断冠心病心肌缺血，还能评估预后、危险分层，术前、术后检测，心肌存活的测定，心肌病的诊断（如缺血性心肌病、限制型心肌病及肥厚型心肌病等）。

　　冠脉造影并非检查冠心病心肌缺血最准确的方法，必要时还有更准确的检查，比如血管内超声。血管内超声好比一双眼睛钻进心脏血管里面，能把心血管看得清清楚楚，明明白白！

Q&A

冠脉造影是诊断冠心病最准确的方法？

A. 多数情况如此　　B. 不是

（答案：A)

10 心脏病必须抽血检查吗？

辟谣：对于心脏病患者，有些抽血检查很有必要！

"抽血，抽血，抽血！医生看病就知道抽血！连心肌梗死也要抽血，心脏病不是做心电图、心脏彩超、冠脉造影吗？"

那么，为什么得了心脏病还得抽血？

这一小节专门说明，为什么除了做心电图、心脏彩超、冠脉造影外，还需要抽血检查，有时候还需要反复抽血。

心肌梗死需要抽血化验哪些项目？

心肌酶、肌钙蛋白

对于诊断急性心肌梗死，尤其是急性非 ST 段抬高型心肌梗死，心肌酶检查意义重大。心肌酶及肌钙蛋白升高是心肌梗死的一个证据，同时心肌酶越高说明心肌坏死面积越大。

发生急性心肌梗死的时候，心肌酶不会立即升高。一般情况下，心肌酶会随着时间进展逐渐升高，到达一定的峰值后再逐渐下降，比如肌钙蛋白于心肌梗死后 2～4 小时开始升高，24～48 小时为高峰期，时间持续 1～2 周。

所以，急性心肌梗死要抽几次血来化验肌钙蛋白和心肌酶，需要在心肌酶升高的时间窗内抽血化验。抽血太早或太晚，心肌酶都可能是正常的。

血常规

血常规检查中，要看白细胞有没有升高，患者有没有细菌感染或应激表现；看血红蛋白来判断有没有贫血，为心肌梗死患者尽快抗血小板、抗凝做好准备。

电解质

电解质是人体生命最基本的指标，比如钾、钠、氯，尤其血钾非常重要，低钾或高钾都会造成恶性心律失常，加大猝死风险。

凝血酶

急性心肌梗死都需要抗凝治疗，会用到肝素，影响人的凝血系统。如果凝血功能不正常，抗凝治疗后，会增加出血风险。

肝肾功能

这是最基本的检查，如果肝肾功能不正常，会影响部分药物的使用。因为部分药物经肝肾代谢，如果不了解患者的肝肾功能，服药后会引起肝肾功能异常。部分患者需要做冠脉 CT 或造影，而造影剂对肾脏有损害，所以检查肝肾功能是为服药和造影做准备。

血糖、血脂

冠心病常常合并糖尿病、高脂血症，需要积极控制血糖、血脂。低血糖、高血糖都会有一定的风险。了解血脂，明确高脂血症诊断，为调脂做好准备。对于冠心病患者，血脂要求更低，比如低密度脂蛋白胆固醇要低于 1.8 mmol/L。

术前病毒系列

对于需要做造影或支架的患者，必须了解术前病毒，这是所有需要做手术的人都必须检查的项目。

BNP

对于急性心肌梗死、慢性心衰、急性心衰的患者，都需要了解 BNP，配合了解心功能以及判断心衰的程度。

BNP 又叫脑利钠肽，可以在心脏、脑等组织中检测到，其中心室表达较多。当心肌细胞受到刺激后，BNP 的前体在酶的作用下裂解成无活性的直线多肽（NT-proBNP）和活性环状多肽（BNP）。当心功能不全时，心肌扩张并快速合成有活性的 BNP 释放入血，有助于调节心脏功能，并且在反映心室功能改变方面更有特异性。因此在临床上，经常化验该指标以明确有无心衰，指导医生诊断。

抽血为什么不止一次？

很多指标是动态的，而且了解短期变化很重要，要通过多次血液检查来观察。比如感染时抽血查白细胞升高，使用药物治疗以后，白细胞是否恢复正常，从而判断感染是否得到控制。又如心肌梗死后反复抽血查心肌酶，是因为心肌酶也是动态的，并不是抽一次就能说明问题。

为什么不止抽一管血呢？

因为项目、仪器、试剂盒等不同，血常规、凝血、病毒系列、免疫系统、肿瘤标记物等检查都分别需要一个独立的试管。肝肾功能、血糖、血脂、电解质等检查可以在一个试管里。

经常抽血会贫血吗？

抽血检查需要的血量最少的是 3 ～ 5 mL，最多的是 10 mL。人体内血液大概有 4000 ～ 5000 mL，所以化验抽血肯定不会造成贫血。

抽血会不会加重心肌缺血？

心肌缺血是心脏血管狭窄引起的，和抽血没有直接关系。只有严重的贫血患者抽血可能会加重心肌缺血，而普通抽血根本不会导致贫血，自然不会加重心肌缺血。

抽出来的血液去哪儿了？

有人质疑，医院把抽完的血液收集在一起，当新鲜血液卖给需要输血的患者——这纯属是无知乃至可怕的想法。输血是非常严格的，医院怎么可能随便把抽出的血液收集起来呢？这些血液化验采集数据后，都要根据流程，作为医疗垃圾专业处理。

血液检查在现代医学检查中占有非常重要的地位，对于疾病的诊断非常有意义，有时候起着决定性作用。即使是心脏病，也需要通过抽血协助整个病情的判断、诊断以及治疗。

有人说古人都不用抽血就能看病，那是因为古代没有抽血化验，没有心电图，没有彩超，没有 X 线。如果有，您认为古人不会用吗？

当然，对于"杠精"，您完全可以不信科学。就好比不看电视，不要看手机，不要使用网络一样，因为这些在古代都没有！

星语星愿

现代医学中，抽血化验可以协助医生判断病情，掌握所需的数据。不光是心肌梗死需要抽血，几乎大部分的疾病都需要抽血检查，只不过是检查的项目不同罢了。

Q&A

心脏病检查不需要抽血？

A. 错误　　B. 正确

（答案：A）

心血管疾病的
正确救治

    心血管疾病有很多相关的检查，单凭一项检查不能查出所有心脏问题，每一位患者、每一种情况，都需要具体分析，才能选择适合患者的检查。检查目的只有一个，就是用最快、最准的检查方法，第一时间诊断明确。只有诊断明确才知道要不要治疗，以及如何治疗。

    所以，医生要用心对待患者，选择适合的检查，像 CT 或造影这种有风险的检查，更不能随便开。患者要信任自己的医生，配合检查，千万不要到医院指挥医生给您做什么检查。外行指导内行，永远是错误的，尤其医学。

    患有心血管疾病，一定要积极、正规治疗，尤其是患有心绞痛、急性心肌梗死、猝死等疾病更应该分秒必争。但我们在临床中仍然会遇到很多误解，甚至是谣言。

    请看第三章《心血管疾病的正确救治》。

当我们出现了一些心脏方面的不舒服时，通过相应的检查，最终才能确诊心血管疾病。说到底，大家最为关心的还是治疗，那么确诊心血管疾病后，应该如何正确治疗呢？

冠心病是目前心血管疾病发病率最高的，大家平时最为关心的就是冠心病。而关于冠心病的治疗过程中，尤其是急性心肌梗死的自救过程，有很多错误的方法，甚至是害人害己的谣言。

我们必须明确哪些是错误的，同时需要知道哪些才是正确的。

01 突发心梗，必须坐着才能避免心脏停跳？

辟谣：不能用力咳嗽、强迫坐着！

赵先生，59 岁，凌晨突发胸闷憋气，大汗淋漓，一开始忍了 30 分钟，后来越来越难受，这才赶紧给同一小区的闺女打电话。闺女赶到后，告诉赵先生：一定不能躺着，坐起来，深呼吸，用力咳嗽。折腾了十几分钟，患者症状并没有缓解，赵女士这才想起打 120，仍然告诉患者一定要坚持坐着，继续深呼吸，继续用力咳嗽……

120 赶到后，测量血压 76/44 mmHg，心率 140 次 / 分，心电图提示急性心肌梗死，立刻给他输上升压药，抬上 120 车，联系医院启动胸痛中心。路上患者的心率越来越慢，从 140 次 / 分降到 100 次 / 分、80 次 / 分、60 次 / 分、40 次 / 分，直至心脏停跳。医生行心肺复苏，其间心脏恢复过跳动，但很难维持正常跳动，再次心脏停跳、再次心肺复苏。虽然坚持到医院，但患者因为病情太重，最终没能抢救成功。

这位患者病情危重，在来医院前，确实有不妥之处——急性心肌梗死患者必须坐着，不能躺着，这是谣言！大家看医生抢救患者的时候，都是让患者躺着的！

患者突发胸痛持续不缓解，应采用一个最舒服的体位，不管是半坐着还是躺着，原则就是选择最省力的体位，这样给心脏带来的负担最小。如果患者硬撑着坐着，只会增加心脏负担，加重病情。除非部分已经发生急性左心衰的患者，躺着会加重憋气，会被动地坐起来，此时最好的体位是扶着患者坐好。

赵女士在判断患者是心肌梗死的时候，告诉父亲要深呼吸，用力咳嗽——这是错误的做法。心梗的本质是血栓堵塞心脏血管，深呼吸和用力咳嗽都不可能打通血管。

有人担心这时候心脏骤停，说深呼吸和用力咳嗽可以预防心脏骤停。其实深呼吸和咳嗽并不能避免或预防心脏骤停。相反，当发生心肌梗死后，心脏局部缺血坏死，心脏处在极度疲劳状态，需要绝对休息，以减轻负担。这时候深呼吸和用力咳嗽，只会增加体力消耗，增加心脏负担，无疑会加重心肌梗死的病情，甚至加速死亡。

有人说心脏骤停的时候，可以通过咳嗽的方法，防止心脏停跳——这也是谣言。实际上，心脏骤停分为室颤和心脏停跳。人体在心脏骤停前，无法控制自己的心跳。心脏骤停经常是瞬间的事情，一旦发生，人就会立刻失去意识，又如何控制自己通过咳嗽来预防心脏骤停呢？

发生心肌梗死的时候，是因为心脏血管突然发生血栓，堵塞了。使劲用力咳嗽并不会打通血管，也不会改善缺血；更不会因为你咳嗽了，心脏就不会室颤，不会骤停。相反，使劲咳嗽可能会加重心脏负担，还会加重心脏骤停的风险。

赵女士所建议的做法耽误了患者好多时间，而且加重了病情！

星语星愿

谣言止于智者，可是现实中，医学太专业了，老百姓哪里懂得那么多，听到或看到网上传播的，就信以为真，岂不知真真假假，假假真真。所以，我们专业的心血管医生，更应该做好科普，让更多人不要犯错！

Q&A

突发心肌梗死，用力咳嗽，可防止心脏停跳？

A. 错误　　B. 正确

（答案：A）

02 突发心梗，使劲捶胸，自我胸外按压，能避免心脏骤停？

辟谣：使劲捶胸并不能自救，这种匹夫之勇，只能加重病情。

大年初二，早晨 7 点，30 岁的朱先生刚睡着一会儿就感觉胸痛。

他打牌又打到凌晨 3 点半，才回家睡觉。这已经是朱先生在腊月二十八后第 3 天连续熬夜打牌了。

过年期间确实该放松放松，亲朋好友、老同学好长时间不见，见面吃吃喝喝，聊聊天，打打牌无可厚非。可朱先生这 3 天，每天都是两场酒局，晚上就一直打牌抽烟。

刚睡着不一会儿的朱先生，胸痛疼醒了。他听人说胸痛，可能是冠心病心肌缺血，捶胸就能缓解。他使劲捶胸大概持续了 30 分钟，胸痛并没有缓解，相反胸痛症状越来越重，而且大汗淋漓。他使劲爬起来的时候，突然觉得眼前发黑，这才告诉媳妇，自己难受，胸痛，得去医院了。

他媳妇一看朱先生浑身冷汗，脸色苍白，立刻打了 120。

120 赶到后，测量血压为 80/40 mmHg，做心电图提示急性前壁心肌梗死，立即予以多巴胺升压，给予阿司匹林 300 mg，替格瑞洛 180 mg 口服。并联系胸痛中心，启动导管室。

患者被送到急诊后，突发室颤，医生立即电击除颤，可是患者窦性心律无法维持，患者反复室颤，予以抑制交感风暴药物治疗。多次室颤后，还没来得及溶栓，没来得及送进导管室手术，患者的心电图就转为直线，最终抢救无效。

有人说捶胸不就是胸外按压吗？

当然不是！

胸外按压，是指心脏停跳的时候，一种代替心肺工作和唤醒心脏的方法，是救命的最后一步。只有当心脏停跳后，才能使用心肺复苏，胸外按压。

假设捶胸就是胸外按压，那么你自己都能对自己胸外按压，说明你不但有意识，还能行动；且不说自己对自己能不能胸外按压（就好比自己提着自己的头发，把自己提起来一样），关键是有意识的人是不需要实施胸外按压的。

对有意识的人进行胸外按压，这本身就是错误的。

朱先生就是用了不知道从哪儿听来的谣言，不但耽误了宝贵的时间，而且自己使劲捶胸加重了心肌梗死！

星语星愿

有很多低级的谣言不知道为何传播那么广，或许就是因为简单吧。可是治病怎么可能那么简单？急救更不是那么简单！

Q&A

突发心肌梗死，可以使劲捶胸，自我胸外按压？

A. 错误　　B. 正确

（答案：A）

03 突发心梗，用力拍打胳膊是自我急救方法？

辟谣：不要把错误的个人经验，当成正确的方法来推广！

80 后的魏先生，周五晚上陪朋友喝完酒、打完牌，回到家正准备洗漱休息时，突然觉得胸痛，胸闷憋气，并出现大汗淋漓。

魏先生怀疑自己是心脏不好，于是开始拍打胳膊，可拍打了几分钟，胸痛并没有缓解，反倒胸闷憋气胸痛症状加重。魏先生在拍打胳膊的时候吵醒了家人，家人看到魏先生的情况，说："别是心梗了，要拨打 120。"

魏先生说："别浪费钱，拍打胳膊就行，前几天西安火车站就有个旅客心梗了，一个医生就拍打胳膊，10 分钟人就好了。"

魏先生执意不让家人打 120，自己还一直强忍疼痛，继续拍打着胳膊。

过了 20 分钟，魏先生脸色苍白，胸痛更加剧烈，这才说："不行，不行，还是给我打 120 吧。"

其实，这之前他的家人已经打了 120。120 赶到，做完心电图确诊了心肌梗死。

把魏先生送到医院，刚到导管室他就室颤了，多亏及时电击除颤，随后做完支架，这才算把命救了下来。

心肌梗死发生的时候，心脏随时会停跳。这时候心脏要绝对休息，任何动作都可能会加重心脏负担，加速死亡。

所以，心肌梗死的时候，用力拍打胳膊不可取，不但不会自救，反而会加速病情发展。

大家都好奇，为啥西安火车站那位医生拍打心梗患者的胳膊，就能救命呢？

我们之前说过，确诊心肌梗死必须有心电图或心肌酶检查，这位患者在火车站就是不舒服，根本没有做心电图或心肌酶，怎么就说是心肌梗死呢？

就算是急性心肌梗死，一般心绞痛持续 15 分钟以上，才叫心肌梗死。而这个所谓的"医生"前后拍胳膊用时 10 分钟，患者症状就缓解了，所以可以肯定患者的情况本来就不是心肌梗死。

有人说，那是不是对于心绞痛有效呀？我们之前也说过心绞痛发作一般就持续2～15分钟，大多是3～8分钟。也就是说，即使不采取任何治疗，部分心绞痛也可能会在几分钟内缓解。所以，患者当时极有可能根本就不是心绞痛，而是别的一过性不舒服。

所以，无论是抢救心肌梗死，还是缓解心绞痛，拍打胳膊都是不可取、不可行，而且还是有害的！魏先生这么年轻，如果再耽误一会儿，能不能来医院都要打问号。

星语星愿

医生的使命是治病救人，医生还有一个使命就是和各种医疗健康谣言做斗争。如果一个人打着医生的名号去造谣传谣，那真是一种悲哀！

Q&A

突发心肌梗死，拍打胳膊能自救？

A. 错误　　B. 正确

（答案：A）

04 突发心梗或脑卒中，可以放血治疗？

辟谣：针刺放血，并不能挽救心梗患者或脑梗患者！

急诊喊我去会诊，我一看患者手上脚上全是血，我问："是不是叫错科室了？"

我是心血管医生，这流血的事情怎么找我？急诊室郭医生说："你看看图，心梗的。这是家属在家一直给患者放血，最后看不行了才来医院的。患者现在意识丧失，用着呼吸机，你看看，肯定不能手术了，给个意见。"

患者马大爷，65岁，胸痛持续24小时，但他不愿去医院，而且天太冷了，坐车也不方便。他平时喜欢看各种养生节目，了解一些所谓的医学常识。

马大爷根据平时看到的养生节目进行了判断，觉得自己是心脏病发作，于是开始按摩心经穴位，有些地方都快掐青了也没有缓解，还是心前区疼痛。于是，他又使用了第二招——放血，十指放血。因为他看到有所谓的专家说"心脑血管疾病应该马上十指放血，不管是心脏还是脑子的血管堵塞，都能马上通开"。

马大爷照做，但放血后仍然没有缓解。这时他又想到了是不是应该给耳朵放血呀？随后就给自己耳朵放血治疗。

可是，马大爷症状不但没有缓解，反倒越来越难受，已经都没力气坐着了，不得不躺着。他老伴看到马大爷全身湿冷，这才给孩子打电话。孩子说赶紧打120！

120赶到的时候，马大爷意识模糊，血压测不到，心率46次/分，心电图提示急性心肌梗死。于是赶紧给他做心肺复苏，同时药物抢救，总算带着一口气到医院了。但是，抬到医院的病床上后，马大爷的呼吸心跳都停止了。

经过一个多小时的抢救，马大爷仍未见生命迹象……

人们经常为无知付出代价，但更可恶的是那些所谓的专家，他们整天宣传这些所谓的救命办法，害了很多人。

心肌梗死是心脏血管血栓堵塞，通过十指放血是无法融化血栓，开通血管的。十指放血也不会避免心脏骤停，十指放血也就是十宣穴放血，是用于昏迷患者的催醒。即使是突发脑卒中，也就是我们日常说的"脑中风"，也不建议这么做。因为脑卒中不管是脑梗死还是脑出血昏迷后，这时候合并严重的脑水肿，昏迷一方面是病情严重的表现，一方面也是大脑血管需要休息，这时候人为在没有别的治疗的前提下，直接催醒，无疑是雪上加霜，更不是心肌梗死的急救措施。

所以，发生心肌梗死时，十指放血只能延误更多的时间，错过最佳抢救时机。

有人以为放血就是中医，其实传统中医博大精深，岂是"放血"两个字能概括的？

无论我们的传统中医，还是传统西医，都曾大量使用放血疗法，尤其在现代医学到来之前，西医面对很多疾病只会放血。

300多年前，华盛顿去世前得了一种呼吸道疾病，几个医生在短短的21小时内，给华盛顿共放血4次，总血量达2000毫升之多。放血之后，华盛顿的身体已极度衰弱，最终死亡。与其说是疾病带走了华盛顿，不如说是大量放血抢走了华盛顿的生命。

到了现代医学，西医几乎没有放血疗法；中医也是必须在真正的中医的指导下，对于极个别疾病的治疗，或许还可以局部放血。

但对于急性心肌梗死，放血没有任何好处，只会耽误时间！

星语星愿

针刺放血，并不能挽救心梗患者或脑梗患者，也不能减轻心梗患者或脑梗患者的症状！

Q&A

突发心肌梗死，或脑卒中，找缝衣服的针放血？

A. 错误　　B. 正确

（答案：A）

05 突发心梗，吃硝酸甘油有用吗？

辟谣：怀疑心梗，若血压不低，可含服 1～2 次硝酸甘油。

孙大爷每天下午 5 点去遛弯，前一天刚走了一小段就觉得胸痛，出冷汗。孙大爷没敢继续走，停下来赶紧拿出硝酸甘油，舌下含服了 2 片，就蹲在路边，等着硝酸甘油起效。大概过了 5 分钟，孙大爷还是胸痛，再次含服了 2 片硝酸甘油。随后，孙大爷观察了 10 分钟仍不缓解，于是又含服了 2 片硝酸甘油。但是，孙大爷胸闷加重，胸痛憋气，大汗淋漓。他感觉不好，于是给儿子打了电话，让儿子来接他。

孙先生赶到后，看孙大爷周身湿冷，像洗过澡一样出了好多汗，再看孙大爷胸痛没有缓解，问孙大爷含没含药。孙大爷说含过 2 片（其实老人家含过 6 片了）。孙先生说太少，再吃 3 片。他一边给老人喂药，一边扶着老人往回走，多亏离家近，勉强地走回去了。回到家孙大爷仍眼前发黑，周身乏力，胸闷憋气，呼吸困难。这时孙先生才想起拨打 120。120 赶到后测量血压 70/40 mmHg，孙大爷已经低血压休克，心电图提示急性前壁心肌梗死。

急性心肌梗死导致的心源性休克死亡率极高，真正的九死一生……

发生胸痛时，能不能含服硝酸甘油呢？

硝酸甘油是心绞痛的急救药，也就是说由心绞痛引起的胸痛是可以含服硝酸甘油的。

研究显示，硝酸甘油对于绝大多数心绞痛有效。"有效"的定义是 2～3 分钟就能完全缓解心绞痛。

硝酸甘油具有扩张血管的作用，所以当心绞痛发作后含服硝酸甘油能扩张血管，缓解心绞痛。可是硝酸甘油扩张血管后，会降低血压，所以并不能反复含服。如果是心绞痛，那么含服 1～2 次硝酸甘油就能缓解；如果含完 2 次硝酸甘油，胸痛仍未缓解，说明它对于目前的胸痛是无效的，不建议继续含服。

当发生持续胸痛，怀疑心肌梗死时，且没有低血压的情况下（急性下壁右室心肌梗死容易合并低血压，急性前壁心肌梗死发展到低血压那就更为严重），也能含服硝酸甘油。但如果确实是心肌梗死，那么，这时候含服硝酸甘油不能缓解症状，更不能打通血管。所以，怀疑心肌梗死，可以含服，但只建议含服 1～2 次。如果无效，说明可能已经发生了心肌梗死，这时候就不能继续含服了，否则就会导致低血压。

孙大爷本身是急性前壁心肌梗死，含服 4 次共计 9 片硝酸甘油，不但没有缓解症状，反而加重了低血压休克。最终送到医院，也没抢救成功。

如何正确地使用硝酸甘油？

（1）患者既往有明确的冠心病、心绞痛、心肌梗死、心脏支架、心脏搭桥等病史，可以随身携带硝酸甘油。

（2）在上述患者发生胸痛的时候，先测量血压。

如果没有低血压，可以舌下含服 1 片硝酸甘油，3～5 分钟后，不缓解还可以再次含服 1 片。如仍无效，不建议继续含服。如果没有条件测量血压，至少自己摸摸脉搏，脉搏清楚初步可以判断血压不低，可以含服 1 片硝酸甘油。含服完硝酸甘油，如果胸痛在 2～3 分钟缓解，说明有效，随后需要立即就诊，因为这说明极有可能是心绞痛，而心绞痛是心肌梗死在报警。这时候心绞痛症状只是缓解，但并不是病好了。如果这时候没能及时就诊，下一次心绞痛可能就是心肌梗死！

哪些情况不能使用硝酸甘油？

（1）急性下壁右室心肌梗死，这时候硝酸甘油类药物是不能使用的；急性前壁心肌梗死伴低血压，使用硝酸甘油会加重低血压，加重休克。

（2）严重贫血。

（3）青光眼。

（4）颅内压增高。

（5）对硝酸甘油过敏的患者。

（6）肥厚性梗阻性心肌病。

（7）低血压。

硝酸甘油确实是心绞痛的救命药，用对了救命，但用错了害命！

星语星愿

胸痛发生，怀疑心梗，如果血压不低，可含服1～2次硝酸甘油。正确地使用抢救药物能救命！

Q&A

胸痛怀疑心肌梗死，可多次含服硝酸甘油？
A.如果血压不低，可含服1～2次　　B.可以含服，直至症状缓解
（答案：A）

06 突发心梗，要去最好的医院救治？

辟谣：关键时刻开通血管最重要，而不是选择最好的医院！

白师傅 43 岁，胸痛 1 小时，心电图提示明确的心肌梗死，已经送达三甲医院救治，且这家医院有能力溶栓、放支架。可家属一听要做支架，执意要转至他们认为最好的医院去做手术。

医生一再强调患者当下的病情不能转院，会耽误治疗，心肌会继续坏死，甚至随时发生心脏停跳。医生苦口婆心的劝说完全不起作用，家属铁了心要去另一家医院。最终没有办法，家属签字后转院。

家属带患者转到另一家医院后，医生也惊讶于心肌梗死的患者为什么还要转院。后来，虽然开通了血管，但患者大血管根部闭塞，且没有侧支循环，导致大面积心肌坏死，患者已经出现心衰。

急性心肌梗死合并心衰，死亡率很高，就算最后能抢救成功，慢性心衰 5 年死亡率 50%，严重心衰 1 年死亡率 20%。

所以在发生心肌梗死救治时，患者或家属千万不要随意转院治疗。

救治急性心肌梗死时，为什么不建议转院？

急性心肌梗死不仅会导致心衰，在心血管闭塞后，心脏电力系统也可能受到破坏，随时会发生室颤或心脏停跳。在所有猝死中，心肌梗死导致的猝死占到绝大多数。

只有第一时间开通血管，恢复血流后，才能挽救更多濒临死亡的心肌，减少心衰的可能性；同时血流恢复后，心脏电力系统也会逐渐恢复正常，降低室颤或心脏停跳的风险。

如果诊断为心肌梗死后，患者或家属还要求转院，必须使其清楚转院途中不可能开通血管，就算最快到达另一家医院，也不可能比在第一家医院抢救及时。更要紧的是，转院途中随时会发生猝死；转院途中心肌还在持续坏死，坏死心肌越多，越容易发生心衰。

就像这位 43 岁的白师傅，胸痛 1 小时后到达医院，算是比较及时；且到了一家能做支架能溶栓的医院，也算运气不错，可是非要把各种优势和好运气抛掉。他的人生才走了一半，接下来等待他的就是吃饭、喝水、上厕所、刷牙等日常生活都可能胸闷憋气的情况，就连晚上睡觉都可能无法躺平，经常会憋醒；还会反复住院，且会越来越重。如果不转院，他本来完全可以避免这些情况。

发生急性心肌梗死的患者，尤其是年轻患者，本身心血管堵塞后，没有侧支循环，心肌坏死速度更快、坏死面积更大。如果再因为转院或家属不同意开通血管治疗，僵持着耽误几个小时，患者只会发生更大面积的心肌坏死，最终发生心衰。

有些疾病的治疗是可以选择的，这是每个人的权利，但有些疾病的治疗是没有机会选择的，因为随时会面临死亡。在发生急性心肌梗死时，如果第一时间到达一家能做支架的医院，是运气。所以，不要在关键时候考虑转院，错失救命的机会。

请您想想，是救命重要，还是选择您认为的好医院、好医生重要？

星语星愿

我们一生中，会有无数次的选择和被选择，但发生急性心肌梗死时，一定要完全配合医生抢救，争分夺秒，这种时候没有一个医生会害您！

Q&A

确诊心肌梗死，要选择最好的医院？
A. 正确　　B. 错误，要就近去能开通血管、能溶栓或做支架的医院
（答案：B）

07 突发胸痛，吃阿司匹林？找身份证、医保卡、银行卡？打 120？

辟谣：突发胸痛，第一时间拨打 120！

关于胸痛，我们在第一章第 4 节举例分享过了，所以不再重复。

突发胸痛，在 120 给患者做心电图之前，谁也无法准确判断胸痛的原因是不是心肌梗死。

所以，当怀疑一个人是心肌梗死的时候，我们不能轻易确诊。因为胸痛也可能是主动脉夹层、肺栓塞、气胸等疾病。

所以，这时候不能立刻吃阿司匹林，只有等 120 医生做完心电图，确诊心肌梗死后，才能吃阿司匹林。

立刻找身份证、医保卡和钱？

心肌梗死的急救，需要分秒必争。这时候去找身份证、医保卡和钱只会耽误时间。

有人说没有钱、没有身份证、没有医保卡，到医院不给治。不要相信谣言，对于急性心肌梗死的患者，医院有绿色通道，可以先抢救，先治疗，再缴费、办手续。

发病时，自己赶紧先打 120？

对！但不完美！

这是值得肯定的正确做法！

如果是自己一个人在家突发胸痛，怀疑心肌梗死，不建议第一个电话打给120，而是建议第一个电话打给自己最亲的家人。

因为患者自己肯定很难受、很紧张，随时可能出现休克、昏迷、心脏停跳，而且这个时候患者也不一定能说清楚具体哪里难受，具体所在位置等，也会浪费时间。

患者首先要给家人一句话：我在家，心脏难受，快给我打 120。

这句话，最多用 3 秒钟，而且家人会详细准确地拨打 120，告知具体地址，并能及时回家。所以，我们建议先打给最亲的人。

打完电话后，患者躺着或者倚靠着、坐着，总的原则就是采取一个最省力的体位，让心脏绝对休息。

有条件的情况下可以先行测量血压。如果血压不低，可以含服硝酸甘油，具体参考上文。如果没有硝酸甘油，或不能含服硝酸甘油，可以含服救心丸。救心丸在心绞痛急性发作时，一次 10～15 丸。当然，如果是已经发生了心肌梗死，这时候含任何药物基本上都是无效的，药物的更大作用在这时候是安慰患者情绪。同时记住不要犯上文提到的那些错！

打 120 和自己开车去医院，有什么区别？

大家普遍认为，自己开车比等 120 更快，但自己开车也有很多不利的地方。

首先声明，患者绝对不能开车！因为开车本身会加重病情，而且患者可能发生心脏骤停，那么危险更大。

如果是患者家人开车，第一，车速要比 120 车的速度慢；第二，最主要的是车上不能测量血压、不能输液、不能吃药、没有医护、不能除颤、不能心肺复苏。

120 的特点

（1）120 如果发现患者低血压，可以立即给予升压治疗；如果发现患者高血压，可以降压治疗。

（2）确诊患者是心肌梗死，能立即给予阿司匹林等药物，并联系胸痛中心启动导管室，节约患者自行到医院后花费的很多时间。

（3）120 车上有除颤器，发现室颤后，能救患者一命。自行开车去医院绝无可能。

（4）120 有急救医生，发现心脏停跳后，可以胸外按压，心肺复苏，提高生存率。

有人说自己开车还能快一点，等 120 还浪费十几分钟甚至几十分钟。但是自己半道出事怎么办？

并且，自己开车并不能快多少。因为到医院，患者才做心电图，才吃药，才启动导管室。

可如果是拨打 120，120 做完心电图就能给患者吃药，就能启动导管室，到医院后可以直接进入导管室，把前面的时间补回来。

有人肯定会问，那 120 还没来的时候，患者在家心脏停跳怎么办？

退一万步说，患者在家心脏骤停，比在车上风险还低一点。在同样的条件下，您想想是在家心肺复苏成功率大，还是半道在私家车上心肺复苏成功率大？（私家车上后排座能不能进行心肺复苏？这还是疑问！）

总之，胸痛持续不缓解，怀疑心肌梗死，立即拨打 120！能提高生存概率！

星语星愿

胸痛持续 15 分钟不缓解，第一时间让家人拨打 120！

Q&A

胸痛不缓解，自己开车去医院？

A. 正确　　B. 错误

（答案：B）

08 确诊急性心肌梗死要好好跟亲戚商量一下？

辟谣：确诊急性心肌梗死后，要听医生的，全力配合医生！

凌晨 1 点，120 送来一位 45 岁男性急性心肌梗死患者。患者浑身湿冷，血压 80/50 mmHg，已经休克。送医前胸痛 5 小时，错过了黄金 120 分钟的最佳抢救时间。

我告诉他妻子："患者确诊急性心肌梗死，心脏随时会停跳，需要立刻开通血管。最好的办法就是做造影看看。如果能打通血管，患者的风险会降低。越早开通血管，患者得到的好处越多，不但能救命，还能挽救更多的心肌，减少心衰的风险。"我一边交代病情，一边准备签字单，让患者家属签字。

可是患者妻子说："等一下，我打个电话问问。"

我说："我就是医生，您问谁呀？"

他妻子说："这么大的事，这么重的病，我不得商量商量……"

我说："您尽快，因为患者病情严重，本身已经来晚了。一定要快，不能耽误一分一秒，我们手术室已经准备好了。"

过了 5 分钟，他妻子还在打电话。我一直示意她快点。

又过了 10 分钟，他妻子仍在打电话，也可能是半夜找不到人。我急得要命，可是家属还是不急不慌的，我当时想起一句不合适的话：皇上不急太监急。

这时候患者突然神志不清，意识模糊，心率减慢，血压下降，血氧降低。我一看情况越发不好，准备好气管插管、心肺复苏。

这时候，家属终于打完电话了，喊道："赶紧手术，我们同意手术！"

可是，患者的情况已经不允许去手术室了。

急性心肌梗死抢救不是我们想救就能救的。半小时前或许还有机会，一旦错过了时机就不会再有了。别说半小时，有时候错过一两分钟就永远错过了。

一旦发生急性心肌梗死，时间就是生命，越早打通血管，保留下来的心肌就越多，心衰的可能性就越小，存活的希望就越大，越不会影响正常寿命。但有时候耽误半小时，就会耽误患者一辈子！

为什么急性心肌梗死必须分秒必争？

随时会心脏停跳

因为一旦心血管堵死，心肌梗死发生，任何一秒钟，都可能会发生心脏骤停或室颤，就意味着死亡。只有越早到医院，越早开通血管，才能救命。

时间就是挽救心肌的关键

心血管闭塞 40 分钟后，心肌坏死面积约为缺血总面积的 30%；心血管闭塞 3 小时，心肌坏死面积约为 50%；心血管闭塞 6 小时，心肌坏死面积约为 70%；心血管闭塞 24 小时，心肌坏死面积约为 80%。

如果在发病 3 小时内开通血管，可使 50% 以上的缺血心肌免于坏死。

心肌就是生命

为什么医生这么在乎心肌？因为心脏的心肌细胞是不可再生的，不像其他的组织器官可以新陈代谢。

成年后，人的心肌细胞就是固定数目。当心脏的血管堵死后，心肌细胞开始逐渐死亡，不可再生，坏死了就永远没有了。心肌梗死面积越大，心肌坏死越多；心肌梗死延误时间越长，心肌坏死越多。所以，尽早开通血管，就能挽救更多的心肌，挽救生命；开通越晚，心肌坏死越多，心衰风险就会增加，死亡风险就更大。

血管没开通之前，心脏骤停的风险非常大。心脏随时会停跳，而且心肌在持续坏死中。

比如心肌细胞相当于 100 个工作细胞，发生心肌梗死后，心肌细胞就会坏死，开始死 1 个细胞，随着时间推移会有更多死亡。比如死 10 个细胞后还有 90 个细胞，90 个细胞干原来 100 个细胞干的活儿，这还可以接受，心脏还能用，对寿命影响不大。可是堵死的时间越长，死 40 个细胞，那就只剩 60 个细胞。本来 100 个细胞干的活儿，现在 60 个细胞干，就会很累，患者就会心衰、缺氧、胸闷憋气、呼吸困难，吃饭不敢多吃，走路走不快，睡觉躺不下，痛苦地活着，这就是心衰。

所以，一旦确诊急性心肌梗死，一定要配合医生，签字同意治疗。千万不要给任何七大姑八大姨的亲戚打电话，不管亲戚是不是专家教授，这时候打电话没有意义，唯有配合医生，开通血管才是唯一能救命的办法。

医生一旦给患者确诊心肌梗死，会做出哪些抢救呢？

（1）给予 300 mg 阿司匹林和 180 mg 替格瑞洛（或氯吡格雷）口服；血压高需要降压，血压低需要升压；给予 3000 u 肝素。在确诊心肌梗死的同时启动导管室，让导管室准备手术。

（2）向患者家属介绍病情，签病危通知书，同时告知开通血管的方法可以溶栓、可以放支架。（关于溶栓和放支架的区别，在下文中详细介绍。）

（3）患者同意溶栓，立即溶栓；患者同意造影，立即造影。

（4）溶栓直接入住心脏监护室，或造影放支架后送入监护室。

（5）术后患者如果没有禁忌，需要长期服用阿司匹林和他汀，同时 1 年到 1 年半的替格瑞洛（或氯吡格雷）。如果没有禁忌，需要在第一时间给予洛尔类药物和普利 / 沙坦类药物，以预防心衰或治疗心衰，以预防心律失常或治疗心律失常。因为心肌梗死后容易心衰，容易心律失常。

（6）一切顺利的话，一般心肌梗死患者会住院 10 ～ 14 天出院。

（7）出院的时候，医生会给一个出院指导，告知患者病情简介、用药指导、复查项目、生活建议等。

总之，到医院确诊了急性心肌梗死，那就把专业的事情交给专业的人。

星语星愿

确诊急性心肌梗死时，即使你的七大姑八大姨是专家教授，也远水解不了近渴！

确诊心肌梗死，需要放支架或溶栓，最好问问朋友或亲戚？

A. 是　　B. 千万不要浪费时间，积极配合在场医生

（答案：B）

09 突发心绞痛，立刻按摩穴位止痛？

辟谣：突发心绞痛应停止一切活动，可含服硝酸甘油或救心丸！

吴先生是一位退休的老人，1个月前反复心绞痛。

吴先生在一档节目中看到有位"专家"介绍，人体每一种疾病都可以通过按摩穴位来控制和治疗。"专家"介绍心脏病靠按摩心脏穴位就能控制，无须吃药，更不用手术治疗。

吴先生就按照"专家"所说，每次发作心绞痛的时候，按摩心脏穴位。有时候按摩5分钟就能缓解，有时候按摩10分钟就能缓解。

这让吴先生觉得，这个方法好使。

可是，吴先生的心绞痛仍反复发作，而且越来越频发，最后没办法，吴先生还是来到医院检查。

医生根据吴先生的情况，判断是不稳定性心绞痛，做造影发现心血管狭窄95%，属于重度狭窄，随后做了支架。

做完支架后，吴先生再也没有发生过心绞痛。

吴先生好奇，为啥按摩开始有效，后来越来越没效了呢？

我们在前面提到过，心绞痛的发作时间一般就是几分钟，就算吴先生不按摩穴位，心绞痛也会在5分钟或10分钟内缓解。所以，并不能说心绞痛经过按摩后5～10分钟缓解了，就证明是按摩起的作用。

再说了，人体每一个疾病都在身体上有穴位能解决，我们老祖宗为啥还发明了中药方剂？

按照这个逻辑，病来了，找个穴位按摩一下就搞定了。那么，这个所谓的心脏穴位，就算能治心脏病，到底是治疗哪一种心脏病呢？

心脏病分很多种，比如冠心病、心律失常、心肌病、瓣膜病、心衰等。这些疾病通过按摩肯定无效。就算是目前正规的治疗，最好的结果也是控制，有部分还需要手术。

（1）急性心肌梗死，按摩有效吗？

急性心肌梗死，目前唯一有效的办法就是第一时间开通血管（溶栓或放支架）。除此之外，别的办法都是徒劳的，都是危险的，都会耽误病情，甚至加重病情，加速死亡。

（2）急性左心衰，按摩有效吗？

急性左心衰发作，任何口服药物都没有效果，必须立刻去医院抢救，才有获救的希望，否则就是死亡。

（3）心律失常，按摩有效吗？

心律失常有很多种，我们不能否定按摩就一定无效，但目前没有公认的有效按摩方法。只有室上性心动过速，初期发病，通过憋气、按压眼球、刺激后引起恶心等办法可以中止。别的心律失常都不好说，因为病因不同，性质不同。比如室速、室颤都只能电击除颤才能救命。再如严重的缓慢心律失常，只能起搏器治疗。或许个别非器质性心脏病导致的早搏、心慌等问题，可以通过按摩起到一定的缓解，但目前没有更多的数据支持这种说法。

心绞痛发作的时候，我们应该怎么办？

（1）停止一切活动，就地坐好或躺好，不要乱动。

（2）可以含服硝酸甘油或救心丸。

（3）如果几分钟就能缓解，那么极有可能是心绞痛，就需要尽快就诊。前文我们说过，心绞痛就是心肌梗死在报警。如果不就诊、不正规治疗，那么随时会心肌梗死。

（4）如果 15 分钟左右还不缓解，就要怀疑急性心肌梗死，需要拨打 120。

简单来说，就是突发心绞痛时不要乱动，停下手里一切活儿，含服硝酸甘油或救心丸。但这都是急救方法，我们治疗的目的是通过正规治疗预防心绞痛发作，不让心绞痛再次发作，这才是治疗的目的。

如何治疗才能预防心绞痛再次发作？

（1）健康的生活方式：远离烟酒、健康饮食、不要熬夜、控制体重等全面的健康生活。

（2）正规的药物治疗：他汀＋阿司匹林，这是冠心病治疗的基础。这个组合只是预防心血管狭窄加重，预防血栓，预防心肌梗死的，并不能直接控制或缓解心绞痛。要想有效控制心绞痛，需要在医生指导下服用洛尔类药物、地尔硫䓬、尼可地尔、曲美他嗪或单硝酸等控制心绞痛的药物。

（3）如果药物治疗效果不佳，就需要造影检查，根据造影结果决定放支架或搭桥。

总之，心绞痛发作，其实是心肌梗死在报警，千万不要错过这次报警，否则下次就可能会发生心肌梗死！

星语星愿

突发心绞痛，别乱动，可舌下含服硝酸甘油或救心丸，等症状缓解后立即就诊。

Q&A

心脏病可以按摩治疗？
A. 目前没有证据，至少心绞痛、心肌梗死、心衰、大部分心律失常不能
B. 可以
（答案：A）

10 发现猝死者，等待 120？

辟谣：打完 120，立即施救！

北京时间 2021 年 6 月 13 日凌晨，丹麦对芬兰的欧洲杯小组赛上半场第 42 分钟，丹麦球员埃里克森突然倒地。在短短 14 分钟的时间里，丹麦球员、主裁判、队医的一系列动作，让埃里克森在黄金时间里恢复意识，完成了本届欧洲杯最成功的"扑救"。

近些年心脏骤停事件频发，AED、心肺复苏、人工呼吸急救法，这些在关键时刻能够挽回生命的知识，不应该只有医生才能掌握，推广和普及基础急救知识，利人利己，至关重要！

心脏骤停分两种

心脏骤停，从表面上看都是人失去意识、心脏不跳了。其实，从本质上分为两种：第一种就是心脏彻底不跳动了，这叫心脏停跳。这种心脏骤停大家比较好理解。因为心脏不跳动了，也就没有供血了，大脑失去了供血，人就会失去意识。对于这种心脏骤停，要进行心肺复苏。

第二种叫室颤，也就是一种恶性心律失常。可以简单理解为，当心脏跳动出现问题，心脏无限快地跳动时，不会有效地把血液输送出去，也不能完成全身及大脑供血。这种心脏骤停，要尽可能先 AED 电击除颤。

黄金抢救 4 分钟

真正的黄金抢救时间是 4 分钟，也就是在心脏骤停 4 分钟内，进行正确的抢救，存活的概率才会高。过了这黄金 4 分钟，抢救成功的概率就会大大降低。

为什么是黄金 4 分钟呢？

心脏是人体发动机，它不间断地跳动，即有节律地收缩、舒张，把血液输送到全身。心脏停跳后，第一个受损的就是大脑：如果心脏停跳 3 ～ 5 秒，大脑失去供血，人会感到头晕，眼前发黑，站立不稳，甚至晕厥摔倒；如果心脏停跳 8 ～ 10 秒，甚至更长时间，人会意识丧失，大小便失禁；如果停跳超过 1 分钟，此时大脑已经停止工作，瞳孔散大，各种神经反射消失，呼吸停止。这时如果不马上进行心肺复苏，只有一个结果，那就是死亡。

对于心脏骤停者，立即行心肺复苏能增加 2 ～ 3 倍的生存机会，心脏停跳每延长 1 分钟，存活机会就会减少 10%。大脑缺血不能超过 4 分钟，如果超过 4 分钟或更长时间，就会导致脑死亡。即使心跳恢复了，大脑功能也无法恢复，最终变成植物人。所以，心脏骤停必须在 4 分钟内马上做心肺复苏才能挽回患者生命，才有黄金 4 分钟之说。

AED、CPR，都是指什么？

CPR 即心肺复苏。遇到心脏骤停，需要马上 AED 除颤或心肺复苏。那么 AED 和心肺复苏有什么区别？

我们都看到过电视上医生用电击抢救患者，电击的机器就是除颤器，AED 就是自动体外心脏除颤器。当心脏发生室颤时，就需要通过 AED 电击除颤，这个操作就相当于重启系统，心脏才可能恢复正常的跳动。

AED 就相当于一个"傻瓜"机器，开机后完全按照语音提示操作即可，按要求把电极片贴在患者身上，它会自动分析是什么情况，并自动除颤。如果在 1 分钟内完成除颤，那么患者抢救成功率是 90%；在 2 分钟内完成除颤，抢救成功率是 80%。以此类推，每延误 1 分钟，抢救成功率下降 10%。AED 是非常安全的，只有在检测到室颤的情况下才会放电，放在正常人身上是不会放电的。

AED 是通过电击让心脏恢复正常跳动，适合于室颤。而心肺复苏可以简单理解为当心脏停跳后，需要通过外力按压代替心脏跳动的工作，让心脏继续把血液循环起来，给大脑及全身供血，降低脑死亡的风险；同时心肺复苏能唤醒已经停跳的心脏。

我国每年有 55 万心源性猝死患者，大中城市仅 4.5% 的人会实施心肺复苏，院外猝死生还者比例不足 1%；而美国这一比例则是 12%。据不完全统计，迄今为止我国所有经历过心肺复苏培训且合格的公众仅有 1000 万人，不到全国人口的 1%；而美国这一数据为 33%，法国为 40%。仅在 2012 年，美国就有 1310 万人接受了心肺复苏培训。

遇到心脏骤停患者如何正确施救？

抢救他人前，先要确保自己的安全，尤其是溺水、触电这种抢救，一定要先评估周围环境，不能没救下人，反倒把自己搭进去。

当评估周围环境确定安全后，可以着手施救：

（1）判断意识。

用手轻拍患者双肩，问："喂！你怎么了？"如果患者能回答或能睁眼，说明心脏没有骤停，不用做心肺复苏。如果患者无意识，先拨打 120，同时让周围人去找最近的 AED。

（2）检查呼吸及颈动脉搏动。

观察患者胸部起伏 7 ～ 10 秒。如果患者没有呼吸和意识，要先判断患者是否有颈动脉搏动，用右手的中指和食指从气管正中环状软骨滑向近侧颈动脉搏动处。如果没有颈动脉搏动，就要做心肺复苏。

（3）如果有 AED，先用 AED 除颤。

肯定有人疑惑：上面不是说 AED 适合室颤，心肺复苏适合心脏停跳吗？那么，如何判断患者是室颤还是心脏停跳呢？其实，这时无须准确判断，只要经过上述施救过程，决定做心肺复苏的话，有 AED 则先用 AED 除颤。即使这时患者是心脏停跳，通过 AED 也不会造成伤害。除颤后再判断患者的意识是否恢复，如果没有恢复意识，就开始心肺复苏。

如果无法就近获得 AED，就直接开始心肺复苏。对于室颤的患者，因为没有除颤器，不得不通过心肺复苏来抢救，施救的目的还是维持其大脑供血。

（4）心肺复苏前，松解患者的衣领及裤带，以免衣领过紧，阻挡气道。

（5）胸外心脏按压。

心肺复苏的关键就是胸外心脏按压，在两乳头连线中点（胸骨中下 1/3 处），用左手掌根紧贴患者的胸部，两手重叠，左手五指翘起，双臂伸直，用上身力量用力按压（按压频率 100 ～ 120 次 / 分，按压深度为 5 ～ 6 cm）。胳膊要与患者身体垂直、双掌根按压。对儿童进行胸外按压时，按压部位与按压频率与成人相同，但按压深度为胸部前后径的 1/3，4 ～ 5 cm，动作要平稳，不可用力过猛。如胸外按压的对象是婴儿，其操作与成人及儿童有一定区别。婴儿的按压部位在胸骨上两乳头连线与胸骨正中线交界点下一横指，抢救者用中指和无名指按压，不可用力过猛。

（6）人工呼吸。

每进行 30 下胸外心脏按压，要做 2 次人工呼吸。

（7）判断患者的意识是否恢复。

判断心肺复苏或除颤是否有效，还是通过呼吸是否恢复、大动脉搏动是否恢复、意识是否恢复来判断。在 120 赶到之前，如果心肺复苏没有效果，就要持续下去，这样患者才可能获救。

有人担心，给患者施救，如果患者未能获救，自己会不会因此受到牵连？《中华人民共和国民法典》中规定："因自愿实施紧急救助行为造成受助人损害的，救助人不承担民事责任。"

我相信，随着法律法规的制定和完善，全民素质的不断提高，以及全民心肺复苏技术的培训普及，会有更多人从中获益。

星语星愿

每个人都应该学会心肺复苏，关键时刻真的能救命！

Q&A

心脏骤停，要掐人中、放血、拍胳膊自救？

A. 正确　　B. 错误，只能心肺复苏或电击除颤

（答案：B）

第四章

心血管疾病的
药物治疗

　　急性心脏病，尤其是心绞痛发作或心肌梗死或猝死，必须分秒必争，不能耽误一分一秒，正确的判断、正确的选择，能为抢救节约大量时间。

　　当你怀疑急性心脏病发作时，要第一时间拨打 120，到医院要全力配合医生进行救治，该签字就签字，该手术就同意做手术，千万不能犹豫不决，更不能做出错误的选择和错误的决定。要记住，医生不会害你。

　　有人肯定疑惑，为啥这个章节里没有提到心律失常问题和心肌病、瓣膜病、心衰等心脏病的救治呢？

　　一方面心肌病、瓣膜病、风心病、肺心病等疾病其实最终会表现为心衰，心衰的救治，在上一章中我们做过介绍；另一方面急性左心衰或心律失常，我们自己是无法救治的，也没有特效药物。所以，当发生急性左心衰或心律失常时，必须立即就诊，到医院才能施救。

　　必须通过医生诊断再进行正规的治疗，才能有效地控制心脏病，有效地稳定心脏病。对于心脏病的正规治疗，药物治疗是首选，也是必不可少的。

　　请看第四章《心血管疾病的药物治疗》。

01 阿司匹林是退热药？

辟谣：阿司匹林是不是退热药，要看剂量。小剂量的阿司匹林是治疗心血管疾病的基础用药。

门诊来了位吴大爷，68 岁，平时有高血压，一直吃着降压药。最近活动后咽部会出现紧缩感，好像被人掐住了脖子一样，但休息的时候很少发生。虽然做完心电图显示没事，但还是不舒服，于是他来就诊。

我建议他再去做一份心电图。因为我们医院的心电图室在 4 楼，门诊在 1 楼，老人上楼后正好发病，对比之前的心电图，提示有明显的冠心病心肌缺血。诊断为冠心病，劳力型心绞痛。

我建议他口服阿司匹林、他汀类药物、控制心绞痛的药物等，并继续吃平时吃的降压药，如果还发作，就尽快住院。

老人问："阿司匹林不是退热药吗？你为什么给我开阿司匹林？"

不同剂量作用不同

大剂量阿司匹林

一日口服超过 4000 mg，具有消炎、抗风湿作用，用于治疗急性风湿热、风湿性关节炎和类风湿性关节炎。

中等剂量阿司匹林

一日口服 500 ～ 3000 mg，具有解热镇痛作用，常用于治疗感冒引起的发热、头痛、牙痛、神经痛、肌肉痛。

小剂量阿司匹林

一日口服 75 ～ 300 mg，具有抗血小板聚集作用，从而预防血栓。可用于防止冠脉和脑血管血栓性病变：冠心病、心肌梗死、脑梗死、心绞痛、支架术后、搭桥术后、外周血管明确狭窄等疾病。

有明确缺血性心血管疾病的患者，比如冠心病、脑梗死、心肌梗死、心绞痛、支架搭桥术后等患者，都必须使用阿司匹林。这也是目前阿司匹林在心血管疾病的治疗领域，处于最重要的地位和被最为广泛使用的原因。

所以，阿司匹林既是治疗关节炎的药物，也是治疗发热、疼痛的药物，但目前小剂量的阿司匹林主要用于心血管疾病的防治，用于抗血栓治疗，用于预防心肌梗死、脑梗死。

星语星愿

有些药物剂量不同，其效果和作用是不同的，比如阿司匹林的剂量不同，作用和效果就完全不同，所以吃药应该谨慎，注意剂量。

Q&A

阿司匹林是退热药物吗？
A. 是　　B. 不全是
（答案：B）

02 美国中老年人把阿司匹林当保健品？

辟谣：绝无此事！

　　71 岁的赵大爷不知道听谁说的，上了年纪就得吃点阿司匹林，预防血栓、心梗、脑梗，还说美国人上了年纪都吃阿司匹林，把阿司匹林当保健品吃。于是，他也开始吃阿司匹林。没想到半年后突发消化道大出血休克，差点没了性命。

　　阿司匹林确实是防治心血管疾病最重要的药物之一，确实能够抗血小板聚集，预防血栓。但很多人都不知道自己应不应该吃阿司匹林，有人以为到了一定年龄就得吃，甚至当成保健品吃；有人得了心血管疾病应该吃却不敢吃，最终导致心梗、脑梗。

　　像赵大爷这样，本不应该吃阿司匹林，结果稀里糊涂地吃了，导致出血的人不少。

　　周末值班，我和全院几个科室的同事共同抢救了一位 35 岁的消化道大出血患者。患者是男性，肥胖，两年来先后确诊出高血压、糖尿病、高血脂。后有人告诉他，必须吃阿司匹林，否则就会心肌梗死、脑梗死。

　　患者在服用降"三高"药物的同时，开始服用阿司匹林预防血栓。结果周末突然恶心、呕吐，吐出咖啡色物，后血压降低，心率加快，送到医院确诊为消化道出血，经过数小时抢救，病情总算平稳，血压在升压药作用下才能维持正常。

　　后分析病因，得知患者长期服用阿司匹林，这是导致消化道出血的一个主要原因。那么，35 岁的他，到底用不用吃阿司匹林来预防心血管疾病呢？

　　其实 71 岁的赵大爷和 35 岁的年轻患者都不用吃阿司匹林，是完全可以避免大出血的。对于已经明确缺血性心血管疾病的患者，确实要服用阿司匹林。可是这两位患者都没有确诊心血管疾病，只是有高危因素，所以实在没有必要吃阿司匹林。

中外各大指南

2016 年欧洲心脏病学会发布的心血管疾病预防指南指出，不建议无心血管疾病的人接受抗血小板聚集治疗进行一级预防 ①，因为这样会增加大出血风险。

2019 年公布的美国心血管疾病一级预防指南强调，阿司匹林不宜常规用于心血管疾病一级预防，仅推荐以小剂量（每天 75 ～ 100 mg）用于心血管风险较高，且出血风险不高的 40 ～ 70 岁成年人。

《2019 阿司匹林在心血管疾病一级预防中的应用中国专家共识》中指出，根据现有临床证据，一方面，阿司匹林用于心血管疾病一级预防时必须十分谨慎；另一方面，目前尚不能认定阿司匹林没有一级预防价值。

吃不吃阿司匹林跟年龄并没有直接关系

首先，大家必须明确，任何处方药物都必须在医生指导下才能决定吃或不吃。药物不是饭菜，不是别人吃了好，你就可以随便吃。更何况阿司匹林这么重要的治疗用药，一旦用不好，就会引发消化道出血等副作用，甚至危及生命。

其次，我要告诉大家，吃不吃阿司匹林跟年龄没有直接关系，并不是到了 60 岁或 70 岁就该吃阿司匹林了。有人从 30 岁就开始一直服用阿司匹林，因为他得了心血管疾病；有人到了 80 岁也不用吃阿司匹林，因为他没有相关疾病。

经过医生诊断，明确有缺血性心血管疾病，也就是明确的冠心病、心绞痛、心肌梗死、心脏支架术后、心脏搭桥术后、因动脉粥样硬化引起的脑梗死、严重的颈动脉狭窄、严重的外周动脉狭窄等疾病的患者，不管多大年纪，即使是 30 岁，或者已经 80 岁，只要没有阿司匹林过敏或出血，都应该吃阿司匹林。因为服用阿司匹林能够给这些患者带来更多的好处。

---

① 没有心血管疾病但有高危因素的患者，如果吃阿司匹林叫一级预防；对于已经明确的心血管疾病患者，吃阿司匹林叫二级预防。也就是说如果没有明确的心血管疾病，吃阿司匹林时一定要慎重。但也不是说所有患者吃阿司匹林进行一级预防都没有用处。

这三类人群不建议服用阿司匹林一级预防

年龄＜ 40 岁或＞ 70 岁的人群

如果一个人没到 40 岁，或者已经超过了 70 岁，只要没有确诊心血管疾病，即使有高危因素，比如"三高"，也不用吃阿司匹林预防血栓。

高出血风险人群

正在使用增加出血风险的药物，比如抗血小板药物、抗凝药物、糖皮质激素、非甾体抗炎药物；有胃肠道出血、消化道溃疡或其他部位出血病史；年龄＞ 70 岁；血小板减少；凝血功能障碍；严重肝病；慢性肾病 4 ～ 5 期；未根除的幽门螺杆菌感染；未控制的高血压等，这些人都不建议吃阿司匹林，否则会增加出血风险。

经评估出血风险高于血栓风险的患者

如果吃阿司匹林的出血风险高于发生血栓的风险，就没有必要吃阿司匹林了。

哪些患者适合服用阿司匹林一级预防？

要结合患者的具体情况，并且根据以下 7 项危险因素，进行具体评估。

危险因素包括：

(1) 高血压；

(2) 糖尿病；

(3) 血脂异常，总胆固醇≥ 6.2 mmol/L 或低密度脂蛋白胆固醇≥ 4.1 mmol/L 或高密度脂蛋白胆固醇＜ 1.0 mmol/L；

(4) 吸烟；

(5) 早发心血管疾病家族史（一级亲属发病年龄＜ 50 岁）；

(6) 肥胖，BMI ≥ 28 kg/m²；

(7) 冠状动脉钙化评分≥ 100（也就是中重度斑块）或冠状动脉狭窄＜ 50%。

对于 40 ～ 70 岁的成人，经过上述评分后，心血管疾病 10 年预期风险≥ 10%，且经积极治疗干预后仍然有 3 个及以上主要危险因素控制不佳或难以改变，可考虑服用阿司匹林来降低缺血性心血管疾病风险。

如何评估未来 10 年心血管疾病风险？

大家最为关心的是，现在还没有发生心血管疾病，以后发生心血管疾病的风险到底有多高？如何才能降低心血管疾病的发生风险呢？

目前常用来评估未来 10 年发生心血管疾病风险的方法，就是根据下表 6 个项目给身体打分。

评分项目及标准

项目	情况分析						
是否抽烟	不抽烟	抽烟					
分数	0	1					
是否有糖尿病	没有	有					
分数	0	1					
是否有高胆固醇血症	胆固醇≤5.2 mmol/L	胆固醇＞5.2 mmol/L					
分数	0	1					
是否超重或肥胖	BMI＜24 kg/m²	BMI=24～27.9 kg/m²	BMI≥28 kg/m²				
分数	0	1	2				
年龄	＜39 岁	40～44 岁	45～49 岁	50～54 岁	55～59 岁	60～64 岁	65～69 岁
分数	0	1	2	3	4	5	6
血压（收缩压）	＜120mmHg	120～129mmHg	130～139mmHg	140～159mmHg	160～179mmHg	≥180mmHg	
分数	-2	0	1	2	女性 3 男性 5	女性 4 男性 8	

根据上述 6 项分别打分后，把总分计算出来，然后按照数据表找到对应的未来

10 年里心血管疾病的绝对危险百分比。

心血管疾病防治指南一般认为如果未来 10 年：

心血管疾病发病风险超过 10%，为心血管疾病高危人群；

心血管疾病发病风险是 5%～10%，为中危人群；

心血管疾病发病风险小于 5%，为低危人群。

对于低危人群，继续保持健康的生活方式，同时定期检查身体，定期评估未来10 年心血管疾病发病风险。

对于中危人群，积极地改善不健康的生活方式，尤其是要控制体重，戒烟戒酒，坚持运动，健康饮食，监测并控制血压、血糖、血脂。

对于高危人群，应该改变不健康的生活方式，积极且严格地控制血压、血糖、血脂。按照抗血小板指南的建议，医生要进一步评估其要不要吃阿司匹林。

如果积极地改善生活方式后，风险并未降低，那么在评估完出血风险后，其可服用阿司匹林来抗血小板预防血栓。

总之，对于这些高危险人群，不管吃不吃阿司匹林，都必须坚持健康的生活方式，戒烟、限酒，吃低盐低脂低糖的食物，坚持有氧运动，并积极控制血压、血糖和血脂。

很多人都担心自己未来会不会发生心血管疾病，其实与其担心，不如控制体重，远离烟草，经常监测血压、血糖、血脂。如果有"三高"，一定要积极控制。这样才能真正降低未来 10 年患心血管疾病的风险。

星语星愿

阿司匹林不是保健品，更不是食品，千万不能随便吃。无论是吃阿司匹林还是停用阿司匹林，都需要在医生指导下进行。

Q&A

老人应该吃阿司匹林预防血栓吗？

A. 应该　　B. 不用

（答案：B）

03 阿司匹林已经跌下神坛？

辟谣：阿司匹林仍是心血管治疗基石。

某一段时间，《阿司匹林没有用处》《阿司匹林不能再吃了》《阿司匹林已经跌下了神坛》这样的文章满天飞。

其实，这是很多标题党的"杰作"，他们唯恐天下不乱。那么，到底是什么样的文章或实验，给了这些人这么大的勇气来造阿司匹林的谣呢？

2018 年欧洲心脏病学会年会上发布了两个实验研究结果：

（1）ARRIVE 研究结果显示，中危人群服用阿司匹林一级预防未降低心血管风险。

实验研究的对象是心血管疾病中危人群，是指虽然没有明确心血管疾病，但有一些心血管疾病中等危险因素的人。

实验研究显示，对于心血管疾病中危人群，服用阿司匹林一级预防，未降低心血管事件风险且可能增加胃肠道出血风险。

（2）ASCEND 研究结果显示，糖尿病患者服用阿司匹林一级预防，大出血风险抵消血管获益。

实验研究显示，糖尿病患者接受阿司匹林一级预防显著降低了血管事件风险，但大出血风险的增加大大抵消了该获益。但一定要明确，这项研究的研究对象是糖尿病患者，而并不是明确的心血管疾病患者。

目前抗血小板指南并没有明确糖尿病患者需要服用阿司匹林，实验结果与指南是一致的，不建议单纯糖尿病患者吃阿司匹林。

另外，国际顶级期刊《新英格兰医学杂志》发表论文指出，对于没有心血管疾病的健康老年人，服用阿司匹林并没有延长寿命，没有发现明显好处，反而会存在出血等风险。

健康老人吃阿司匹林并没有延长寿命！实际上，从来没有任何指南和医生建议健康老人吃阿司匹林。

在很长一段时间里，一部分人认为阿司匹林可以当作保健药，老年人服用可以延长寿命，于是科学家就做了研究，结果显示健康老年人不需要吃阿司匹林。

这两个实验和一篇论文的结论就是：有心血管疾病中等危险因素的人群不用吃阿司匹林；单纯糖尿病患者不用吃阿司匹林；健康的老年人不用吃阿司匹林。

由此可见，这些实验和文章根本没有说阿司匹林无用、阿司匹林跌下神坛、阿司匹林不用吃了。

对于明确的缺血性心血管疾病患者，阿司匹林仍是必备之品。至于哪些疾病需要吃阿司匹林，哪些疾病不用吃，一定要听专业医生的，切莫听信不专业的人，更不要随便相信谣言。

星语星愿

阿司匹林目前仍是防治缺血性心血管疾病的首选。

Q&A

阿司匹林已经跌下神坛，没有用了？

A. 不对　　B. 是

（答案：A）

04 阿司匹林必须餐后吃吗？

辟谣：并不是，而是要根据剂型来定。

50 岁的段先生一个月前发生急性心肌梗死，心脏右侧血管完全闭塞，打通血管后，放了一枚支架，病情平稳后出院。出院后我嘱咐段先生一定要按时规律服药，定期复查，改掉不良生活习惯。

出院一个月后段先生按时来复查，复查结果还可以。血糖、血压、肝功能、肾功能、血常规、心电图均正常。

段先生问我："阿司匹林还需要继续吃吗？"

我说："目前这些药都需要继续吃，除非出现副作用。"

段先生则说："我回家后听很多病友说阿司匹林要吃完饭吃，对胃刺激小，可是出院的时候医生说要空肚子吃，不知道该听谁的。"

我说道："您现在吃的是阿司匹林肠溶片，最好空腹吃。"

普通阿司匹林平片应该餐后服用

因为阿司匹林对胃有刺激作用，所以普通阿司匹林平片应该在餐后服用，这样可以减少对胃肠道的刺激。

阿司匹林肠溶片的诞生

正因为人们发现了阿司匹林的副作用，所以在 1993 年给药片外面加了一层包衣，这种药片在胃部不易溶解，到肠道里才发挥作用，这样就解决了胃部不适的问题。于是，阿司匹林肠溶片诞生了。

阿司匹林肠溶片为什么要在餐前服用？

通俗来讲，如果餐后吃，胃内有食物，药物就不容易通过胃到达肠部，从而增加在胃部停留的时间，这样容易对胃黏膜造成伤害。

如果空腹吃，阿司匹林肠溶片就会快速通过胃到达肠部，从而减少在胃部停留的时间，减少对胃黏膜的刺激和伤害。所以，建议大家空腹吃阿司匹林肠溶片。

从药学来讲，阿司匹林被吸收后会迅速降解为主要代谢产物水杨酸，阿司匹林和水杨酸血药浓度的达峰时间分别为 10～20 分钟和 18～120 分钟。由于阿司匹林肠溶片具有抗酸而不耐碱特性，空腹内酸性环境强，药物不易溶解，且空腹服用后胃排空速度快，在胃内停留时间短，可减少对胃黏膜损伤，直接进入肠道溶解。因此，在餐前半小时空腹服用阿司匹林肠溶片比较好，能减少阿司匹林的副作用。

至于是早晨服用阿司匹林，还是睡前服用阿司匹林，目前没有定论，根据个人习惯，早晚均可。而到底是空腹吃还是餐后吃，需要根据剂型决定。

星语星愿

阿司匹林的剂型不同，决定了服药时间不同。一般建议，阿司匹林肠溶片空腹服用，阿司匹林平片餐后服用。

Q&A

阿司匹林应该餐前吃还是餐后吃？
A. 餐前空腹　　B. 餐后　　C. 看剂型
（答案：C）

05 阿司匹林吃吃停停更安全？

辟谣：并不是，必须每天按照规定吃。

凌晨 4 点，我抢救了一位心肌梗死患者。该患者是男性，67 岁，3 年前得过心肌梗死，也是我抢救的。当时他出院时，我交代他一定要按时规律吃药，定期复查，生活方式要健康。可是才 3 年又心梗了。

我们一直抢救了 2 小时，出手术室的时候，天都大亮了，欣慰的是将患者救过来了。

后来我问家属患者有没有好好吃药，家属说患者不知道听谁说的阿司匹林一直吃会大出血，于是就改成吃一个月停一个月，他说这样副作用小，不会出血。

我告诉家属，就是因为没有规律吃药，所以才会心梗复发，以后必须规律吃药。想要调整药物，必须找医生，不能随便听别人说。

研究表明，不稳定性心绞痛患者服用阿司匹林获益更多，可使心肌梗死的发生率和死亡率降低 51%。

阿司匹林为什么不能吃吃停停？

欧洲人对 60 多万名服用阿司匹林的患者进行追踪研究，结果发现停用阿司匹林后，心梗风险增加了大约 37%。研究也发现，停用阿司匹林 4 周内，脑梗风险比正常情况下增加了 3 倍。另外，停用阿司匹林后发生脑梗的平均时间是 9 天。

这些研究告诉我们，对于有心血管疾病的患者来说，如随便停用阿司匹林，发生心梗、脑梗的风险会明显升高。因此，阿司匹林不能随便停用。

可以吃一个月停一个月吗？

阿司匹林之所以能预防血栓，就是因为它能抗血小板聚集，因为血小板聚集后就容易发生血栓。

血小板的寿命一般是 7 天，今天身体产生的血小板，7 天后就会死亡。所以，人体为了保持平衡，每天都有 1/7 的新血小板产生。

如果吃了 7 天阿司匹林，接下来停用。那么每停用 1 天，就会有新的 1/7 血小板产生。这些新生的血小板没有受到阿司匹林的控制。

停用 7 天，人体所有的血小板都是新生的，自然会增加血栓风险、心肌梗死和脑梗死风险。

上面的患者吃了一个月阿司匹林，停了一个月，结果就是体内血小板在不吃药的时间段里没有受到控制，从而再次发生血栓，心肌梗死。

隔一天吃一顿行吗？

不行！

和上面的道理一样，每天血液中有 10% ～ 15% 的血小板是新生长出来的。每天服用 100 mg 左右的阿司匹林，能有效抑制新生的血小板。如果隔一天吃一次，就不能有效抑制新生的 10% ～ 15% 的血小板，从而增加血栓风险。

吃 50 mg 的阿司匹林行吗？

大量的研究证明，阿司匹林只有在 75 mg 左右才会起到抗血小板的作用，所以如果服用量不足，也起不到抗血小板的作用，更起不到预防心血管疾病的作用。

又有人问了，吃多一些不就更能预防心血管疾病了吗？答案也是否定的。服用过量阿司匹林只能增加出血风险，并不能进一步降低心血管疾病风险。所以，建议每天口服 100 mg 左右的阿司匹林，这样才能预防心血管疾病。

总之，阿司匹林吃吃停停，隔一天吃一次，或是吃半量，都会增加患心血管疾病的风险。这样服用阿司匹林并不能达到目的，只会产生副作用。从一定程度上讲，这些不规范的服用阿司匹林的方法不会减少出血风险，这是一个误区。

阿司匹林要在医生的指导下服用，要么吃，要么不吃，不能吃吃停停，不能服用过量或是用量不足。

Q&A

为了减少阿司匹林的副作用，可以吃一段时间阿司匹林停一段时间？

A. 错　　B. 对

（答案：A）

06 阿司匹林的常见副作用

辟谣：阿司匹林出现不良反应必须停药？不一定，先复查一下再说。

门诊来了一位冠心病患者，长期服用阿司匹林，可是最近胳膊和腿总是青一块紫一块的，有时候牙龈还会出血。他想问一问这是怎么回事，是吃阿司匹林引起的吗？能不能减量或停用阿司匹林？

是阿司匹林引起的吗？

阿司匹林的作用就是抗血小板聚集，按老百姓的话说就是让血液稀一点，从而起到预防血栓、心肌梗死、脑梗死的作用。

既然阿司匹林不让血液正常凝固，矛盾自然会出现。吃阿司匹林能预防血栓，但也会导致出血风险增加，这是难免的。

尤其当患者不小心受到一点小伤，就会皮下出血，身体青一块紫一块的，这是正常的现象。从一定角度说明阿司匹林起到了抗血小板聚集的作用。

阿司匹林的常见副作用

我在医院遇到过吃阿司匹林导致的胃出血、鼻出血、皮下出血、皮肤紫斑、牙龈出血、痔疮出血、尿路出血、月经量加大、脑出血风险增加等现象。

所以，并不是说阿司匹林的副作用是特指消化道出血，而是引起了全身系统血小板的改变。但是阿司匹林本身对胃黏膜有一定刺激作用，所以相对来说更容易出现消化道出血。

需要明确几个问题：

（1）任何药都有副作用，所有人都是因为生病了，没办法才吃药的。这就要求患者先把病弄清楚，该吃时再吃，不该吃的千万别吃。尤其是阿司匹林，本身有出血风险，更不能稀里糊涂地吃。

（2）阿司匹林导致的脑出血风险很低，对于长期服用阿司匹林的人来说，每天服用 100 mg 左右的阿司匹林，不会直接导致脑出血。脑出血的主要原因是高血压不控制、动脉粥样严重、脑血管畸形等，所以在服用阿司匹林期间一定要注意控制血压以及其他高危因素。

（3）阿司匹林会增加胃黏膜损伤，如果是有明确胃病的患者，一定要在消化科医生指导下服用保护胃黏膜的药物。如果是有胃溃疡的患者，可用其他抗血小板聚集的药物替代。如果必须服用阿司匹林，那么必须加用胃黏膜保护剂。

服用阿司匹林发生皮肤青紫或牙龈出血怎么办？

如果反复发生皮肤青紫或牙龈出血，那么最好去医院查一下血常规和凝血。牙龈出血严重，还需去口腔科看看牙龈本身有没有问题。如果都正常，那就无须担心，继续服用阿司匹林。

如果化验有问题，一定要和医生联系，决定停药或减药或换药。

如果受伤严重，需要急诊手术，这时候就只能先急救。如果出血严重，就得输血小板。如果是择期手术，那么一般术前停药 7 天即可，停药期间可使用低分子肝素代替阿司匹林。

如何才能降低阿司匹林的副作用？

（1）吃阿司匹林必须听专业医生的，不能稀里糊涂地吃。

（2）选择合适的剂型及服药时间。

尽量选择阿司匹林肠溶片，以减少阿司匹林副作用。阿司匹林肠溶片建议空腹服用，普通阿司匹林建议餐后服用，这样副作用更小。

（3）养成定期复查及长期观察的习惯。

养成长期观察大便颜色的习惯，如果大便变黑，必须马上就诊，因为极有可能是出血，化验便常规，排除消化道出血。当然也需要观察全身有没有出血或出血点。至少半年到一年复查一次血常规，看看血小板是否正常，有没有贫血。

（4）吃阿司匹林前明确自己有没有胃病。

比如，患者本身就有胃溃疡、十二指肠溃疡等疾病，或者长期反酸不适，一定要告诉医生，并请消化科医生看看有没有必要做胃镜，明确诊断。即使是合并溃疡，也不代表绝对不能吃阿司匹林，比如急性心肌梗死患者，同时患有胃溃疡，但是没有活动性出血，可以权衡以后，在服用阿司匹林的同时，服用拉唑类药物，减少出血风险。对于实在不能服用阿司匹林的，根据具体情况，可以选择其他抗血小板聚集药物，比如氯吡格雷。

（5）根据具体情况决定是否换药。

有人说氯吡格雷副作用小，为什么不都换成氯吡格雷？其实只要是抗血小板的药物，都可能会引起出血，更主要的是目前没有任何药物能完全替代阿司匹林，如果患者实在不耐受阿司匹林，可在医生指导下，更换成氯吡格雷或其他替代品。

星语星愿

阿司匹林有潜在副作用，尤其是出血的副作用，但无须放大或夸大阿司匹林副作用，做好监测即可。

Q&A

吃阿司匹林出现牙龈出血或皮肤青紫必须停药吗？

A. 不一定，需要复查后决定　　B. 是的

（答案：A）

07 氯吡格雷可以替代阿司匹林吗？

辟谣：不可以。

"医生，我不想吃阿司匹林，阿司匹林副作用大，我想开点能替代阿司匹林的药物，不怕贵。"有个冠心病患者提出这样的要求。

其实在医院经常能遇到这样的患者，总觉得阿司匹林副作用大，出血风险高，就想着换药。我告诉他，是药就有副作用，能替代阿司匹林且有预防血栓作用的药物，都会有出血的风险，要不就不会有预防血栓的作用。

患者又说："氯吡格雷和替格瑞洛不是能替代阿司匹林，还没有副作用吗？"

下面我就来具体分析一下。

阿司匹林和氯吡格雷

阿司匹林和氯吡格雷都是抗血小板聚集药物，都被广泛用于缺血性心血管疾病，尤其是心脏支架术后，需要服用阿司匹林和氯吡格雷。

阿司匹林已经有上百年历史，最初用于解热镇痛，后来被发现可用于抗血小板聚集，和青霉素、安定被称为医药界的三种伟大药物。

阿司匹林使血小板的环氧合酶（前列腺素合成酶）乙酰化，从而减少血栓素 A2（TXA2）的生成，对 TXA2 诱导的血小板聚集产生不可逆的抑制作用；对 ADP 或肾上腺素诱导的 II 相聚集也有阻抑作用；并可抑制低浓度胶原、凝血酶、抗原抗体复合物、某些病毒和细菌所致的血小板聚集和释放反应及自发性聚集，由此预防血栓的形成。高浓度时，乙酰水杨酸也能抑制血管壁中 PG 合成酶，减少前列环素（PGI2）的合成，而 PGI2 是 TXA2 的生理对抗剂，它的合成减少可能促成血栓形成。

氯吡格雷是 1997 年才上市的新型抗血小板药物，作为第二代 P2Y12 受体拮抗剂，氯吡格雷是噻氯匹啶的衍生物。

举一个例子吧，条条大路通北京，可以从天津到达北京，也可以从秦皇岛到达北京。同理，抗血小板只是一个目的，怎么实现呢？阿司匹林可以抗血小板，氯吡格雷也能起到抗血小板的作用。

其实抗血小板药物不仅包括这两种，还包括常用的替格瑞洛、双嘧达莫、替罗非班等。为什么发明这么多种抗血小板药物呢？因为一种抗血小板药物只能阻断血小板的一个环节，一个环节不能保证一定会起到抗血小板的作用，总有漏网之鱼。

为了避免一部分人服用阿司匹林没有效果，或阿司匹林抗血小板效果不充分，于是发明了多种抗血小板药物，它们的作用机理不一样。一方面有的人使用某一种抗血小板的药物并不能起效，可以更换另外一种；另一方面在必要时可以实施包围战术，联合两种抗血小板的药物，更有效地抗血小板聚集，达到抗栓治疗的目的。

氯吡格雷能替代阿司匹林吗？

阿司匹林会引起消化道出血，是不是氯吡格雷就不会呢？抗血小板指南明确指出氯吡格雷可加重消化道损伤，单用抗血小板首选阿司匹林，只有不能耐受阿司匹林时才选择氯吡格雷。

对于服用阿司匹林导致的溃疡、出血患者，不建议用氯吡格雷替代阿司匹林，推荐阿司匹林联合拉唑类药物一起口服。

替格瑞洛是什么药？

我们上面提到，阿司匹林和氯吡格雷都是抗血小板药物，只是途径和原理不同。而替格瑞洛是氯吡格雷的亲兄弟，两者的作用原理基本一致，只是作用点不同。

氯吡格雷起效慢，替格瑞洛起效快，所以替格瑞洛更多应用在急性冠脉综合征（心肌梗死和不稳定性心绞痛）上。同时，替格瑞洛失效也快，如果出现出血等副作用，相对比较好救治，这就是替格瑞洛相对于氯吡格雷的优点。但这就要求替格瑞洛一天服用 2 次，而氯吡格雷一天服用 1 次。

氯吡格雷和替格瑞洛的副作用

氯吡格雷常见的不良反应为消化道出血、中性粒细胞减少、腹痛、食欲减退、胃炎、便秘、皮疹等，偶见血小板减少性紫癜。

替格瑞洛的不良反应为呼吸困难、挫伤和鼻出血，这些不良反应的发生率高于氯吡格雷。

两种药的其他常见不良反应：出血，皮下或真皮出血，瘀斑以及操作部位出血。

两种药的偶见不良反应：颅内出血、头晕、头痛、眼出血、咯血、呕血、胃肠道溃疡出血、痔疮出血、胃炎、口腔出血、呕吐、腹泻、恶心、消化不良、瘙痒、皮疹、尿道及阴道出血、操作后出血。

两种药的罕见不良反应：高尿酸血症、意识混乱、感觉异常、耳出血、腹膜后出血、便秘、关节积血、血肌酐升高、伤口出血、创伤性出血。

总之，氯吡格雷和替格瑞洛是对阿司匹林的补充，尤其是冠心病支架术后双联抗血小板时，就需要阿司匹林＋氯吡格雷／替格瑞洛发挥更大的作用。

氯吡格雷和替格瑞洛并不能完全替代阿司匹林，单用一种抗血小板药物时要首选阿司匹林，且氯吡格雷和替格瑞洛也有副作用，除非不能耐受阿司匹林时才考虑用氯吡格雷或替格瑞洛替代。

星语星愿

有些药物并非越贵越好，也并非越新越好，最关键的是要有证据。

Q&A

担心阿司匹林会有副作用，可以全部替换成氯吡格雷或替格瑞洛吗？

A. 不可以　　B. 可以

（答案：A）

08 丹参滴丸能替代阿司匹林吗？

辟谣：不可以。

闫先生今年 68 岁，3 年前因为不稳定性心绞痛，做了心脏支架，术后医生建议他长期口服阿司匹林、他汀等药物。这几年恢复得不错，没有任何不适。半年前，患者听人说阿司匹林副作用太大，丹参滴丸也能治冠心病，而且没有副作用，于是停了阿司匹林，开始服用丹参滴丸。

结果上周二晚上吃完饭，突发胸痛伴随大汗，立即打了 120，120 赶到后做了心电图，提示急性心肌梗死。在送往医院的途中，闫先生突然室颤，立即电击除颤，经胸痛中心、绿色通道抢救，直接将闫先生送至导管室，经检查发现一个血管完全闭塞，另外两个血管仍有不同程度的狭窄。

闫先生运气不错，病情平稳了，后来我们了解到他换药的经过。

丹参滴丸能替代阿司匹林吗？

虽然这两种药物都和心血管疾病紧密联系在一起，但并不能相互替代。很多朋友有一个误区，认为阿司匹林副作用大，就不愿吃阿司匹林，其实对于必须服用阿司匹林的疾病，是不能用任何药物代替的。在必要的情况下，可以用新型抗血小板药物替格瑞洛或氯吡格雷替换，但前提是不耐受阿司匹林，至少目前全世界没有药物可以作为首选代替阿司匹林。

丹参滴丸和阿司匹林的优缺点

丹参滴丸：以丹参为主药，祛瘀止痛，活血养血，清心除烦。辅以三七活血通脉，化瘀止痛。佐以冰片芳香开窍，行气止痛。诸药相配，共奏活血化瘀，芳香开窍，理气止痛之功。

主要功效：活血化瘀，理气止痛。

适用病症：用于气滞血瘀所致的胸痹，症见胸闷、心前区刺痛；冠心病心绞痛见上述症候者。

不良反应：胃肠道反应。

丹参滴丸主要用于冠心病的治疗。但冠心病本身是一个现代医学的名词，在各大指南也就是治疗冠心病的准则里面，并没有推荐冠心病可以吃丹参滴丸；而治疗冠心病的推荐药物里面有阿司匹林。所以，一个是指南推荐，一个并未出现在指南里。

当然，有人说中药就要按照中医的标准来，不能看西医指南。按照中医的标准，丹参滴丸用于胸痹，也是类似现代医学的心绞痛或心肌梗死。但丹参滴丸用于心肌梗死肯定没有效果，因为目前来说急性心肌梗死只能通过溶栓或支架抢救，并加强抗血小板药物阿司匹林＋氯吡格雷或替格瑞洛，单靠丹参滴丸肯定不行。

使用丹参滴丸时，最好找中医看看能不能使用在一些接近冠心病症状或中医诊断的疾病中。通过活血化瘀来控制类似冠心病的症状的加重，这可能是丹参滴丸的优点。预防在先，避免冠心病加重，避免冠心病心肌缺血发生，不治已病，治未病。

阿司匹林的出现挽救了无数人的生命，久经考验，在心血管领域的地位至今无人撼动。阿司匹林能抗血小板聚集，防止斑块破裂时形成血栓，以起到预防心肌梗死的作用。

临床研究显示，心绞痛患者服用阿司匹林，可使各种心血管事件的发生率和死亡率下降 1/3。不稳定性心绞痛患者服用阿司匹林，获益更多，可使心肌梗死的发生率和死亡率降低 50% 左右。陈旧性心肌梗死，在服用阿司匹林期间，如果停用阿司匹林，再次心肌梗死的风险会升高 1 倍左右。

医生在临床中总能遇到私自停用阿司匹林的冠心病患者，结果发生了心肌梗死，有的甚至猝死。

阿司匹林的副作用一直是患者不愿意吃阿司匹林的原因，这就要求把握吃阿司匹林的原则，该吃的一定要吃，不该吃的千万别吃。

总之，阿司匹林和丹参滴丸各有长处和缺点，不能相互替代。尤其对于有明确缺血性心血管疾病，比如冠心病、心肌梗死、心绞痛、心脏支架、心脏搭桥、脑梗死等的患者，更不能用丹参滴丸代替阿司匹林。

星语星愿

丹参滴丸（包括其他任何中成药或中药）代替不了阿司匹林，当然，阿司匹林也代替不了丹参滴丸（包括其他任何中成药或中药）。

Q&A

担心阿司匹林有副作用，可用丹参滴丸代替阿司匹林吗？

A. 不可以　　B. 可以

（答案：A）

09 阿司匹林和他汀只需要吃一种？

辟谣：阿司匹林和他汀缺一不可。

心血管疾病患者总问："吃了阿司匹林干吗还得吃他汀？只吃一种行不行？"

我每次给患者解释的时候，喜欢把这两种药物比作董永和七仙女，是天仙配，谁也离不开谁。为什么我把阿司匹林＋他汀比作董永与七仙女呢？

阿司匹林是抗血小板聚集的药物，可以简单理解为不让血小板抱团止血，让血稀一些，不容易凝固。这也是为什么吃阿司匹林的人皮肤破了流血不容易止血，也容易发生出血。

血小板是干什么的呢？

举个例子，我们的手破了，为什么按一会儿就能止血呢？因为血小板参加了止血，血小板聚集后，形成血块就会帮助我们止血。这种血块如果发生在血管内部，就叫血栓。

心血管疾病大都是动脉粥样硬化加重血管狭窄，血管狭窄是因为血管里面有斑块，当斑块破裂，身体马上给血小板发出信号，出血了，赶紧止血，这时候血小板就会聚集在一起开始止血。可是止血的时候难免形成血块，也就是血栓。这个血块很快就会把斑块的血止住，可是同时也把血管堵死了，堵死在心血管就是心肌梗死，堵死在脑血管就是脑梗死。

所以，吃阿司匹林的目的就是不让血小板聚集，从而减少血栓形成，减少血栓形成的目的就是预防心肌梗死、脑梗死。

上面说了，斑块破裂，血小板就会参与止血，就会形成血栓，就会发生心梗、脑梗。那我们别让斑块破裂不就得了吗？可以啊！人类其实蛮聪明的，科学家比普通人聪明得多，于是他汀就出现了。

在大家的印象中，他汀是降血脂的药物。没错，这就好比几十年前人们认为阿司匹林只是退热、止痛药一样。他汀确实是降低总胆固醇、低密度脂蛋白胆固醇、甘油三酯等坏血脂的药物，从这一点上讲，他汀降低坏血脂后就能预防心血管疾病，但他汀的作用不仅如此。他汀更主要的作用是抗炎、稳定斑块、防止血管内斑块破裂。

人的身体之所以会发生动脉粥样硬化加重引起心血管疾病，一方面和"血管垃圾"堆积有关系；另一方面和血管内壁的炎症反应有关系。而他汀不仅能够延缓这些"血管垃圾"的形成，还能够抗炎，稳定这些斑块。减少了"血管垃圾"，阻止了血管内壁的炎症反应，稳定了血管内的斑块，自然就不容易发生心血管疾病，不容易发生斑块破裂，这样心梗、脑梗的发生率自然也会降低。

有人又问了，既然能稳定斑块，只吃他汀就行了，干吗还要吃阿司匹林？

绝大多数药物只是降低风险，他汀也一样，只是降低斑块破裂的风险，而不能百分百防止斑块破裂。所以，这是双保险，一旦他汀没有稳定住病情，还有阿司匹林在后面兜着呢。

他汀就像七仙女，稳住斑块，别让斑块出事，管好家；阿司匹林就像董永，抗击血小板聚集，打打杀杀，防止血栓形成，流血的事情男人来做。即便他汀这个七仙女没有稳住斑块，使斑块破了，血栓形成了，还有阿司匹林在后面兜着呢。

因此，预防和治疗心血管疾病，阿司匹林＋他汀是最佳组合。

有人肯定会抬杠，最后董永和七仙女不是没在一起吗？对呀，正因为没在一起，所以才不幸福。

星语星愿

阿司匹林和他汀都是心血管疾病的基础用药，两者是黄金搭档，不可分。

Q&A

对于缺血性心血管疾病，阿司匹林和他汀只选一种就可以？

A. 对　　B. 不对

（答案：B）

10 服用阿司匹林和他汀为什么还会发生心绞痛?

辟谣: 阿司匹林和他汀并不能直接缓解心绞痛。

门诊来了一位患者张先生,50 岁,男性,一个月前确诊冠心病,后来医生给他开了阿司匹林和他汀。张先生很配合治疗,坚持规律吃药,可是他发现吃完阿司匹林和他汀,还是发作心绞痛,尤其是活动、上楼、快走后就会发作。

张先生是我朋友的哥哥,特意找到我,我给张先生做了检查,血压为 154/96 mmHg,心率为 88 次 / 分。我说血压有点高,心率太快,都需要控制,控制后才可能把心绞痛控制好。

张先生说,既然阿司匹林和他汀都不能控制心绞痛,副作用还这么大,那就别吃了。

为什么吃着阿司匹林和他汀还会发生心绞痛? 还有必要吃吗?

首先我要重申一次,对于明确的缺血性心血管疾病,比如冠心病、心绞痛、心肌梗死、心脏支架、心脏搭桥、脑梗死、严重颈动脉狭窄等疾病,只要没有禁忌,都应该长期服用阿司匹林和他汀,并且注意监测副作用。

为什么吃着阿司匹林和他汀还会发生心绞痛?

阿司匹林能抗血小板聚集,预防血栓,预防心肌梗死;他汀能抗炎,稳定斑块,防止斑块破裂,预防血栓,预防心肌梗死。这两种药物只能预防"血管垃圾"加重,预防心血管狭窄加重,预防血栓,预防心肌梗死,并不是直接控制心绞痛的药物。

发生心绞痛的原因就是心血管严重狭窄,比如狭窄超过 75%。在运动、寒冷、劳累、激动、暴饮暴食等刺激下,心脏需要的氧就会增加,可是因为心血管狭窄了,不能满足心脏的需氧量,所以就会发生冠心病心肌缺血。也就是说,心肌缺氧表现出来就是心绞痛,比如胸痛、胸闷憋气、后背疼痛、心前区疼痛等症状。

阿司匹林和他汀并不能直接改善心血管狭窄，只能预防心血管狭窄进一步加重，所以即使吃着阿司匹林和他汀，一部分人因为心血管重度狭窄，还是会发生心绞痛。

既然不能控制心绞痛，为何还需要长期服用？

原因很简单，可以预防"血管垃圾"加重，预防斑块加重，预防心血管狭窄加重，预防心肌梗死。

所以，即使吃着阿司匹林和他汀还会发生心绞痛，我们也必须继续吃，因为不吃病情会加重得更快。

如何控制心绞痛？

控制心绞痛的基础就是预防心血管狭窄进一步加重，药物基础也就是服用阿司匹林＋他汀。

同时要控制"三高"。血压、血糖、血脂达标是控制心绞痛的根本，因为长期高血压、高血脂、糖尿病等疾病得不到控制，就会导致心血管狭窄加重，且高血压本身还会直接诱发心绞痛。

要控制血压和心率，血压目标：120/70 mmHg 左右；心率目标：静息下 60 次 / 分左右。因为血压高、心率快都会直接诱发心绞痛。张先生血压 154/96 mmHg、心率 88 次 / 分，明显高于理想水平，所以我给他加了控制血压及心率的洛尔类药物。

有时候我们会根据患者的具体情况来定，对于有些血管狭窄的患者，还需要加一点扩张血管的药物，比如单硝酸之类的；对于改善心肌缺氧的患者，可以加曲美他嗪等药物；对于血管痉挛的患者，可以加地尔硫䓬之类的药物。

如果药物都用全了，心率、血压都非常理想，但仍然心绞痛，那只能造影检查，必要时用支架或搭桥手术治疗。

经过 3 天的用药，张先生的心绞痛控制住了，所以也就不用支架或搭桥了。

阿司匹林和他汀是治疗冠心病的基础，虽然阿司匹林＋他汀并不能直接缓解心绞痛，但这就像一个房子的根基，也像一个人的双腿，非常重要，必不可少。

基石之首：阿司匹林

阿司匹林具有抗血小板聚集的作用，只要没有出现消化道溃疡，对阿司匹林不过敏，没有出血，所有的冠心病患者都应该长期服用阿司匹林。

另一基石：他汀

这是冠心病治疗的另一大基石，如果治疗冠心病有两条腿的话，那么他汀和阿司匹林就是这两条腿，缺任何一条都不行。

锦上添花：氯吡格雷和替格瑞洛

对于急性冠脉综合征或支架术后的朋友，这两个药并不陌生。虽然也是抗血小板聚集，但氯吡格雷和阿司匹林的作用机理不同，可以说是对抗血小板聚集的一个补充，协助阿司匹林。替格瑞洛是一个新产品，起效快，更适合急性冠脉综合征，但失效也快，需要一天服用 2 次。支架术后的朋友最少服用 1 年到 1 年半后，可停药。

扩张血管：硝酸酯类

包括硝酸甘油，急救心绞痛时使用，舌下含服，起效快。注意，打开瓶子后，有一定的保质期，3 ～ 6 个月会失效。单硝酸异山梨酯、硝酸异山梨酯及单硝酸异山梨酯缓释片，作用持续时间不同。对于心绞痛频繁发作的患者，可以加用。

缓解痉挛：地尔硫䓬

非二氢吡啶类钙离子通道阻滞剂是缓解心绞痛非常重要的药物，包括地尔硫䓬、地尔硫䓬缓释片。这类药物可以扩张血管，控制血压，减慢心率，改善心内膜下的供血，缓解冠脉痉挛，在心绞痛发作频繁时，效果较佳。

作用广泛：洛尔类药物

主要代表药物有酒石酸美托洛尔、琥珀酸美托洛尔、富马酸比索洛尔等，其目的是通过控制心率降低心肌耗氧量，在缓解心绞痛和控制心衰、预防心律失常上有着无可替代的作用。

心衰基石：普利和沙坦

普利（ACEI）和沙坦（ARB）两类药物虽说是降压药，比如福辛普利、依那普利、贝那普利、氯沙坦、缬沙坦、坎地沙坦等，但同时能够抑制心室重构，预防心脏扩大，急性心肌梗死后必须服用。这两类药物和洛尔合称治疗心衰的基石。

改善缺氧：曲美他嗪

曲美他嗪可以有效改善心肌代谢，增加氧的利用率，改善心肌缺氧，为缓解心绞痛提供了新的思路。

抗心绞痛：尼可地尔

属硝酸酯类药物，具有阻止细胞内钙离子游离，增加细胞膜对钾离子的通透性，扩张冠状血管，持续性增加冠状动脉血流量，抑制冠状动脉痉挛的作用，在扩张冠状血管时，并不影响血压、心率、心肌收缩力以及心肌耗氧量，是抗心绞痛的又一利刃。

中成药

速效救心丸、复方丹参滴丸等是对治疗冠心病的一个补充。

当然，并不是这些药物都必须使用，要根据每个人的具体情况，比如冠心病、心绞痛、心肌梗死、心衰、心脏支架、心律失常等，选择相对较少的药物，有效控制患者的病情。

星语星愿

心血管疾病的药物治疗非常讲究，看似就这几种药物，但具体用到每一个人身上，能有效地控制病情，还是非常复杂的。所以，任何一个心血管疾病患者，都应该在专业心血管医生指导下正规用药治疗。

Q&A

吃着阿司匹林和他汀就不会发作心绞痛？

A. 是　　B. 不一定，要看具体情况

（答案：B）

11 他汀是降脂药？

辟谣：他汀不仅仅是降脂药，它的作用比我们想象的大。

门诊有位白先生，既往心绞痛诊断明确，复查后各项指标都正常。白先生问是不是可以停一部分药物，尤其是他汀，因为他听人说他汀伤肝，副作用很大。现在血脂已经正常了，是不是就可以把他汀停掉了？

我说他汀可不能随便停，他汀不仅仅是降脂药这么简单。

我们多次说过，如果把心血管疾病的药物治疗比喻成一个人，阿司匹林是一条腿，他汀就是另一条腿。一个人只有同时拥有两条腿，才能站起来、走起来、跑起来。

他汀并不是一个药物，而是一大类药物，目前常见的他汀类药物有 7 种：洛伐他汀、辛伐他汀、普伐他汀、氟伐他汀、阿托伐他汀、瑞舒伐他汀、匹伐他汀。

他汀不仅仅是降脂药，还有 6 种作用

降低"坏"血脂——预防血管斑块

他汀类药物确实能够降血脂，尤其是降低"坏"血脂。血脂中有一项是低密度脂蛋白胆固醇，这种血脂升高后，就会明显增加血管斑块的风险。研究显示，每降低 1% 的低密度脂蛋白胆固醇，心血管疾病的风险会降低 1%，足见低密度脂蛋白胆固醇"坏"的程度。

他汀通过降低低密度脂蛋白胆固醇这个"坏"血脂，起到控制和延缓斑块的作用，从而预防和控制心血管疾病。

升高"好"血脂——预防血管斑块

严格地说，他汀不是降脂药，而应该是调脂药。因为他汀不仅能降低低密度脂蛋白胆固醇，还能够升高高密度脂蛋白胆固醇。高密度脂蛋白胆固醇能够预防和控

制斑块的加重，对人体有益。因此，高密度脂蛋白胆固醇高一点好。他汀在降低低密度脂蛋白胆固醇这个"坏"血脂的同时，还能升高高密度脂蛋白胆固醇这个"好"血脂，从两个维度来预防斑块加重，预防和控制心血管疾病。

所以，他汀类药物是调脂药物，而不仅是降脂药。

抗炎——保护血管

他汀类药物除了调整血脂外，还可以抗炎。

血管内皮在很多因素刺激下，容易发生炎症反应。炎症反应发生并加重后，就会加重动脉粥样硬化，从而加重心血管疾病。他汀类药物能够抗炎，减少血管内皮的炎症反应，进而延缓和控制动脉粥样硬化的加速和加重。

所以，他汀类药物还是抗炎保护血管的药物。

稳定斑块——预防血栓

心肌梗死和脑梗死的本质就是血栓，血栓的前身就是斑块，他汀类药物能够降低"坏"血脂，升高"好"血脂，并且还能抗炎保护血管，预防斑块加重。

但有的斑块照样会形成，不稳定的斑块破裂后就是血栓，血栓堵塞在心血管就是心肌梗死，堵塞在脑血管就是脑梗死。他汀类药物能够稳定斑块，防止斑块破裂，把不稳定的斑块逐渐变成稳定的斑块，从而预防血栓，预防心肌梗死和脑梗死。

降低甘油三酯

血脂除了包括胆固醇系列，还包括甘油三酯，控制胆固醇需要他汀类药物，控制甘油三酯需要贝特类药物。甘油三酯升高也会增加心血管疾病的风险。

当甘油三酯高于 5.6 mmol/L 的时候，需要启动贝特类药物治疗；但当胆固醇和甘油三酯同时升高，低密度脂蛋白胆固醇升高，甘油三酯没有超过 5.6 mmol/L 时，建议使用他汀类药物。因为他汀类药物不但能降低低密度脂蛋白胆固醇，还能降低甘油三酯。

清除血管内凋亡细胞

《自然》杂志曾报道，他汀能帮助身体清理凋亡细胞。他汀进入体内后，能够清理掉血管中残余的凋亡细胞，避免因凋亡细胞出现血管残留斑块，对预防血栓会更有益处。

　　总之，他汀类药物并不是简单的降脂药，它能降低"坏"血脂，升高"好"血脂，抗炎，稳定斑块，降低甘油三酯，清除凋亡细胞。从这 6 个方面来预防和控制心血管疾病。

　　白先生听完我的解释，明白了他汀类药物对于一个心血管患者的重要性，知道了以后千万不能随便停用他汀类药物。对于明确的心血管疾病患者来说，即使血脂正常，低密度脂蛋白胆固醇已经降到 1.8 mmol/L 以下，也不能停用他汀类药物。

星语星愿

　　他汀类药物不仅是降脂药，更是调脂药，是抗炎药，是稳定斑块、预防血栓的药物。

Q&A

明确的心血管疾病患者，胆固醇恢复正常，就能停用他汀？

A. 可以　　B. 不能

（答案：B）

12 他汀越贵越好吗？

辟谣：要根据低密度脂蛋白胆固醇的结果来判断。

经常有人问我：在这么多的他汀类药物中，到底应该选择哪一种呢？哪一种他汀是比较好的呢？是选择进口还是国产的他汀呢？

其实并没有具体哪一种他汀是最好的。如果有最好的他汀，别的他汀可能就没有存在的必要了。各种他汀在价格、副作用、降脂力度、稳定斑块的强度等方面都不一样，没有所谓哪种他汀是最好的，只有最适合自己的。所以，选择他汀的时候必须因人而异。

降血脂一定要选第三代他汀？

7种他汀分为三代，第一代：洛伐他汀、辛伐他汀、普伐他汀；第二代：氟伐他汀；第三代：阿托伐他汀、瑞舒伐他汀、匹伐他汀。

相对来说，第三代他汀降脂能力最强，但我们在具体选择药物的时候，并不是马上选择最强的第三代降脂药。因为第三代药物不仅贵，而且很多城市或农村并不一定能买得到。所以，如果是单纯的降低胆固醇或降低低密度脂蛋白胆固醇，那么我们需要根据服药后复查低密度脂蛋白胆固醇是否能达标来判断服用哪一种他汀。

高胆固醇不像高血压或糖尿病那样，会在短期内发生急性危险，胆固醇对人体的损害是相对慢性的、长期的，这样就给我们留了一定时间去选择药物。比如，发现胆固醇升高，选择了第一代他汀，服用 1～3 个月后，复查低密度脂蛋白胆固醇恢复正常，那么就说明第一代他汀可以继续服用。如果复查低密度脂蛋白胆固醇并未能恢复正常，那么说明力度不够，应该选择第二代或第三代他汀来降血脂。

当然，对于有明确心血管疾病的患者，比如已经有冠心病、心绞痛、心肌梗死、心脏支架、心脏搭桥、脑梗死等情况，最好选择第三代他汀。一方面，低密度脂蛋白胆固醇的目标是低于 1.8 mmol/L，本身就需要强化降脂，所以要选择第三代他汀来强化降脂；另一方面，他汀在这时候不仅仅是降脂药物，还具有抗炎、稳定斑块的作用。对于这些疾病的患者，抗炎，稳定斑块，就是预防"血管垃圾"增加，预防血管狭窄加重；预防斑块破裂，就是预防血栓，预防心肌梗死和脑梗死，所以这时候尽量选择第三代他汀。

进口他汀一定比国产他汀好？

大部分他汀都有国产和进口的区别，那么到底选择哪一种呢？还是一个原则，低密度脂蛋白胆固醇说了算。同样的他汀，如果国产的能把低密度脂蛋白胆固醇降到预期理想水平，就继续服用国产的。

同属第三代他汀的阿托伐他汀 vs 瑞舒伐他汀

降脂效果

在同等降脂效果下，常规推荐剂量是：瑞舒伐他汀 10 mg，阿托伐他汀 20 mg（这是两种药物的常规推荐剂量，并不是说阿托伐他汀的剂量比瑞舒伐他汀的剂量大）。两者均能降低低密度脂蛋白胆固醇 30% ～ 40%。从这一点上讲，阿托伐他汀和瑞舒伐他汀旗鼓相当。

稳定斑块

阿托伐他汀 20 mg，瑞舒伐他汀 10 mg，都能明显稳定斑块，两者棋逢对手。

抗炎

在抗炎这一功能上，阿托伐他汀与瑞舒伐他汀不分伯仲。

肌肉毒性

在肌肉毒性方面，瑞舒伐他汀相对来说更容易引起肌肉损伤，阿托伐他汀则更安全。但没有绝对安全的他汀，都需要监测副作用。

肝毒性

国际报道称他汀导致的肝功能受损发生率只有 0.2% ~ 2%，但中国人服用他汀后肝酶升高概率远高于国外，达到 3% ~ 5%，可能与国人脂肪肝发病率、肥胖、高甘油三酯血症发病率都很高有关系。

所有他汀类药物禁用于活动性肝病、失代偿性肝硬化及急性肝衰竭、不明原因肝酶持续升高和任何原因导致血清肝酶升高超过 3 倍正常上限的患者，阿托伐他汀和瑞舒伐他汀也不例外。

相对来说，瑞舒伐他汀对肝脏影响小，但没有绝对安全的他汀，都必须定期复查。

肾毒性

研究表明，阿托伐他汀对肾脏影响较小。患肾脏疾病时，阿托伐他汀无须调整剂量。轻度和中度肾功能损害的患者无须调整瑞舒伐他汀剂量，而重度肾功能损害的患者应禁用本品。

总之，在临床上选择他汀时，并不是越贵越好，也不是进口的就好，要根据具体情况，尤其是参考低密度脂蛋白胆固醇的水平来决定。

星语星愿

药物并非越贵越好，能达到治疗效果才重要。

Q&A

降血脂一定要选择第三代他汀？

A. 是的　　B. 不一定，要根据降脂目的选择不同的他汀，主要的是参考低密度脂蛋白胆固醇的水平

（答案：B）

13 他汀副作用太大，不能长期服用？

辟谣：不对。做到下面提到的那几点，减少他汀副作用，该吃还得吃。

门诊来了一位心梗复诊的患者，进门就问我：既然他汀有这么多副作用，为啥不去改进，或者改用别的药物或保健品替代呢？

我来解释一下，任何药物都有副作用，研究者们都在改进药物，都在尽可能地减少副作用，但很难把一种药物的副作用减少到零。

其他的降脂药虽然也可能把血脂降到正常水平，但他汀类药物对于心血管疾病的作用并不仅仅是降血脂，更有抗炎、稳定斑块等作用，这是别的药物无法完全替代的。至于保健品、食品，更不能替代药物，如果保健品或食品都能替代药物，人类就不会发明这些药物了。

他汀类药物的常见副作用

肝功能损伤，转氨酶升高

理论上他汀类药物会造成一少部分人肝功能损伤，表现为转氨酶升高，但他汀并不是肝毒性药物，对于绝大部分人来说是安全的。他汀造成的肝功能转氨酶升高，一般是可逆性的，也有部分是一过性的。在患者服用他汀期间，一定要做好必要的复查，如果转氨酶高于 3 倍，需要停用他汀类药物。大部分转氨酶升高的人停药后，转氨酶都能恢复正常。

肌肉损伤，肌酸激酶升高

理论上他汀会造成肌肉损伤，导致肌酸激酶升高，肌肉疼痛，甚至肌溶解。研究发现，在服用他汀开始治疗后，发生肌病的平均时间为 18 个月，其中，36% 的病例发生于用药后 6 个月内。研究还发现，华裔发生肌病风险是欧洲人的 10 倍；女性、老年人、低体重指数的人、接受降糖药物治疗的糖尿病患者的肌病风险会增加。

所以，在服用他汀期间一定要定期复查肌酸激酶，同时观察自己是否有乏力、全身肌肉酸痛等表现，如果有，及时抽血复查。如果肌酸激酶超过正常参考值4～5倍，在不能排除药物副作用时，应考虑停药；如果超过10倍，要立刻停药，以免造成不可逆的后果。

血糖升高

长期服用他汀可能会影响血糖代谢，但只是会在少部分患者身上发生，尤其是那些本身有潜在糖尿病的患者。

服用大剂量他汀，与服用常规剂量相比，糖尿病发病率会增加12%。

有人就说了，心血管疾病还没治好，又出现糖尿病，那不会加重心血管疾病吗？到底还能不能继续吃他汀？

根据对9万多名患者的研究，发现服用他汀类药物4年，每255人中会增加1例糖尿病患者，但可以预防5.4例心血管疾病事件发生。也就是说，长期服用他汀，虽然个别患者会发生糖尿病，但能预防更多心血管疾病的发生，预防更多心肌梗死、脑梗死的发生。所以，对于必须服用他汀的人来说，即使发现血糖升高，也不能随便停用，而是要用正规方法控制血糖。

那么，吃哪一种他汀不会导致糖尿病呢？

目前并没有绝对不会导致糖尿病的他汀，不过，欧美的研究人员曾做过对比研究，发现匹伐他汀对于血糖的影响比较小。但并不是说匹伐他汀就不会导致血糖升高，只是风险相对较低，所以，即使选择匹伐他汀，也需要监测血糖。

几乎所有的药物都或多或少有一定的不良反应或副作用，我们老祖宗也说了"是药三分毒"。所以，首先我们必须明确，吃药是没有办法的事情，如果能通过非药物的方法控制病情，或治疗疾病，那当然不用吃药了。但是很多疾病单纯通过非药物的方法根本无法控制或治疗，而是必须吃药。吃药的时候确实有潜在不良反应或副作用的风险，不过这些不良反应或副作用只发生在极少数人身上，大家无须夸大、畏惧副作用，更不能因为担心药物有副作用而拒绝吃药，那样的话很多疾病都无法得到控制。

如何降低他汀副作用？

该吃时就吃，不该吃就别吃

要不要吃他汀，要医生说了算，不能随便听七大姑八大姨或者隔壁李大爷王大妈的建议。这么重要的处方药，是心血管疾病的最基础用药，千万不能私自乱吃。

对于有明确心血管疾病，比如冠心病、心绞痛、心肌梗死、心脏支架、心脏搭桥、脑梗死、严重颈动脉斑块等疾病的患者，如果没有禁忌，需要长期服用他汀。其他情况是否需要，应该经专业医生评估后决定。

不要随便加大剂量

有人发现服用他汀后低密度脂蛋白胆固醇没有达标，于是就把他汀加量。研究发现，他汀加大剂量后，会明显增加肝脏损伤、肌肉损伤、血糖升高的风险。所以服用他汀，一般选择常规推荐剂量。

他汀种类不同，推荐剂量也不同，比如：洛伐他汀推荐起始剂量是 20 mg，辛伐他汀推荐起始剂量是 20 mg，普伐他汀推荐起始剂量是 10 mg，氟伐他汀推荐起始剂量是 40 mg，匹伐他汀推荐起始剂量是 2 mg，阿托伐他汀推荐起始剂量是 20 mg，瑞舒伐他汀推荐起始剂量是 10 mg。

他汀之间不能直接比较剂量，并不是说阿托伐他汀的剂量比匹伐他汀大 10 倍。推荐起始剂量的意思就是 20 mg 的阿托伐他汀相当于 10 mg 的瑞舒伐他汀，也相当于 2 mg 的匹伐他汀。

做好定期复查

做好定期复查是降低副作用风险的重要手段。一定要做好监测，比如，吃药前了解一下自己的转氨酶、肌酸激酶、血糖指标，吃药后 1 个月、3 个月、6 个月、1 年，分别需要定期复查肝功能转氨酶、肌酸激酶、血糖。当转氨酶高于 3 倍时，建议停药；当肌酸激酶高于 5 ～ 10 倍时，建议停药；当血糖升高时，一般不建议马上停药，他汀能给患者带来的好处大于新发糖尿病带来的坏处，所以建议控制血糖治疗。

不要喝酒

在医院，经常会有患者问：放了支架能不能喝点酒？心梗好了能不能喝点酒？

所有人都有一个毛病：好了伤疤忘了痛。

喝酒会增加高脂血症、高血压、动脉粥样硬化的风险，最终增加心血管疾病的风险。一边吃着药降低疾病风险，一边又喝着酒增加疾病风险，您这是何苦呢？

吃着他汀喝着酒，不但会降低预防疾病的作用，同时会增加肝脏的负担，增加副作用风险，所以服用他汀时不能喝酒。

部分他汀尽量不要与有些药物或西柚同时使用

我们经常能看到，吃他汀不能吃西柚。这是为什么呢？

简单来说，就是有些他汀要经过某条路，才能按时排出体外，可是现在西柚在那儿建了一个收费站，要收过路费，他汀又不愿意交，这么讨价还价，最终还是让他汀过去了。但没有按时过去，他汀在体内停留时间过长，从而增加了药物毒副作用风险。

部分他汀，比如洛伐他汀、辛伐他汀、阿托伐他汀，更是受 CYP3A4 酶的影响。西柚汁常规饮用量（250 mL）对他汀类药物影响相对较小，无临床意义。

如果服用洛伐他汀、辛伐他汀、阿托伐他汀这 3 种他汀，同时服用大量西柚汁，可能会增加他汀副作用风险。所以，为了安全起见，服用这 3 种他汀期间尽量避免吃西柚。

阿托伐他汀的说明书指出，"西柚汁……增加阿托伐他汀的血浆浓度，尤其当摄入大量柚子汁时（每天饮用量超过 1200 mL）"，想想我们谁一天能喝这么多西柚汁？

降压药

有人说服用他汀期间不能吃降压药，这纯属无稽之谈。高血压和高脂血症患者经常要同时服用他汀和降压药；而心血管疾病患者，更是常常要同时服用常用降压药和他汀。所以，在临床中他汀经常和降压药一起服用。

避免服用的其他药物

虽然在说明书中未提到他汀与降压药会相互产生作用，但他汀和环孢霉素、克拉霉素、HIV 蛋白酶抑制剂、伊曲康唑、烟酸类制剂等一起服用时，可能会增加药物在体内的血药浓度，增加发生肌肉损害的风险。

他汀与地高辛合用时，会升高地高辛的血药浓度。

他汀与口服避孕药合用时，会升高避孕药的血药浓度，应注意。

在服用他汀期间，还服用维拉帕米，肌病风险会增加 8 倍。

如果他汀与烟酸或地尔硫䓬合用，肌病风险会增加 3 倍。

如果他汀与洛尔类药物或利尿剂合用，肌病风险会增加 68% ～ 76%。

在服用他汀期间，如果你正在服用这些药物，应该仔细观察，定期复查，及时发现，避免损害。

总之，他汀和其他所有的药物一样，都有潜在的不良反应或副作用，我们无须夸大药物副作用。但我们需要重视，做好药物安全工作，让药物更好地为我们服务。

星语星愿

重视药物副作用，不代表畏惧，不代表拒绝。

Q&A

他汀有副作用，不能长期吃？

A. 是的　　B. 任何药物都有副作用，能不能长期吃，要看是否有必要长期吃，同时做好监测

（答案：B）

14 血脂不达标要加大他汀用量？

辟谣：联合用药才安全。

在医院遇到的一些心血管疾病的患者，尤其是心肌梗死、脑梗死、心脏支架、心脏搭桥等患者，有一个特点，那就是低密度脂蛋白胆固醇没有降到理想水平。低密度脂蛋白胆固醇是坏血脂，如果不能把它降到理想水平，就会大大增加心血管疾病的风险。

心血管疾病患者的低密度脂蛋白胆固醇最好降到 1.8 mmol/L 以下，极高危的人群甚至要降到 1.4 mmol/L 以下。

但对于很多患者，单纯使用他汀后并不能把低密度脂蛋白胆固醇降到 1.8 mmol/L 这个理想水平，应该怎么办？

血脂不达标怎么办？

加大他汀的用量？

不可取！因为他汀加大用量后，降脂作用增加不明显，却明显增加出现副作用的风险，所以目前并不建议加大他汀类药物的使用总量。

直接使用所谓的"降脂疫苗"？

不行！ PCSK9 抑制剂是一种比较新型的降脂药，2～4 周注射一次（还有一种可以半年注射一次，但目前国内少有），平均能降低 50% 以上的低密度脂蛋白胆固醇水平，效果是值得肯定的。

但 PCSK9 抑制剂并不是疫苗，疫苗是接种于人体可产生特异的自动免疫力，可抵御传染病发生或流行的生物制剂，比如新冠疫苗、流感疫苗、乙肝疫苗等。注射疫苗后，免疫系统便会依循其原有的记忆，制造更多的保护物质来阻止病原菌的伤害。也就是说，注射了疫苗以后，如果疫苗起效，理论上以后就不会发生疫苗保护的这种疾病。

PCSK9 抑制剂主要用于使用他汀类药物不耐受或治疗效果不理想（血脂控制不达标）的患者。

最新建议

欧洲动脉粥样硬化学会发布声明，明确对高危和极高危高血脂患者的用药建议：

（1）所有高危和极高危高血脂患者，首先要接受他汀类药物治疗，且是最大可耐受剂量的高强度他汀治疗。

什么意思呢？对于高危的或极高危的高血脂患者，要管理血脂，使用降脂药，首选的就是他汀类药物，而不是别的药。

（2）极高危患者经他汀单药治疗后低密度脂蛋白胆固醇一般不太可能达标，以及家族性高胆固醇血症患者，应首选他汀联合依折麦布治疗，来降低低密度脂蛋白胆固醇水平。如果低密度脂蛋白胆固醇水平仍较高，可考虑加用 PCSK9 抑制剂。

什么意思呢？对于极高危的患者，一般要求低密度脂蛋白胆固醇降到 1.8 mmol/L 以下，那么单纯使用他汀，即使是第三代他汀，也很难把低密度脂蛋白胆固醇降到理想水平。这时候建议在他汀基础上联合使用依折麦布。记住了，是依折麦布，而不是别的降脂药。

如果使用了他汀＋依折麦布后，低密度脂蛋白胆固醇仍不能达标，这时候才考虑加用 PCSK9 抑制剂。

依折麦布是通过抑制肠道对胆固醇的吸收来降低胆固醇的，所以没有他汀常见的那些副作用，但依折麦布并不能直接替代他汀。原因我们前面说过了，只有他汀能调脂、抗炎、稳定斑块，直到目前为止其他的降脂药都不能直接代替他汀。

哪些人是高危患者？哪些人是极高危患者？

高危患者

（1）低密度脂蛋白胆固醇 > 4.9 mmol/L，或没吃降压药之前血压 ≥ 180/110 mmHg；

（2）经过心血管医生评估，未来 10 年致死性心血管疾病风险评分为 5%～10%；

（3）家族性高胆固醇血症患者；

（4）10 年以上的糖尿病患者；

（5）中度慢性肾脏病。

这些患者的低密度脂蛋白胆固醇理想水平是：< 1.8 mmol/L，且较基线水平降幅≥ 50%。

极高危患者

（1）具有明确的缺血性心血管疾病，比如冠心病、心绞痛、心脏支架、心脏搭桥、脑梗死等；

（2）未来 10 年致死性心血管疾病风险评分≥ 10%；

（3）家族性高胆固醇血症合并心血管疾病；

（4）重度慢性肾脏病；

（5）糖尿病合并微量白蛋白尿、视网膜病变、神经病变等。

这些人的低密度脂蛋白胆固醇理想水平是：< 1.4 mmol/L，且较基线水平降幅≥ 50%。

正在服用他汀，但低密度脂蛋白胆固醇没有达标，怎么办？

仍然继续服用他汀类药物，在他汀基础上加用依折麦布，或加 PCSK9 抑制剂；如果仍未达标，建议服用他汀＋依折麦布＋ PCSK9 抑制剂。

总之，我们应该重视高脂血症，尤其重视低密度脂蛋白胆固醇。对于高危患者、极高危患者，更应该把低密度脂蛋白胆固醇降到理想水平。但降低低密度脂蛋白胆固醇并不等于加大他汀用量，而是选择联合用药，从而把心血管疾病风险降到最低，也把用药副作用风险降到最低。

星语星愿

他汀降脂不达标，不能加大他汀用量，以免增加他汀副作用。

Q&A

他汀降脂不达标，可以加大他汀用量？

A. 可以　　B. 不可以

（答案：B）

15 他汀必须晚上服用吗？

辟谣：不一定，要看是第几代他汀。

我在门诊遇到过一位长期服用他汀的患者，他吃的是辛伐他汀，可是血脂基本上没有降低。后来询问得知，他是白天吃他汀。

我告诉他，辛伐他汀这个药，一定要晚上吃才有效。

辛伐他汀为什么要晚上吃？

胆固醇主要是由肝脏合成的，肝脏有甲基戊二酰辅酶A（HMG-CoA）才能产生胆固醇，他汀主要是通过抑制甲基戊二酰辅酶A（HMG-CoA）来阻断胆固醇的合成，从而降低胆固醇。简单来说，他汀的作用就是不让这种酶出来工作，于是胆固醇就产生得少了。

这种酶上夜班，也就是晚上出来工作产生胆固醇。由于第一、二代他汀工作时间都短，所以他汀也得上夜班。晚上吃完他汀，正好阻止这种酶合成更多的胆固醇，把这个酶抵挡住，从而降低胆固醇。

辛伐他汀、普伐他汀、洛伐他汀、氟伐他汀等第一代和第二代他汀半衰期比较短，所以需要晚上服用，以便有较高浓度，起到比较好的降脂效果。

当然，医学是不断发展的，人类发现这些麻烦后，就不断地研究，寻找作用时间长的他汀。于是有了第三代他汀，作用时间比较长，已经无须晚上吃了。阿托伐他汀、瑞舒伐他汀以及匹伐他汀半衰期长达十几个小时，不一定要晚上服，白天服用也是可以达到良好效果的。所以第三代他汀：阿托伐他汀、瑞舒伐他汀、匹伐他汀，白天和晚上吃效果一样。

他汀能不能隔一天吃一次？

在使用他汀类药物时，并没有隔一天吃一次这种说法。尤其对于有明确的缺血性心脑血管疾病的人，不能隔一天吃一次。当然对于单纯降血脂的人，如果隔一天吃一次他汀，自己的血脂也能长期达标。

他汀能不能吃一半？

他汀能不能吃一半也是由低密度脂蛋白胆固醇决定的，比如瑞舒伐他汀，有10 mg一片的，也有5 mg一片的，那么5 mg一片的就是10 mg一片的一半。

至于能不能吃半量，道理一样，吃半量的前提是低密度脂蛋白胆固醇能够达标。如果吃半量低密度脂蛋白胆固醇不能达标，那就吃全量。如果吃全量仍不能达标，那就联合别的降脂药一起吃。

总之，他汀是晚上吃还是白天吃，要看第几代他汀；他汀能不能隔一天吃一次或吃半量，是由低密度脂蛋白胆固醇的水平决定的。

星语星愿

他汀类药物不一定必须晚上吃，第三代他汀白天或晚上吃都可以。

Q&A

他汀类药物必须晚上吃？

A. 是　　B. 不是，第三代他汀白天或晚上吃都可以

（答案：B）

16 硝酸甘油不能长期服用？

辟谣：可以长期服用。

23 床患者出院，他是一位心绞痛患者。

发病的时候含服数次硝酸甘油就能很快缓解，但是后来每天发作数次，不得不住院造影。经支架治疗后，即使活动后也不再发作心绞痛了。

患者说："平时服用硝酸甘油效果挺好的，以后还能服用吗？"

我说："近期肯定不用了，因为已经做完治疗，不会发生心绞痛了。但以后很难说，如果犯病，肯定还要含服。"

患者说："那能不能发明一种硝酸甘油，作用时间长一点。硝酸甘油虽然起效快，但很快就没有效果了。"

我说："当然有长效硝酸甘油，而且这次出院还给你带了。"

硝酸甘油能够扩张血管，让血流通畅，缓解心绞痛，用于急救。硝酸甘油的两个兄弟——单硝酸异山梨酯片和硝酸异山梨酯片就是作用时间比硝酸甘油长的药物，可用于预防。

硝酸甘油是救命药，同时也是警报器。一旦使用了硝酸甘油，需尽快去医院进一步诊治，并调整治疗方案。有明确的冠心病、陈旧性心肌梗死、支架术后、搭桥术后、没有得到有效控制的心绞痛等患者需要随身携带硝酸甘油。

硝酸甘油很容易失效

（1）硝酸甘油片挥发性强，过热、见光都极易分解失效，因此应用棕色药瓶避光保存。

（2）硝酸甘油片的有效期一般为 1 年，开瓶后其药效期一般为 3～6 个月，对随身携带的药物应及时定期更换。

（3）受体温影响，硝酸甘油较易分解，因此不要把药装在贴身的衣服口袋内，不要大量存放。

如何判断硝酸甘油是否有效？

硝酸甘油显效：用药后 3 分钟内，心绞痛消失或基本缓解。

硝酸甘油有效：用药后 3～5 分钟，心绞痛消失或基本缓解。

硝酸甘油无效：用药后 5 分钟以上，心绞痛逐渐缓解或无改善。

如含服完 5 分钟后才能缓解，有一种可能性是药物本身在这个人身上没有作用，另一种可能性是患者并不是冠心病心绞痛。

硝酸甘油虽然起效很快，但作用时间较短，在必要的情况下，需加用长效的硝酸甘油。

长效的硝酸甘油

(1) 单硝酸异山梨酯片，分为平片和缓释片。

平片 30～60 分钟起效，维持 3～6 小时，一天 2 次。

缓释片 60～90 分钟起效，维持 12 小时，一天 1 次。

(2) 硝酸异山梨酯片，分为平片和缓释片，舌下含服，静脉。

平片 15～40 分钟起效，持续 2～6 小时，一天 2～3 次。

缓释片 60 分钟起效，维持 12 小时，一天 1 次。

长效硝酸甘油如何起作用？

(1) 降低心肌氧耗量。扩张静脉血管，减少回心血量，使心脏前负荷和室壁张力下降；扩张外周阻力小动脉，使动脉血压和心脏后负荷下降，两者均可降低心肌氧耗量。

(2) 扩张冠状动脉和侧支循环血管，使冠状动脉血流重新分布，增加缺血区域尤其是心内膜下的血液供应。在临床常用剂量范围内，不会引起微动脉扩张，可避免冠状动脉窃血现象发生。

（3）降低肺血管床压力和肺毛细血管楔压，增加左心衰竭患者的每搏输出量和心输出量，改善心功能。

（4）抗增殖、改善冠状动脉内皮功能和主动脉顺应性、降低主动脉收缩压等机制，亦可能在硝酸酯的抗缺血和改善心功能等作用中发挥协同效应。

哪些人需要服用长效的硝酸甘油？

（1）并不是所有的冠心病患者都要长期服用长效的硝酸甘油，一般情况下，只有在心绞痛反复发作的情况下才使用长效的硝酸甘油扩张血管，减少心绞痛发作。

（2）急性心肌梗死，血压正常的患者。

（3）稳定性心绞痛患者。

（4）不稳定性心绞痛患者。

（5）冠脉严重狭窄患者。

（6）部分心衰患者。

哪些人不能使用硝酸甘油？

（1）青光眼患者。青光眼患者服用硝酸甘油后会使眼压进一步升高，眼痛加剧，甚至出现更严重的反应。

（2）急性下壁伴右室心肌梗死或急性广泛前壁心肌梗死伴心源性休克，因为硝酸甘油会使血压降得更低。

（3）肥厚型梗阻性心肌病患者，硝酸甘油会引起晕厥、猝死，应尽量避免使用。

（4）脑出血、颅内压增高患者，硝酸甘油会扩张脑血管，使原有病情加重，因此应慎用。

（5）正在服用伟哥药物的患者，会引起严重低血压甚至猝死。

服用硝酸甘油的注意事项

（1）硝酸甘油片不宜吞服，而应放在舌下含化。用药剂量要正确，初次含服硝酸甘油时应从小剂量开始，一般为 1 片。

（2）硝酸甘油含服时应快速溶化，而且略带甜味，舌下稍有烧灼感。

（3）发生心绞痛时，立即舌下含硝酸甘油 1 片，若不见效或疗效不明显，可隔 5 分钟后再含 1 次，最多可连续含服 3 次。若疗效仍然不明显，立即拨打 120，此时怀疑是急性心肌梗死。

（4）长期服用长效硝酸甘油（硝酸异山梨酯片或单硝酸异山梨酯片）必须有空白期，即 24 小时内，白天吃了，晚上就别吃；晚上吃了，白天就别吃。因为如果白天、晚上都吃，很快就会产生耐药性，药物就不起作用了。

星语星愿

当需用到硝酸甘油的时候，说明冠心病控制得不好，需要尽快去医院调整治疗方案。

Q&A

硝酸异山梨酯片和单硝酸异山梨酯片白天、晚上都要吃？

A. 是　　B. 不是，要么白天吃，要么晚上吃，需要留出空白期

（答案：B）

17 救心丸没有副作用？

辟谣：国家药监局修改了速效救心丸的说明书，救心丸并非没有副作用。

速效救心丸对于很多心脏不好的人或者老年人来说并不陌生，很多人都随身携带，因为他们认为这是急救药，没有什么副作用。但科学地讲，绝大多数药物或多或少都有不良反应，都有副作用，只是发生概率不同。

2021 年 1 月，国家药监局发布公告，对速效救心丸说明书的"不良反应""禁忌""注意事项"和"警示语"进行统一修订。具体如下：

不良反应：服用速效救心丸可能存在恶心、呕吐、口干、头痛、头晕、皮疹、瘙痒、潮红、乏力、过敏及过敏样反应报告。

禁忌方面：国家药监局要求增加"孕妇禁用""对本品及所含成分过敏者禁用"。

注意事项：过敏体质者慎用。

警示语：孕妇禁用。

心脏病发作时到底选择哪种急救药物？

心脏病有很多种，没有统一的急救药物

心脏病包括很多具体的疾病，比如冠心病、心肌病、心衰、心律失常等，每一种大类下面又分很多种小类，比如心绞痛、心肌梗死、心脏支架、心脏搭桥、肥厚型心肌病、扩张性心肌病、缺血性心肌病、快速心律失常、房速、房颤、室速、室上速、慢性心律失常等。

根本不存在可以急救所有心脏病的药物，因为每一种心脏病的救治方法都不一样。所以，认为硝酸甘油、速效救心丸是心脏病急救药这种说法并不准确，严格意义上说，硝酸甘油、速效救心丸是冠心病心绞痛发作时的急救药。

冠心病心绞痛发作时到底选择硝酸甘油还是速效救心丸

怀疑心绞痛发作，一定要停下一切运动、活动，选择一个最舒服的位置和体位。这时急救药物有两种：硝酸甘油和速效救心丸。研究显示，硝酸甘油对于93%的心绞痛都有效，是首选的心绞痛急救药物。但硝酸甘油并不是万能的，一方面硝酸甘油有副作用；另一方面有些人不能使用硝酸甘油。

硝酸甘油的服用禁忌为：（1）对该药过敏者；（2）急性下壁伴右室心肌梗死患者；（3）低血压患者；（4）肥厚型梗阻性心肌病患者；（5）已使用西地那非的患者；（6）青光眼患者。

硝酸甘油的不良反应：（1）头痛；（2）低血压；（3）面部潮红，心率偏快。

如果心绞痛发作，又不能使用硝酸甘油或没有硝酸甘油，可以使用速效救心丸。

速效救心丸主要成分为川芎、冰片等，川芎有行气开郁、活血止痛的功效，冰片具有开窍醒神、辟秽化浊的作用，两药合用相得益彰，可用于治疗气滞血瘀型冠心病心绞痛。

硝酸甘油只能急救时使用，但是速效救心丸并没有这么严格。很多人心慌、气短、不适的时候都曾经含服过速效救心丸，不管有没有效果，至少从心理上给人一个安慰。说明书也推荐平时可以吃，所以平时也可以服用速效救心丸。

星语星愿

如果是明确的冠心病，建议首选硝酸甘油，但如果不能耐受，速效救心丸也是不错的选择。

Q&A

速效救心丸没有副作用？

A. 是　　B. 药物都有潜在的不良反应或副作用

（答案：B）

18 心跳快吃什么药最好？

辟谣：不能随便吃药，要找到原因，对症下药。

网上很多朋友都问我心慌、心跳快能不能吃点洛尔类药物，我说，在没有弄清楚心慌、心跳快的原因之前切莫乱吃药。

以下 4 个病例就是教训：

病例 1：心慌

周大娘，61 岁，1 个月前自觉心慌，不知道从哪儿听来的方法，说心慌可以吃点洛尔类药物。于是大娘就自己买洛尔类药物开始服用，心慌的症状没有明显减轻，但逐渐出现乏力的情况。今天上午在去菜市场的路上突然眼前发黑，差点摔倒，邻居送她到就近的诊所，做了一个心电图，提示窦性心动过缓，心率 42 次 / 分。有人说赶紧去大医院，得装起搏器。

听完大娘的描述，我给大娘开了住院证，说："住院观察还是有必要的。目前心率慢有可能就是吃洛尔类药物引起的，先停药，再做一些检查，并观察停药后的心率，倒不一定要装起搏器。"

经停药后，患者心率逐渐恢复到 60 次 / 分，自然无须起搏器治疗。

这个病例告诉我们，心慌不一定是心跳快，还有可能是心跳慢造成的。失眠、熬夜、植物神经功能紊乱、更年期等都会引起心慌的症状，如果心跳慢引起的心慌吃洛尔类药物，只会让心跳更慢，甚至发生生命危险。

病例 2：甲亢

孙女士，56 岁，发现心跳快 1 个月，后来和她一起锻炼的老太太说，吃点洛尔类药物就能控制。孙女士就买了点洛尔类药物，吃完药过了几天，心率确实不那么快了，可还是不舒服，怕热，体重减轻，后来没办法到医院检查。最后查出来是甲亢，也正是甲亢引起的心率快，后来医生开了治疗甲亢的药物，同时配合洛尔类药物，孙女士的病情才得到了控制。

还好洛尔类药物可以降心率，而且就适合降甲亢引起的心跳快，孙女士算是歪打正着。但要正确治疗，还得先治疗甲亢，才能从根本上控制心跳，而不是仅仅吃降心率的药物。

病例 3：贫血

冯先生，58 岁，发生心跳快 10 天，而且越来越快。也是听人说吃洛尔类药物能治疗心跳快，于是自己买了一点吃。

冯先生吃完洛尔类药物，心跳快并没有得到缓解，整个人乏力、头晕、心慌、面色苍白。后来赶紧去医院，一检查原来是贫血。贫血的时候，因为人体血液减少，身体里的血液不能满足人体需求，于是心脏只能加速工作，也就是提高心率来满足全身需要。所以，这种心率快是一种应激反应，或者叫保护反应。如果强行压制心率，结果就是心率不能快起来，心脏不能满足全身供血，导致乏力、头晕、心慌等症状。这时需要找到贫血的原因，尽快纠正贫血。贫血改善后，不用吃降心率的药物，心率自然而然就会恢复正常。

病例 4：心衰

房先生，66 岁，有慢性心衰，平时吃着洛尔类药物。最近心率越来越快，他也知道洛尔类药物能降心率，于是把洛尔类药物加量，1 片不行加到 2 片，最后加到 3 片，可是晚上突发急性左心衰，差点送了性命。

洛尔类药物确实是治疗心衰的基础，也是通过降低心率起到保护心脏的作用，但是房先生心率快的同时，胸闷憋气也在加重，尿量减少，下肢浮肿加重，这说明心衰在加重。当心衰不稳定、心衰加重、急性左心衰发作的时候，不能加用洛尔类药物。因为这个时候心率快也是一种自我保护，只有先把心衰控制好，等心衰趋于稳定后，才能加洛尔类药物降心率。心衰加重的时候，强行压制心率，只能加重心衰，甚至诱发急性左心衰，危及生命。

对于心衰，在病情稳定或趋于稳定的时候，我们加用洛尔类药物才是上上策。

这些病例告诉我们，不能看到心跳快，就赶紧吃降心率的药物，因为心率快有很多原因。大部分心率快是一种自我保护，是一种提醒，只有找到原因去除病根，在必要的情况下吃一点降心率的药物，把心率逐渐降下来，才是正确的做法。

心慌怎么办？

心慌只是一种表现，临床上心跳快、心跳乱、早搏、心跳慢都有可能引起心慌，甚至可能不是心脏的问题，更年期、失眠、压力大、植物神经功能紊乱等都会引起心慌。

医生必须有心电图的客观证据，证明是心脏早搏或心跳快，或某种心律失常，才敢给患者开洛尔类药物，而且吃洛尔类药物还要监测心率、血压等。

心慌一阵一阵，心电图没法查怎么办？

那就做动态心电图检查。有证据才能吃药，否则如果是因为心跳慢引起的心慌，你自以为是心跳快就服用洛尔类药物，只能导致心跳更慢，极有可能导致病情加重，甚至出现乏力、黑蒙、晕厥。

就算是心跳快，也不仅仅是吃洛尔类药物这么简单。洛尔类药物确实能够治疗早搏，或治疗部分心动过速，但一定要有证据，看看是哪种心动过速。比如房颤也会心慌，也会心跳快，如果只吃洛尔类药物，而不管血栓风险，那么极有可能引起脑梗死。因此，心跳快，要先找到原因，比如贫血、发热、肺感染、心衰加重、心律失常等，不能看到心跳快就吃洛尔类药物。

在明确心率确实快，且明确是什么性质的心律后，下一步就是找原因，看看是不是因为甲亢、贫血、激动、紧张、熬夜、失眠、喝茶、喝咖啡、喝酒、心肌炎、心衰、心律失常等，只有找到原因，才知道如何治疗。不能简单地看到心跳快就降心率。如果真那么简单，还要医生干嘛，直接发布心跳每分钟超过多少次，吃什么药不就行了？

星语星愿

治病求本，心慌或心跳快只是一种外在表现，其本质原因有很多，不能稀里糊涂地吃药，必须弄清楚原因，才能考虑如何治疗。

心慌或者心跳快，吃点降心率的药就好了？

A. 对　　B. 不对

（答案：B）

19 洛尔类药物只是降压和降心率药物？

辟谣：不对，洛尔类药物在心血管领域使用最为广泛。

腊月初十，49 岁的李先生突发心肌梗死，抢救成功。

造影时发现患者左前方血管堵塞，开通后植入支架一枚，但因梗死面积大，患者已经出现心功能不全的情况，同时出现频发室性早搏，动态心电图提示 24 小时有 23 500 次早搏，且伴随多次室速；心脏彩超提示心脏射血分数 45%（参考值为 55% ～ 65%）。

在抢救后的药物治疗过程中，洛尔类药物对于李先生的心梗、心衰、心律失常都有一定的帮助，甚至可以说必不可少。

我们在第一时间给患者加用了洛尔类药物，并嘱咐患者出院过完年后一定要来复查。

患者按照医嘱规律服药，健康生活，1 个月后按时复查，心脏彩超提示心脏射血分数 48%，24 小时有 520 次早搏，无室速发生，整体指标都明显好转。

为什么洛尔类药物对于心梗、心衰、心律失常很重要？

常见的洛尔类药物包括美托洛尔、比索洛尔等，是心血管疾病最常用的药物之一。如果说阿司匹林和他汀类药物是治疗冠心病的基石的话，那么洛尔类药物不但可以用于冠心病心绞痛、心肌梗死的治疗，还可以用于心律失常、心动过速、高血压、心衰、主动脉夹层等各心血管疾病的治疗。

心肌梗死

心肌梗死的抢救需要第一时间开通血管，也就是溶栓或支架。心肌梗死的药物治疗包括阿司匹林和他汀这两个基础用药，缺一不可。心肌梗死后最常见的并发症就是心律失常或心衰，为了预防和控制心肌梗死后发生心律失常或心衰，对于没有禁忌证的患者，应该在第一时间使用洛尔类以及普利类药物。

使用洛尔类药物的目的就是预防和控制心律失常、心衰，从而降低心梗患者的死亡风险。

心衰

不管是哪种心衰，包括心肌梗死后的心衰、高血压导致的心衰、瓣膜疾病导致的心衰、心肌病导致的心衰，都应该正规治疗。心衰的正规治疗基础就是洛尔＋普利／沙坦＋螺内酯＋列净药物，也就是说，洛尔类药物是治疗心衰的基石，在没有洛尔类药物使用禁忌的前提下，任何一个心衰患者都应该使用洛尔类药物。

使用洛尔类药物治疗心衰的目的是延长患者寿命，减少患者住院次数，降低患者的死亡风险。

快速心律失常

心律失常是个非常大的概念，包括快速心律失常、缓慢心律失常。洛尔类药物能减慢心率，所以肯定不能用于缓慢心律失常。但对于大多数的快速心律失常，比如房速、房颤、房扑、室速、室颤抢救后、各种早搏、窦速等，理论上都可以使用洛尔类药物。

抗心律失常的药物很多，但相对副作用较小、能够降低心律失常死亡率的药物，目前首推洛尔类药物。

正因为洛尔类药物能用于或必须用于心肌梗死后出现的心衰、快速心律失常，所以李先生在使用了洛尔类药物后，病情得到了改善，心功能稳定，没有发作心绞痛，心脏早搏明显减少，室速消失。

洛尔类药物还能用于治疗哪些疾病？

心绞痛

使用洛尔类药物可以减慢心率、抑制心肌收缩、降低血压，从而减少心脏做功，达到减少心肌氧耗的目的。减慢心率，延长了心脏的舒张期，可以有效增加心脏血管的回血量，从而增加心脏供血。洛尔类药物可以降低因为运动、活动、干活后引起的血压升高和心肌收缩力增加的风险，从而减少心肌的耗氧量，有效预防心绞痛发作，提高身体活动耐量。

高血压

洛尔类药物本身是常用的五大类降压药之一。虽然最新的高血压指南在单独使用降压药的首选中仅仅推荐了地平、普利、沙坦、利尿剂，原有的洛尔类降压药并不在首选之列，但对于高血压合并心率快，高血压合并心绞痛，高血压合并快速心律失常，高血压合并心衰等情况，洛尔类药物必不可少。所以，洛尔类降压药仍是高血压合并很多疾病时的首选（高血压患者休息时心率超过 80 次 / 分，就应该控制心率）。

心率快

洛尔类药物的直接作用之一就是降低心率。心率快有很多原因，对于高血压合并心率快，甲亢合并心率快，心绞痛合并心率快，相对稳定心衰合并心率快，心肌梗死合并心率快，特发性心动过速，窦性心动过速，房性心动过速，室性心动过速等情况，如果没有洛尔类药物的禁忌，理论上都要使用洛尔类药物来降低心率。因为过快的心率会导致心血管疾病风险增加，从而导致猝死风险增加。

甲亢

前面我们也提到了，甲亢会引起心率过快，所以当发生心动过速，尤其是窦性心动过速、房性心动过速、房颤等情况时，首先要去做一个甲功能检查，排除甲亢。如果是甲亢合并心动过速，那么通过洛尔类药物就能降低心率。

主动脉夹层

主动脉夹层是人体最大的动脉血管撕裂，这个疾病被称为"九死一生"。当确诊主动脉夹层后，不管是否马上手术，都应该第一时间把心率和血压降低，从而降低主动脉夹层的风险。当确诊主动脉夹层后，需要使用洛尔类药物，把心率和血压降到相对低的水平。

当然，任何药物都有禁忌证和副作用，所以必须在专业医生的指导下使用。比如，洛尔类药物会导致心动过缓、低血压、男性 ED 等，不能应用于支气管哮喘的患者，还会加重急性心衰，所以这么复杂的药物更应该在专业医生指导下使用。

在心血管疾病中，如果非要推举一个可以一箭双雕，甚至一箭三雕、一箭四雕的药物，那无疑是洛尔类药物，因为洛尔类药物能用于治疗心梗、心衰、心律失常、心绞痛、心率快、高血压、主动脉夹层、甲亢等疾病。

星语星愿

洛尔类药物在心血管领域应用广泛，但要会用，用好了救命，用不好害命。会用洛尔类药物的心血管医生不一定是好医生，但不会使用洛尔类药物的心血管医生一定是不合格的。

Q&A

洛尔类药物就是降血压和降心率的药物？

A. 是　　B. 不全面

（答案：B）

20 普利和沙坦只是降压药？

辟谣：普利和沙坦也是心血管疾病用药。

高血压合并冠心病的人，有时候不知道选择哪一种降压药，一般情况下，没有特殊问题，心血管医生都会建议首选普利和沙坦。

但还有一些人并没有高血压，或血压并不是很高，只是有心肌梗死、心衰等心血管疾病，这时候心血管医生也会建议吃普利和沙坦。

这是为什么呢？

常见的普利类降压药：贝那普利、赖诺普利、雷米普利、福辛普利、西拉普利、培哚普利、咪达普利等。

常见的沙坦类降压药：缬沙坦、奥美沙坦、坎地沙坦、氯沙坦、替米沙坦、厄贝沙坦等。

在我们人体内，有一个对心血管功能有调节作用的系统，叫作"肾素 - 血管紧张素 - 醛固酮系统"，英文缩写为 RAAS。具体作用中，普利类药物抑制血管紧张素的活化，沙坦类药物抑制与血管紧张素结合的受体，二者作用于同一系统的不同"靶点"。这两种药物有着非常深的渊源，可以说是近亲。在作用机理方面，普利的作用点靠上，沙坦稍微靠下。所以，虽然是两种药物，但很相近。或者更简单地说，一般情况下首选普利，如果不能耐受普利，比如普利出现了副作用，这时候应该用沙坦代替。

普利和沙坦不仅是降压药

普利和沙坦是目前正规的降压药，也是最为常用的降压药。但它们不仅仅是降压药，它们在一定程度上能预防动脉粥样硬化加重，是治疗心衰的基石用药。

之前我说过，洛尔类药物是治疗心衰的一个基石，其实普利 / 沙坦也是治疗心衰的基石。对于任何心衰患者，只要没有禁忌证，都应该使用普利 / 沙坦；对于心肌梗死患者，如果没有禁忌证，也应该在第一时间使用普利 / 沙坦，其目的是预防心衰，控制心衰，降低死亡率。

普利 / 沙坦还利于糖尿病蛋白尿的消除，对于高血压合并糖尿病患者来说是首选；对于轻度肾脏功能不全患者，普利 / 沙坦还能保护肾脏。当然，普利 / 沙坦对于肾脏是一把双刃剑，如果肾功能不全比较严重，普利 / 沙坦可能会加重肾衰，所以，糖尿病或肾病患者如果长期使用普利 / 沙坦，应该注意监测血糖、血钾、肌酐等。

如果是高血压合并慢性心力衰竭、心肌梗死、心房颤动、糖尿病肾病、肾病、代谢综合征、蛋白尿或微量白蛋白尿患者，应首选普利 / 沙坦。

不良反应和禁忌证

普利最常见的不良反应为干咳，多见于用药初期，症状较轻者可坚持服药，不能耐受者可改用沙坦类降压药。

长期使用普利 / 沙坦，有可能导致血钾升高或肾功能异常，应定期监测血钾和血肌酐水平。

禁忌证

（1）妊娠。普利 / 沙坦可影响胚胎发育，育龄女性使用普利 / 沙坦时应采取避孕措施；计划妊娠的女性应避免使用普利 / 沙坦。

（2）双侧肾动脉狭窄。可因急性肾缺血，肾小球灌注压不足而引起急性肾损伤，故双肾动脉狭窄，不能使用普利 / 沙坦。

（3）高钾血症（血钾＞ 6.0 mmol/L）。普利 / 沙坦可能导致血钾水平升高，较常见于慢性心力衰竭、肾功能不全以及补充钾盐或联用保钾利尿剂患者，故高钾血患者不能使用。

最新的升级药物

对于心衰患者，除了可以使用普利 / 沙坦外，最新的沙库巴曲缬沙坦已经上市，也可以使用。这是近年来全球慢性心衰治疗的突破性创新药。

这种药物一方面通过沙库巴曲来增强利钠肽系统的有益作用，起到排钠利尿、舒张血管和保护心脏等作用；另一方面，通过缬沙坦来抑制肾素 - 血管紧张素 - 醛固酮（RAAS）的作用，起到舒张血管、改善水钠潴留和减轻心脏负荷等作用。沙库巴曲缬沙坦钠片是上述两种成分以 1∶1 比例结合而成的盐复合物晶体，同时抑制脑啡肽酶和阻断 AT1 受体（血管紧张素 Ⅱ 1 型受体）。

沙库巴曲缬沙坦能够在原有正规治疗的基础上降低心衰患者的住院次数，降低心衰患者的死亡率，对于心衰患者来说是一大进步。使用普利 / 沙坦治疗效果不佳者，可直接替换为沙库巴曲缬沙坦；或者，心衰患者可以在医生指导下直接使用沙库巴曲缬沙坦。

星语星愿

普利 / 沙坦不仅是降压药，还是治疗心衰、心肌梗死、糖尿病肾病等疾病的基础用药。

Q&A

普利和沙坦只是降压药？

A. 是　　B. 不仅是降压药，还是心血管用药

（答案：B）

21 三七粉是通血管的神药？

辟谣：要冷静看待，只有健康生活方式是神药。

昨天晚上我抢救了一位患者，67 岁，女性，突发急性心肌梗死，送到医院时心脏已经停跳了，持续心肺复苏，最后还是无力回天。

后来患者的老伴一直追着我问："为什么吃着三七粉还会发生心肌梗死？不是说三七粉能预防血栓，预防心血管疾病吗？我老伴都吃了两年三七粉了……"

原来患者 3 年前确诊冠心病，心血管狭窄，可是不愿吃西药，觉得西药毒副作用太大，听人说吃三七粉就能预防血栓，还能降"三高"，关键是没副作用，于是就长期服用三七粉。

我告诉老人家，不是说只吃三七粉就能控制冠心病，冠心病必须按正规方式治疗。

后来老人家一直自言自语地说着三七粉的事情。

三七粉不知何时被何人捧上了神坛，誉为神药，以至于很多人都在服用三七粉。那么，三七粉到底有没有这么厉害的作用？

首先，我们肯定中医药是瑰宝，长期为我国人民的健康造福，并且现在也在为全世界人民的健康造福。但是中医药的一个主要长处在于辨证论治，因人施治，也就是说一人一方，而不是众人一方一药。

三七

性味：甘、微苦，温。

归经：归肝、胃经。

功效：散瘀止血，消肿定痛。

主治：咯血，吐血，衄血，便血，崩漏，外伤出血，胸腹刺痛，跌扑肿痛。

现代药学对于三七有很多研究，不少研究认为三七粉能有效预防各种心血管疾病，降低血压，减慢心率，对各种药物诱发的心律失常均有保护作用。三七皂苷能够改善缺氧和再供氧，可以降低心肌耗氧量，扩张脑血管，增强脑血流量。从这一角度出发，三七粉也是利于心血管疾病的。

但是，三七粉真的没那么神奇。我来具体说几点：

三七粉是中药

不管是西药治病还是中药治病，必须是在医生指导下用药，我们总不能自己给自己开个方子。医学是所有行业里面最特殊的行业，因为要面对生命，绝对不能含糊。既然三七粉是中药，那么最好在中医医生手里，这样才能起到最好的效果，所以，最好找中医医生看一下，然后再决定是否服用，而不是只看宣传、广告。如果把三七粉当药用，就一定要找医生看后再决定；如果把三七粉当保健品，那么也最好咨询后再看看自己能不能吃，不能私自用三七粉替代正规的药物治疗。

公认的预防心血管疾病的方法

有人说没病，吃点就当预防了，可是目前无论是我国还是国际的指南中，都没有提到通过吃三七粉来预防心血管疾病。即便有中药推荐，也没有单纯的三七粉。只有健康的生活方式，比如戒烟戒酒、坚持运动、控制体重、低盐低脂低糖饮食、规律作息等，以及正规控制血压、血糖、血脂，才是预防心血管疾病的法宝。

请多一点证据

大力宣传三七粉的机构或组织，请花一些时间认认真真做一些对比试验，看看吃不吃三七粉到底有没有区别，而不是总拿个例来宣传。举个例子，有人中了 500 万元，主办方就给大家宣传买彩票能中 500 万元，于是大家都不劳动了，等着中彩票。殊不知中 500 万元的人只有一个，对于大多数人来说，还是必须靠劳动来挣钱。同样的道理，看病治病必须找医生，而不是三七粉对某个人有效，就拿出来宣传，就说每个人都用三七粉治病。

千万不要小瞧中医药

中医药之所以伟大，并不是因为某一种药物，而是因为有一套系统，从诊断、辨证、施治到开方、抓药都很讲究，需要有依据，需要中医医生望闻问切后，给出具体的方案。我们要挖掘中医药的精华，继承发扬，实事求是，而不是糟蹋它。

心血管疾病的治疗

并不是说只吃三七粉就能预防心血管疾病加重，预防心梗、脑梗。对于已经明确的心血管疾病，必须在正规医生的指导下，在服用阿司匹林＋他汀的基础上，积极控制血压、血糖、血脂，然后根据具体情况加用中药，这样才能有效地控制心血管疾病加重，预防心梗、脑梗。

总之，要冷静看待三七粉。你把三七粉看成药物，就要敬畏它，必须在医生指导下服用；你把三七粉当成保健品，也得重视它，因为不是每个人都能吃的。

但是，如果你想用三七粉来代替正规药物治疗心血管疾病，那我可以告诉你，这根本不可能！

星语星愿

如果一种方法、一种药物或一种食物真的有某种功效，最好做做对比试验。这应该是最有说服力的，而不是去大肆宣传。有证据了，不宣传，大家也会用。

Q&A

为了治疗心血管疾病，可以用三七粉替代阿司匹林？

A. 可以　　B. 不可以

（答案：B）

22 中药能治好冠心病吗？

辟谣：不一定，能控制病情，不让它再发展，是最好的结果。

和几个朋友一起吃饭，席间我们聊到现代人病太多，而且大多数病都不能根治。虽然科技进步很大，也在不断超越，但是人类在很多疾病面前还是显得很渺小。

这时候有一位 40 多岁的女士说："你们心内科医生总说冠心病治不好，我得了冠心病十几年了，现在就治好了，吃了十服中药，现在不难受了。"

她说，她一直气短，心里不舒服，尤其生气的时候就难受，但干活、工作都不耽误。一直找不到原因，后来认识一个医生，给她开了十服中药，吃了就好了。

当然，这位中医肯定是高手，可以说药到病除（人家医生并没有说她是不是冠心病）。她还存着那个秘方，拿给我看，我看上面写着当归、茯苓、芍药、白术、柴胡、甘草等几味中药。

我竖起大拇指，说道："真牛！"

其实我没告诉她，这个方子叫"逍遥散"，就是一个疏肝理气的方子。当然，看病的最终目的是解除病痛，既然人家好了，咱们无须告诉人家其实她并不是什么冠心病，只是肝气郁结。

看到这里，你肯定好奇，王医生怎么还吹牛说自己看得懂中医方剂？忘了告诉大家了，我大学本科学的是中医临床，研究生考的是空军军医大学，学的是临床心血管专业。虽然不常用中医，但基础的中医知识还是懂一点的。

那么，话又说回来了，冠心病能治好吗？

这个确实很难，目前比较理想的结果就是冠心病稳定，不进展。

治好的概念就是，经过治疗，患者以后不用吃药了，只要能坚持健康生活，就不会再发生了。但目前的中医、西医都很难把冠心病治好，充其量就是能控制住，让它不再发展，与冠心病和平共处，长期共存。

要把冠心病治好，可以简单地理解为把已经狭窄 50% 以上的血管治好到狭窄小于 50%，或消除狭窄，但目前的技术和方法都无法做到这一点。即使支架能把超过 80% 的狭窄治好，让血管恢复正常，那也不能去除形成这种狭窄的根，我们的身体还会继续产生斑块，加重血管狭窄。而目前常用的治疗方法，就是通过健康生活方式，让血管产生更少的斑块，同时通过一定的药物延缓斑块加重，防止斑块破裂，预防心肌梗死。

所以，目前冠心病是无法治愈的。

我想说以下两点：

第一，先得明确是不是冠心病，不能说胸闷气短、胸痛就是冠心病。就像刚开始我说的这位女士，其实就是肝气郁结，和心脏没有多大关系，并不能说她把冠心病治好了。需要根据症状＋心电图＋既往史来确定是不是冠心病，有时候甚至需要加运动实验，比如冠脉 CTA 或冠脉造影来综合诊断。

第二，治好就是说以后不用吃药了，只靠健康生活方式，不让血管产生更多的血管斑块就行。如果有人说能治好，那就请你把病历和方法告诉大家，普及一下，让更多人获益，这也算积德行善了。

如果不能证明你的方法有效，那么至少目前来说，还是按照全世界公认的办法——健康生活方式＋必要的药物，来与冠心病长期和平共处。

戒烟戒酒，控制体重，低糖低盐低脂饮食，坚持适当运动，减少压力，控制"三高"，加用阿司匹林和他汀，只有这样冠心病才能得到控制，不再发展。

当然，我们正在继续挖掘传统医学的瑰宝，希望能发现其中的奥秘，为心血管健康、为人类健康做出更大的贡献。

不过，做任何事情必须实事求是，不能夸大其词，不能忽悠！

星语星愿

我们期盼根治冠心病的方法早点诞生，目前，控制病情，不让它再发展是最好的治疗方法。

冠心病能通过药物根治？

A. 可以　　B. 不可以

（答案：B）

23 保健品可以替代药物吗？

辟谣：保健品不能替代药物。

陈先生是一家车行老板，今年 49 岁，3 年前因为心梗做了心脏支架。当时做完支架，心脏其他血管还有两处狭窄，医生告诉他一定要坚持规律服药，保持健康生活方式，定期复查。

可是周五晚上陈先生再次突发心梗了，这次比上次严重得多，现在还在监护室里躺着，能不能闯过这一关，真不好说。

每次心梗都可能是致命的，何况陈先生经历了两次心梗。这次心梗的原因很简单，那就是陈先生不愿吃药，听人说保健品能治冠心病，亲自去国外买了鱼油、辅酶 Q10、纳豆回来吃。

陈先生停了药，吃着保健品不难受，而且没有副作用，感觉还挺美。可是，该来的还得来，他第二次突发心梗，且导致心衰，现在还戴着 IABP、呼吸机，躺在监护室里。

我们在医院遇到一些不想吃药，想通过保健品来控制血管斑块的患者，他们都认为保健品没有副作用，而且功能很齐全、作用很强大。

那么，被老陈这样的患者认为是好东西的保健品到底怎么样呢？

如果是正规的保健品，还是有一定的效果的，但最多是辅助性的，或有预防作用，很难或几乎不能起到治疗的作用。如果能起到治疗的作用，没副作用，大家都满意，为什么医院不用这些给患者治病呢？

所以，我要告诉大家，没有任何保健品可以替代药物。

其实在国外就没有保健品这个概念，他们称之为"膳食营养补充剂"，也就是一种特殊的食品而已，咱们给它换了一个名字，美其名曰"保健品"。但不管叫什么，保健品不能替代药品。

保健品能消除斑块吗？

不仅是保健品，就算是目前的药品，暂时也很难消除斑块。

斑块就是动脉粥样硬化，是因长期的不健康生活方式、"三高"及年龄、遗传等因素形成的，目前得到公认的有效药物是他汀。常规剂量的他汀，对于大部分人来说，最好的效果是不让斑块进展。

实验证明，加大剂量的他汀对于极少部分人的斑块可能起到减轻作用，但同时会明显增加各种副作用，所以不建议加大他汀剂量。

所以，绝大部分的斑块，我们能做到的就是稳住，防止斑块加重、斑块破裂，但不能完全消除斑块。（部分血管，比如颈动脉的斑块，可以通过外科手术切除，但心脏的斑块是无法通过外科手术去除的。）

常见的保健品到底能给我们带来什么好处呢？

辅酶 Q10

辅酶 Q10 其实就是辅酶中的一种，辅酶 Q10 在欧美只是膳食营养补充剂。因为仍缺乏足够的证据证明辅酶 Q10 能够给心脏病带来更多好处，所以只能是心脏病的辅助治疗用品。辅酶 Q10 也从未出现在任何一个心脏病治疗的指南中。当然在我们国家，辅酶 Q10 既是保健品也是药品。

辅酶 Q10 说明书适应证（辅助治疗）：心血管疾病（如病毒性心肌炎、慢性心功能不全等）、肝炎（如病毒性肝炎、亚急性肝坏死、慢性活动性肝炎等）、癌症的综合治疗（能减轻放疗、化疗等引起的某些不良反应等）。

辅酶 Q10 是部分心脏病的辅助治疗用品，是有用，但必须在正规指南治疗的基础上使用，而不是单独使用。

有人问：心血管疾病患者长期服用他汀，有没有必要吃点辅酶 Q10？

并不是每个服用他汀的人都应该服用辅酶 Q10，至少我们在临床中给患者开完他汀后，不会直接开辅酶 Q10。对于服用完他汀出现肌肉疼痛的患者，或出现他汀副作用的患者，或患者本人愿意接受辅酶 Q10 的，可以在医生指导下服用辅酶 Q10。

当然，对于已经患有心血管疾病的人，尤其是心功能不全的人，或长期熬夜、运动剧烈的人，如果条件允许，可以补充一定量的辅酶 Q10。但需始终明确，辅酶 Q10 不能直接替代心血管正规药物。

鱼油

鱼油主要成分是 ω-3 多不饱和脂肪酸，而 ω-3 多不饱和脂肪酸的主要成分包括二十碳五烯酸（EPA）和二十二碳六烯酸（DHA）。

DHA 对大脑细胞以及神经系统有着重要的作用，而 EPA 的主要作用是促进甘油三酯代谢。也就是说，DHA 偏重于大脑，EPA 偏重于血脂。

2019 年年底，一项荟萃分析研究显示，关于鱼油是否能够治疗心脑血管疾病暂时还不能定论，暂时还不能完全否定鱼油的治疗作用。

随后有一项研究，将志愿者随机分为两组，都使用他汀类药物。其中一组予以 EPA 为主要成分的鱼油，一组予以安慰剂，结果发现使用了以 EPA 为主要成分的鱼油的患者，主要心血管不良事件降低了 25%。

2019 年年底，美国食品药品监督管理局（FDA）批准了以 EPA 为主要成分的高纯度鱼油制剂，可以用于甘油三酯升高的心脑血管病患者的适应证。

这里需要强调，该实验使用的是高纯度的鱼油，是一种处方级的鱼油，或者说这个鱼油就是药。

所以，以 EPA 为主要成分的医用级高纯度鱼油（纯度超过 85%）的确能够有效降低甘油三酯，进而降低甘油三酯的不良代谢产物（降低低密度脂蛋白胆固醇、乳糜微粒残粒，非高密度脂蛋白、残余胆固醇），最终能降低心脑血管疾病风险。

《中国健康生活方式预防心血管代谢疾病指南》指出，两项大型研究显示，高浓度大剂量的二十碳五烯酸（EPA）制剂能够降低心血管事件风险。

所以，对于一些心脑血管疾病高危人群，如果甘油三酯升高或低密度脂蛋白升高，这时候可以考虑在使用正规治疗的基础上使用以 EPA 为主要成分的高纯度鱼油，进一步降低心血管疾病风险。

还要告诉大家的是，降甘油三酯的基础是控制饮食。当然，如果家庭条件不错，或中度甘油三酯升高者，或暂时不愿服用降脂药者，可以配合高纯鱼油。

纳豆

好多人去日本，除了带一个马桶盖回来，就是带纳豆。

纳豆发源于我国，风靡于日本，在日本很多人每天都在吃，甚至把纳豆当早餐。纳豆可以简单理解为发酵的熟黄豆，理论上纳豆激酶、卵磷脂、纳豆活菌等对于心血管系统有辅助作用，比如可以辅助降血脂、降血压，预防心血管疾病进一步发展。

但这都是理论上的概念，大部分研究来源于日本，欧美和我国人民没有吃纳豆的习惯，所以研究有一定的局限性。因此，我们的指南、欧美的指南以及日本的指南，都没有说吃纳豆可以辅助降血脂、降血压，预防心血管疾病，更不可能用于治疗。

近年来，还有研究将纳豆提炼成纳豆激酶，进而观察和心血管疾病的关系，相关研究结果，我们会继续跟进。

当然，纳豆本身确实是健康食物，如有条件可以吃，但如果是冠心病，那么必须在服用正规药物的基础上吃。如果是轻度高血脂和高血压，在健康生活的前提下，如果家里条件不错，可以试试吃，但需要监测血压血脂。如果不能达标，必须配合药物。

红曲米

红曲米就是以稻米为原料，用红曲霉菌发酵而成的棕红色或紫红色的米粒。

红曲米含有莫纳可林类物质，莫纳可林的结构与人体内的 3- 羟基 -3- 甲基戊二酸单酰辅酶 A（HMG-CoA）还原酶最相似，能有效抑制胆固醇合成，进而降低胆固醇的浓度。这其实就是我们说的他汀类药物的降胆固醇原理。而红曲米中能起到降胆固醇作用的，也就相当于洛伐他汀。

一般 2.4 g 红曲米含有 4.5 mg 的洛伐他汀，临床上洛伐他汀的用量是 20 mg，那么红曲米就相当于小剂量的洛伐他汀。

有人说红曲米没有副作用。既然相当于洛伐他汀，那也是有副作用的，只是因为剂量小，自然相对副作用小而已，所以红曲米能够降低一定的胆固醇，同时相比普通他汀类药物更加安全一点。

对于轻度的胆固醇或低密度脂蛋白胆固醇升高的患者，如果健康生活一段时间后，胆固醇仍未能恢复正常，可以试着使用红曲米。但服用红曲米期间，不能同时服用他汀，也需要定期去医院复查肝功能、肌酸激酶等，以防副作用出现。

血脂健康是保持血管年轻的根本，管住嘴，迈开腿，勤体检，千万别等出现问题才后悔。

最后我们要强调一下，对于严重的高胆固醇血症，或明确的缺血性心血管疾病，并不建议使用红曲米，因为降脂不能达标。而且造成心血管疾病的原因不仅是高血脂，还有更重要的一个原因是炎症反应及斑块破裂，而他汀具有抗炎、稳定斑块的作用。所以，对于这部分患者，红曲米不能替代治疗心血管病的他汀类药物。

总之，有明确心血管疾病的人必须正规用药，不能用保健品替代药物，当然，有条件的人可以辅助正规保健品。

对于没有发生心血管疾病的朋友，重要的是养成健康的生活方式：远离烟酒，坚持运动，控制体重，低盐低脂低糖饮食，减少熬夜压力，控制"三高"。然后，根据家庭经济能力，可选择适合自己的正规保健品。

但我们要始终记住，保健品不能替代药品！

星语星愿

如果把正规的药物治疗比喻成一日三餐，必不可少，不敢苟且的话，那么正规的保健品就是一些相对健康的零食，并不会影响健康，有时候也是可有可无的。

Q&A

可以用辅酶 Q10、纳豆、鱼油、红曲米等来替代正规药物吗？

A. 可以　　B. 不可以

（答案：B）

第五章

支架谣言

　　绝大部分的心血管疾病都需要长期的药物治疗，药物治疗相当复杂，而什么病该吃什么药，本身就是医生的职责，所以，大家可以了解一下，但无须洞悉什么病具体吃什么药。作为科普，我们需要了解这三点：第一点，得了心脏病要找专业的医生诊治，不能稀里糊涂地看别人吃啥药，自己也跟着吃啥药。第二点，对于自己长期吃的药物，要了解常见副作用，做好监测。第三点，如果没有特殊情况，无论是减药还是停药，都要咨询专业的医生。

　　药物治疗只是心血管疾病治疗的一部分，有时候有些疾病通过药物治疗仍无法解决问题，还得通过手术来解决。比如我们之前提到过快速心律失常，可以行射频消融手术；缓慢心律失常，可以用起搏器治疗；先天性心脏病，可以用手术治疗。

　　在心血管疾病中，大家最为关心的就是心脏支架（冠状动脉支架），大家对于心脏支架的了解也有很多误区，接下来请看第五章《支架谣言》。

01 做完支架必须终生吃药？

辟谣：这两者没有直接关系。

晚上 9 点，47 岁的赵先生突发急性广泛前壁心肌梗死，血压 78/50 mmHg，心率 112 次 / 分，全身湿冷，已经出现休克表现，生命危在旦夕。

医生建议尽快开通血管，并讲述了开通血管的方法和利弊。

一堆家属商议不决，有人说千万不能放支架，放完支架这一辈子就毁了，一辈子就离不开药了。有人说放吧，一辈子吃药也得放呀，先救命再说。

赵先生痛苦地在抢救床上躺着，即使其他的药物都在使用，但没有开通血管，他的疼痛是无法缓解的。这时候，家属还在七嘴八舌地争论不休。关键时刻，赵先生的妻子说道："都别说了，尽快手术，出了事我担着！"随后赵先生的妻子签了手术同意书，患者被送进了导管室。

手术很顺利，术后赵先生的血压在药物帮助下维持在 110/66 mmHg，心率逐渐下降到 90 次 / 分，皮肤也逐渐温暖。

家属说放完支架得一辈子吃药，这句话对吗？

放完支架的患者确实要一辈子吃药，但吃药和放没放支架没有直接关系。因为得了冠心病就需要长期吃药，急性心肌梗死患者即使没有放支架，也得一辈子吃药。

放支架后确实需要多吃一种药物，那就是氯吡格雷或替格瑞洛，以预防支架再次堵塞，但一般吃 1 年到 1 年半即可停用，而不是一辈子。除了需要加这种药，其他的治疗药物和不放支架完全一样。

急性心肌梗死的本质就是心脏血管发生血栓，只有第一时间打通血管，才能抢救患者，目前正确的方法就是溶栓和支架。

溶栓是什么？

简单来说，溶栓就是通过静脉输液，溶通血栓，打通血管，恢复血管血流的方法。溶栓与输液基本一致，但输的液是溶栓药。

溶栓前必须和患者的家属沟通，签病危通知书、溶栓同意书。溶栓的时候必须有心电监护，医生必须全程观察，做好随时除颤或心肺复苏的准备。

溶栓输液一般只需要 30 分钟，溶栓是否成功需要根据患者的症状、心电图的变化以及心肌酶的峰值是否提前、是否发生再灌注心律失常等情况综合判断。

支架是什么？

支架是通过微创手术、器械的方法，打通血管，恢复血管血流的方法。可以简单理解为当血管被血栓堵塞了，先用一根钢丝穿过血栓，再用一个球囊把堵塞的部位扩张一下，随后用一个支架把最严重的狭窄部位支撑起来，从而恢复血管正常管腔，恢复血管血流。

溶栓和支架的区别

（1）对于医生的要求不同

溶栓：几乎每个心血管医生都能操作，按照要求输液，密切观察就行。

支架：只有经过正规培训取得介入证书的介入医生才能进行支架手术。

（2）对医院要求不同

溶栓：几乎每个医院都可以做，只要医生学习过溶栓、医院有溶栓药和心电监护就行。

支架：医院必须有导管室，导管室内必须有相关机器，需要介入医生、导管室护士、导管室技师等整个团队来完成。

（3）对患者的要求不同

溶栓：发病时间越短越好，患者年龄不宜超过 75 岁。心肌梗死发生 3 小时内，溶栓和支架的效果差不多，但过了 3 小时，溶栓效果明显下降。过了 6 小时，溶栓打通血管的可能性非常低。所以，溶栓对于时间要求更严格，对患者年龄也有一定要求。

支架：相对来说对患者要求比较低，只要能溶栓的患者，就能支架，对于时间相对要求比较宽松，即使过了 12 小时，必要时也能支架。

（4）效果不同

溶栓：在 3 小时内，再通率很高，过了 3 小时再通率就会降低。溶栓不能百分百保证血流恢复，医生看不到血管，只能通过心电图的改变、患者的感觉和心肌酶等初步判断。而且就算溶通，也只是血流恢复，并不能解决狭窄问题。对于大部分溶栓成功的患者来说，最后还得通过造影判断是否打通了血管，甚至还得进行支架治疗。

支架：成功率很高。即使超过 6 小时，支架成功率还是很高，且能明确哪一个血管的哪一段闭塞，做完支架手术后医生能亲眼看到血管是否打通，血流是否恢复正常。

（5）各自的缺点

溶栓：对于时间和患者要求高，过了 3 小时，再通率降低。

支架：对于医院、医生要求高，准备时间稍长。

（6）各自的优点

溶栓：准备时间短，入院后可以马上操作，对医院、医生要求低，大部分医院都能操作。

支架：再通率高，抢救成功率高，一次抢救完成，不需要二次操作。

（7）费用

溶栓：药不同，价钱不一样，便宜的溶栓药几百元，但最贵的溶栓药也得上万元。

支架：费用已经降低，目前国产支架平均才几百元（当然手术过程需要很多器械，而不仅仅是单纯的支架）。

如何选择？

指南明确指出，对于急性心肌梗死的患者，如果抵达可以支架的医院，首选支架；如果抵达不能支架的医院，尽快溶栓。

为什么这么选择？上面已经提到：一方面支架开通血管的成功率高；另一方面即使溶栓成功，最后大部分还得用支架解决狭窄问题。

心脏支架与心脏搭桥

无论是心脏搭桥还是心脏支架，统称为"血运重建"，都是为了解决因为冠脉狭窄引起的冠心病心肌缺血。

什么是搭桥？

搭桥手术是指不管原来血管的狭窄程度如何，从身体其他部位取下一根或几根血管，嫁接到此血管上，以达到给心脏供血的目的。可以简单理解为不走原来的路，重新走一条路。

两个手术的区别

（1）科室不同：支架属于内科；搭桥属于外科。

（2）创伤不同：支架属于微创；搭桥属于开胸。

（3）心脏跳动的情况不同：支架时心脏是跳动的；搭桥时心脏是停跳的（极少部分也不用停跳）。

（4）伤口不同：支架术后没有大伤口，只在手腕或大腿根留一个针眼；搭桥大部分需要开胸，术后需要用金属丝固定术中"切开"的胸骨并缝合手术切口（用钉子缝合）。

（5）恢复时间不同：支架术后患者相对恢复快；搭桥术后患者相对恢复慢。

（6）风险不同：这两项手术目前都比较成熟，但理论上都存在一定的风险。支架后血管也会再狭窄，搭桥后血管也会再次闭塞。

搭桥和支架没有好坏之分，只有适应证之分，不同的血管情况要选择不同的血运重建的方法。无论是支架还是搭桥，术后都只能改善冠心病心肌缺血，无法根治冠心病，都需要健康生活和长期正规吃药来控制疾病。

哪些情况需要心脏支架治疗？

并不是所有的冠心病都需要支架治疗，一般以下 3 种情况需要心脏支架治疗：

急性心肌梗死

急性心肌梗死可以简单理解为心脏血管急性完全闭塞，心肌开始坏死，而且随着时间推移，心肌坏死越来越多，这期间随时可能出现心脏骤停，只有越早开通血管，越能挽救更多心肌，挽救患者生命。

支架出现前，急性心肌梗死在医院的死亡率大概为 30%；支架出现后，急性心肌梗死在医院的死亡率下降到 5%。简单理解为如果有 100 个急性心肌梗死患者，支架能够多救 25 个人。所以，急性心肌梗死如果能放支架就先放支架，这样能救更多人的生命。

药物无法控制的心绞痛

现在大家对于急性心肌梗死需要放支架治疗基本上达成了共识，不过对于要不要放支架的争论主要在心绞痛。

我这样讲大家就会明白，如果药物能控制住心绞痛，一般就不需要放支架。如果吃了好多药还是反复发作心绞痛，这时不放支架或搭桥，是要让患者继续忍着吗？患者不但无法正常生活，还会有心肌梗死的风险。

所以，对于药物无法控制的心绞痛，只能通过支架或搭桥来缓解、改善冠心病心肌缺血。

心绞痛症状不典型，但狭窄超过 80%

有时候患者心绞痛症状不典型，但做完造影显示心血管狭窄 80%，这时候需不需要支架治疗呢？一般来说需要根据平时的症状和心电图的改变来综合判断，如果冠心病心肌缺血证据充分，那么也需要支架治疗。当然最科学的方法就是做一个血管内超声或 FFR 检查，进一步明确是不是有冠心病心肌缺血。

重度心血管狭窄必须支架治疗吗？

当然不是，以下 5 种情况就算是血管重度狭窄或闭塞，也不需要支架治疗。

病例 1：没有条件或不愿支架的急性心肌梗死患者，可以先选择溶栓治疗

早晨 6 点，张先生突发心肌梗死，根据患者病情，必须尽快再灌注治疗，也就是打通血管，可是这家医院没有做支架的条件，于是和家属商量后，立即进行溶栓治疗。

溶栓 1 小时后，张先生的胸痛症状逐渐缓解，复查心电图，ST 段回落基线，T 波倒置恢复，心率 82 次 / 分，血压 124/70 mmHg，血氧饱和度 99%。初步判断溶栓成功，血管已经打通，和家属再次商量后，决定转至上级医院，进一步诊治。

之后张先生被转至上级医院，造影显示心脏最大的血管前降支根部次全闭塞，也就是刚刚堵死了的血管，经过溶栓后，打通了血管，但仍有 99% 的狭窄。随后球囊扩张，植入一枚支架，血管恢复正常管腔大小，血流恢复正常。随后患者被送入心脏监护室（CCU）。

病例 2：微小血管闭塞或严重狭窄

王先生长期抽烟酗酒、肥胖、不运动、不健康饮食，突发心前区疼痛，心电图提示心肌梗死，马上开通绿色通道，造影检查。

冠脉造影检查能看到心脏的大血管、中血管和小血管，检查后发现，王先生的大血管和中血管都没有问题，只有一支微小血管闭塞了，这种情况下不需要支架治疗。这是因为一方面没有这么小的支架；另一方面微小血管闭塞或重度狭窄相对风险较低。

病例 3：多支血管严重狭窄

李先生患糖尿病多年，突然胸闷憋气大汗，心电图提示多导联 ST 段压低，AVR 导联 ST 段抬高，判断为多支病变或左主干病变。造影还发现心脏的三个大血管多处病变、多处狭窄，还有两处闭塞。

多支血管狭窄或闭塞，优先考虑外科搭桥术，一次手术可以解除多处血管病变。但如果患者全身状况差，外科手术风险极高，也可以分次内科支架治疗。由于病变广泛，治疗风险及费用也会增加。

病例 4：心脏血管痉挛引起的心肌梗死

韩先生在酒桌上喝多了，和朋友吵架后出现胸痛，送到医院做心电图，提示急性心肌梗死，马上做造影。

造影显示没有血管狭窄，更没有血管闭塞或血栓。后来复查心电图，显示 ST 段回落，诊断为心脏血管痉挛。

冠脉痉挛引起的心肌梗死和传统意义上的心肌梗死不一样，可以简单理解为心脏动脉血管抽筋了，血管抽筋后也会闭塞，也会引发心肌坏死、心肌梗死。这种心肌梗死因为血管没有固定的狭窄，所以不需要支架，可通过药物治疗。

病例 5：临界病变经进一步证实不会引起心肌缺血

曾女士胸闷憋气，查不到原因，做了造影，显示有一个血管狭窄 75%，按照标准这个已经属于重度狭窄。

可是曾女士的症状并不典型，平时活动也不受限制，心电图也没有典型的冠心病心肌缺血表现，所以我们并不愿意给患者放支架。可是患者还是很担心，说自己有症状，放了支架就好了。

最后我们给患者做了血管内超声，发现患者的血管虽然狭窄，但并没有达到放支架的标准，并没有冠心病心肌缺血，所以最后还是没有进行支架治疗。

心脏支架治疗是在无法用药物治疗严重狭窄或闭塞的情况下，解决心绞痛或心肌梗死最有效的方法，但并不是唯一的方法。

星语星愿

放不放支架，医生都必须有良心。如果患者是你父母，当发生这种疾病的时候，你也愿意这样治疗，那你再建议给患者使用。这叫己所不欲，勿施于人！

Q&A

放完心脏支架真的需要吃一辈子药吗？

A. 放支架确实需要吃一辈子药，但吃药和放支架没有直接关系

B. 不是

（答案：A）

02 国外有更先进的取栓技术？

辟谣：美国冠心病患者放支架的比例比国内高，并没有所谓先进的取栓技术。

门诊有一位 49 岁男性不稳定性心绞痛患者，有吸烟及高血压史，近 3 个月来出现发作性胸痛，每次持续 3 ～ 10 分钟，多于活动后发作，发作时伴胸闷憋气，含服硝酸甘油可于 2 分钟后缓解。

患者有多份心电图，其中一份正好是发作时的心电图，较不发作时的心电图明显缺血，门诊检查心率 80 次 / 分，血压 160/90 mmHg。诊断为冠心病，不稳定性心绞痛。

经正规的药物治疗后，血压 120/70 mmHg，心率 60 次 / 分，但仍发作心绞痛。建议患者行冠脉造影检查，但患者拒绝。这期间也吃过中药，可是效果不佳，甚至有时候多吃一口饭也会发作胸痛。

患者再次就诊，我建议住院，先做个造影，可能需要支架治疗。患者及家属说不想做造影，就是怕放支架，听说支架在国外是淘汰的技术，只有国内在用。

我当时的原话是："胡说八道，唯恐天下不乱！"

这都是谣言！

美国、日本及欧洲的一些国家和地区都在用支架，怎么就说是淘汰的技术？说支架被淘汰的人，要么是事不关己，高高挂起，要么是博取眼球，要么是不懂装懂。他们根本不了解支架，自己或家人也没得过心脏病。

目前就心血管专业来说，国内外交流非常频繁也非常及时，技术几乎都是同步的。对于急性心肌梗死的患者来说，不管是在国外还是国内，支架仍是首选的救命法宝。

我国心脏支架手术在 1988 年时只有 52 例，2000 年突破 10 万例，冠脉介入手术（PCI 手术）超过 60 万例。2016 年我国实施了 67 万例支架手术，而当时我国人口约 14 亿；同年，美国支架手术高达 100 万～ 120 万例，而当时美国人口是 3 亿。看到这个数据，大家就知道哪儿放支架的更多了吧。

我国支架手术数量相对不多，由于种种原因，很多需要支架的患者没有得到支架治疗。

支架技术本身是为了救人，为了解决心绞痛或心肌梗死，但或许有一小部分人给不该支架的患者做了支架，这就造成很多人骂支架。支架没错，是这些过度做支架的"人"错了。

有人说最新的技术是可吸收支架，现在我告诉大家，国外可吸收支架的风险比现在的支架风险还要高，目前已经基本叫停。国内的可降解支架虽然经批准上市，但技术还没有得到普及，且这种可降解支架本质上也是支架。

网传"黑科技"能把血栓和斑块全部清除

网上有一个"完全清除血栓"的视频：当心梗发生，血栓堵塞心脏血管的时候，这个"黑科技"装置能把血栓后端先堵上，随后用一个钢丝穿过血栓，在血栓前端打开一个伞，把血栓前端也堵上，接着撤出装置，这样血栓就全部被抽吸出来，血管也恢复了，自然就不用放支架了。

可是这种把戏只能骗大众，无法骗心血管医生。目前国内外顶级的心血管专科都没有这样的"黑科技"装置。

血栓不会乖乖待在原地不动

绝大部分的心肌梗死确实是因为斑块破裂后形成血栓，血栓堵塞动脉血管形成的。这个动画装置做得很完美，但做这个动画的人根本就没见过心脏的血栓。

心脏的血栓产生后，不会乖乖地待在原位不动，等着装置把血栓的前端和后端都封死，随后抽出来。就算医生平时用的像头发丝一样细的通血栓的导丝碰到血栓，血栓也可能会跑到远端或变成更多的小血栓。

就算能把血栓完全抽吸出来，斑块导致的狭窄依然存在

前文讲过，血栓的前身是斑块，斑块破裂后会形成血栓。斑块甚至比石头还硬，不会因为血栓的形成而消失。就算动画中的"黑科技"能把血栓百分百抽出来（实际上根本不可能），但只要斑块还在，狭窄就在。严重的狭窄就会引起冠心病心

肌缺血。如果血流不畅，随后还可能发生斑块破裂，再次形成血栓。

所以，即使能把血栓百分百抽吸出来，对于大部分心肌梗死患者来说，还需要通过支架把狭窄支撑起来，解决心血管狭窄，恢复正常管腔。

临床经验

临床抢救心肌梗死患者的时候也会抽吸血栓，但医生使用的是抽吸血栓导管，没有前后堵塞的装置。心脏血管太细，血栓也不会待在原地不动，上文的"黑科技"根本不可能实现。

现实中的抽吸导管就好比注射器前端连接着一个细长的空腔管，将空腔管送到血栓附近，把注射器抽吸一下，就会把部分血栓吸出来。但大规模的临床观察显示，即使抽吸血栓后，大部分心肌梗死患者的病情并没有比那些没有抽吸血栓的心肌梗死预后更好。所以，是否要抽吸血栓还存在争议，甚至最新的急性心肌梗死治疗指南并不推荐抽吸血栓。只有非常严重的血栓才建议先抽吸血栓治疗，再支架治疗。

心脏血管可以旋磨吗？

冠状动脉内膜旋磨术也叫冠脉旋磨成形术，是指使用带有超高速旋转的微型钻头将冠脉内粥样硬化斑块、钙化组织碾磨成极细的微粒，从而将阻塞的血管腔内的斑块消除。

冠状动脉内膜旋磨术主要适用于解剖学上高危的病变，如钙化的病灶、开口处病灶、球囊难以扩张的病灶和长段血管病灶。从冠脉病变分型来看，这些病变多属复杂病变，球囊和支架的成功率低且并发症发生率较高，所以采用旋磨技术。

可以简单理解为，这种技术并不适合绝大多数的心血管狭窄，更适合特殊病变，且相对钙化比较严重的狭窄。

星语星愿

我们国家的预防、医疗技术并不比欧美国家差，甚至有些方面远远超过他们。外国的月亮更圆的日子早已经过去，这些所谓的谣言，我们不信！当然，关于造谣的清除斑块、抽吸血栓的"黑科技"，我们还是要远离，科技的进步不是靠幻想实现的。

Q&A

急性心肌梗死不用支架，抽取血栓就可以救治？

A. 是的　　B. 大部分不需要抽吸血栓，需要支架治疗

（答案：B）

03 支架会影响生活和寿命吗？

辟谣：放支架是为了提高生活质量，为了救命。

很多患者对支架有误解，不愿意放支架，最终导致心绞痛反复发作，甚至发生心肌梗死或猝死。

支架会影响寿命吗？

凌晨 3 点到 5 点，我在导管室抢救了一位急性广泛前壁心肌梗死的患者。天都快亮了，血管也打通了，支架也放了，可是患者还是离世了……

家属不理解，已经放了支架，人为什么还没救下来？既然这样为什么还要放支架？

原因如下：

（1）放支架的目的很简单，就是打通血管，恢复心脏的血流，从而挽救心肌，挽救患者的生命。但只能降低死亡的风险，并不是放完支架就百分百没事了，目前世界上的医学水平还达不到百分百地挽救生命。

（2）在支架普及前，抵达医院的心肌梗死患者中有25%～30%抢救无效去世。随着支架技术的普及、溶栓药物的更新、胸痛中心的建立，心肌梗死患者入院后死亡率大幅度下降，但仍在 5% 左右。

（3）做完心脏支架手术后死亡，并不是因为支架本身带来了死亡，而是疾病本身太严重了。患者是急性广泛前壁心肌梗死，到医院的时候患者大部分心肌已经坏死，导致心脏不能维持正常的血压。已经出现心源性休克，是最重的心脏病，九死一生。

（4）即便九死一生，只要有一线希望，医生也会拼命努力去抢救。不会因死亡风险高，医生就不救了。

经过我们耐心的解释，家属慢慢地接受了。后来家属说，患者平时抽烟严重，爱吃肥肉和油炸食物，不爱活动。这些年从来不查体，也不知道血压、血糖、血脂的情况。前几天就有不适，可是患者和家属都没重视，没来医院，就耽误了。

所以，并不是支架影响寿命，而是疾病本身。对于心肌梗死患者来说，支架是救命的。甚至从侧面来说，能改善患者的生活质量。

比如，心肌梗死患者如果不通过支架救命，以后可能会心衰，甚至猝死；严重的心绞痛患者，做支架前连走路、吃饭、上楼都会心绞痛，何谈生活质量。这部分患者经过支架治疗后，改善了严重的心血管狭窄，控制了心绞痛，提升了生活质量。

支架治疗后能不能从事体力活动？

我的邻居付师傅是一位装卸工，今年 46 岁，平时工作挺累。最近一个月，付师傅一干活就胸闷胸痛得厉害。后来付师傅做了冠脉造影，提示左侧一个血管狭窄99%，多亏及时发现，放了支架。

付师傅说："一个家都靠我养活，现在放了支架，以后干不了体力活了可咋办？"我说："当然能干体力活了。"

接着我分析了一番：

（1）支架治疗后能不能干体力活或运动，要根据自己的基础能力和身体素质来判断，如果在术前就有能力从事这些活动，术后也可以。

（2）如果是心绞痛，没有心功能问题，经过支架治疗后，改善了心血管狭窄情况，没了心绞痛，就能恢复到之前的活动或劳动状态。

（3）如果已经合并心功能不全，比如急性心肌梗死、长期冠心病心肌缺血、长期高血压不控制等情况导致心脏扩大，则必须进行详细评估。这些情况不建议从事体力活动，因为从事体力活动后会加重心衰。这种情况不是心脏支架导致的，而是心脏本身的衰竭导致的。

（4）如果一次支架治疗后并没有解决所有必须解决的狭窄，还有残余狭窄，那么最好处理完所有病变后再评估，因为残余的严重心血管狭窄，在体力活动后会发生心绞痛。

总之，支架治疗后能不能从事体力活动，主要看有没有心功能受损，并评估有没有残余狭窄。

做完支架能不能坐飞机、坐高铁，去西藏旅游？

给患者做完支架，患者问我："我想去趟西藏，现在放了支架还能不能去？"我帮他分析了一下：

是否能旅游？

支架本身对旅游没有限制，从一定程度上说，正因为急性心肌梗死和严重心绞痛患者经过了心脏支架治疗，去除了隐患，才能正常生活。但能不能出去旅游还得综合判断。

（1）急性心肌梗死患者刚做完支架一个月内，尽量不要乱跑，多休息，在家适当活动。

（2）已经出现心功能不全、心衰、心脏扩大的患者不建议旅游，即使旅游，也得在病情稳定的前提下轻松游，不能多走路。

（3）有部分患者即使放了支架，但还有残余狭窄或心绞痛症状，这种情况下不建议旅游，还是先把心脏遗留问题解决了再说。

旅行中的注意事项

除了上述这 3 种情况，一般冠心病患者即使做了支架，也不受限制，是可以出去旅游的。但旅游也要注意这 4 点，才能保证心脏安全：

（1）尽量少去高原，因为高原低氧，容易诱发心绞痛；尽量不要劳累，比如爬山、长途坐车、疲劳远行等；尽量少做剧烈运动或极限运动，比如蹦极、过山车等。

（2）带上治疗心脏病的药物和所有长期服用的药物，比如阿司匹林、他汀、替格瑞洛、氯吡格雷等，还有控制血压、血糖的药物，如果方便，可携带血压计及血糖仪。

（3）带上心脏急救药物，一般建议携带硝酸甘油，因为硝酸甘油对于心绞痛是有明确作用的急救药。

（4）结伴同行，与家人或与朋友一起，相互照顾，到达旅游地，简单了解当地的医疗环境，有备无患。

能不能去西藏?

西藏是世界屋脊,海拔高,缺氧,对于冠心病患者来说不是一个好的选择,因为只有把心脏的跳动速度提起来,才能应对高原本身氧气稀薄带来的缺氧。大部分放过心脏支架的患者心脏代偿功能比较差,一旦到了高原,在缺氧的情况下,心跳一旦加速,容易引发心绞痛、心衰、心肌梗死等恶性事件。

所以,包括西藏在内的高原并不是冠心病支架术后患者的最佳选择。但任何事情都不是绝对的,那些放过支架但心功能非常好,而且自身条件也非常好的患者,也是可以去西藏的。

放完支架能不能坐高铁或坐飞机?

如果放支架前能坐高铁、坐飞机,放完支架后只要没有残余严重的狭窄,没有心衰,就可以恢复到之前的状态。

很多人对心脏支架有很多误解,当然这可能是医生科普不到位,也可能是之前支架的费用过高造成的。相信随着科普的深入,随着心脏支架的价格从 15 000 元降到 700 元,大家对于心脏支架的误会会越来越少。

星语星愿

心脏支架本身并不会影响生活或生命,甚至从侧面来说,心脏支架能救更多心肌梗死患者的命,能改善更多心绞痛患者的生活质量。

> **Q&A**
>
> **心脏支架会降低生活质量、缩短寿命?**
> A. 是的　　B. 不会
> (答案: B)

04 做支架手术受年龄限制吗？

辟谣：心脏支架手术不受年龄限制，支架也不需要更换，大多数不需要复查造影。

凌晨 5 点，120 送来一位 85 岁的急性心肌梗死患者，患者没有肝肾功能不全、心衰、肺部疾病、贫血、肿瘤等症状，于是建议尽快造影，根据造影结果决定是否进行支架治疗。

可是家属犹豫了，觉得这么大年纪还要做支架手术，多危险呀。

其实年龄并不是做心脏支架手术的禁忌证，我们做过支架手术的患者，最小的 14 岁，最大的 90 岁。所以，做支架手术和年龄没有直接关系，只跟疾病有关系（当然，随着年龄的增加，做任何手术的风险都要比年轻人相对大一些）。

心脏支架不受年龄的限制

急性心肌梗死开通血管的办法只有两种，一种是溶栓，一种是支架。溶栓有明确的年龄限制，对于年龄大于 75 岁的心肌梗死患者，一般不主张溶栓治疗，因为出血风险太大。年龄越大，出血风险越大。上文患者已经 85 岁，所以不建议溶栓，就只剩下支架治疗。

支架属于微创手术，局部麻醉，整个手术过程中患者是完全清醒的。不过，有一部分患者在放支架的时候会发生心绞痛，这是因为在放支架的时候血流会瞬间断流。除此之外，做支架的过程中患者没有痛苦（很多患者痛苦，那是因为本身就是心肌梗死，心肌梗死会导致胸痛胸闷等痛苦）。

最终患者同意造影，开通了血管，植入支架，病情平稳，住了 14 天院，平平安安地出院了。

支架需要更换吗?

患者出院的时候经常会问:支架能用几年?是不是过几年就需要换一个?

支架是不用更换的,也不能更换。

心脏支架放入血管内,与血管内皮紧密贴合在一起,血管内皮会沿着支架慢慢自我修复。随着时间推移,血管内皮就会完全覆盖包裹支架,最后支架与血管融为一体而不可分离。因此,支架不能取出,除非将血管切开。

如果支架出现问题怎么办?

支架出现最多的问题就是支架内再狭窄,也就是支架里面堵塞了。目前采用的方法是用药物球囊再次扩张一次,或继续套一个支架。所以医生为了预防支架内再狭窄,会在置入心脏支架的时候选择合适的球囊、支架,扩张支架的时候,动作细微轻柔,有时候甚至选择血管内超声进一步详细评估。当然更重要的是术后,做完支架并不是万事大吉了,必须做好三件事,才能保证支架长期通畅。

做完支架必须做好的三件事

规律服药

心肌梗死患者的支架治疗,只是在关键时刻打通了闭塞的血管,救了命。大部分病情稳定后,也不会有任何症状了。这时候很多患者会觉得病好了,不用治疗了,这是完全错误的。

所有的冠心病都无法根治,需要长期治疗。支架只能解决狭窄或闭塞,但导致斑块形成的原因会一直存在。如果不正规治疗,斑块还会再次出现,小斑块会变成大斑块,大斑块会导致狭窄,不稳定的斑块会再次破裂,形成血栓,再次发生心肌梗死。

心肌梗死患者就算放入支架,或者说无论放不放支架,都需长期服用阿司匹林＋他汀类药物,以稳定斑块、抗炎、预防斑块加重、防治血栓。

除此之外,血压高的患者还需要降压药,血糖高的患者还需要降糖药,心率快的患者还需要洛尔类药物,心衰的患者还需要普利／沙坦及洛尔类药物,甚至利尿剂,血管狭窄的患者还需要硝酸酯类药物进行综合治疗。

只有规律服药，才能稳定心脏，保护好心脏。

健康生活

药物治疗只是心肌梗死后治疗的一方面，另一方面是生活干预。不健康的生活是导致"三高"和动脉粥样硬化的主要原因，不健康的生活会增加"血管垃圾"，而健康的生活方式加正规的药物治疗能防止"血管垃圾"增加。所以，得了冠心病不仅要规律吃药，还应该坚持健康的生活方式，戒烟戒酒，低盐低油低糖饮食，坚持适当运动，控制体重，避免熬夜，保持好的心态等。

定期复查

规律吃药，健康生活，这是两个基础。除了做好这两点，还必须定期复查。复查的目的，一方面是看药物是否有副作用，另一方面是看病情有没有进展。

做完支架的第 1 个月、3 个月、6 个月及以后每年都应该复查，包括：抽血查血常规、肝功能、肾功能、血脂四项、肌酸激酶、血糖、电解质，做心电图、心脏彩超（半年到一年一次即可）。

这些是最基本的检查，每次复查都应该检查，主要看看有没有药物导致的出血、贫血、肝肾功能异常、肌酸激酶异常、血糖异常，以及血脂异常、低密度脂蛋白胆固醇是否降到 1.8 mmol/L 以下。

除了常规复查，如果出现症状，要和医生沟通是否需要检查其他项目，比如动态心电图、冠脉 CT 或冠脉造影等。

只有定期复查，才能及时发现问题，及时处理，以免酿成大祸。

复查必须做造影吗？

有患者问做完支架以后是不是每年都需要复查造影，前文说过，造影是有创检查，并不是随便能做的，至于是否需要复查造影，要根据情况来定。

一个支架没有残余狭窄

如果心脏血管只有一处病变，只有这一处放了支架，且放完支架血流恢复正常，此后健康生活、规范用药，无明显临床症状，则一年后不需要复查造影。

一个支架有残余狭窄

如果残余狭窄（没有放支架的狭窄）大于 75%，还是建议一年后复查造影，一方面看看残余狭窄有没有进展，另一方面看看支架是否通畅。

多个支架

如果是多个且都是独立的支架，并没有交叉病变，放完支架血流没有问题，也没有残留的狭窄，没有症状，一年后不需要复查造影。慢性闭塞、前降支近端、左主干分叉、长病变等部位植入支架后，部分患者可能会出现支架内再狭窄，医生会结合患者的临床表现及辅助检查结果综合考虑是否复查冠脉造影。

分叉病变或左主干支架

如果是近端的分叉病变做了分叉支架手术，或者左主干内放了支架，如有机会，最好在一年后复查造影。

急性心肌梗死没有处理完的严重狭窄

急性心肌梗死一般只能做堵死的血管，如果还有非常严重的狭窄，比如大于 80% 的狭窄，一般建议出院后 1～3 个月复查造影并决定是否再次治疗。

有症状的情况

支架内再狭窄目前是无法百分百预防和避免的，所以一旦出现心绞痛症状，建议尽快复查。

总之，做完心脏支架，并非治疗结束，更不是万事大吉，只是治疗的开始。

星语星愿

做完心脏支架，要规律服药，健康生活，定期复查，才能保证支架长期通畅，心脏长期稳定。

Q&A

做完心脏支架就万事大吉了？

A. 不是　　B. 是的

（答案：A）

05 可吸收支架是冠心病患者的福音？

辟谣：哪种支架都不是福音，真正的福音是健康意识和习惯。

老李来复查时说："我听说可吸收支架已经到你们医院了，这真是冠心病患者的福音！"

我说："是个好消息，但并不是福音。"

很多冠心病朋友一直盼望着可吸收支架的出现，之前一直羡慕国外早就使用可吸收支架了，我们进行了科普，国外的可吸收支架观察研究结果并不理想，效果还不如现在的金属支架，所以已经叫停。

2019 年 2 月，我国自行研制的生物可吸收冠状动脉雷帕霉素洗脱支架系统正式通过国家药品监督管理局审批，获准入市，成为我国境内首款获得审批通过的生物可吸收（生物可降解）冠脉支架。这种可吸收支架目前在个别大城市的个别大医院已经开始使用，极少数患者已经植入了可吸收支架，这种支架在人体内会逐渐被吸收。

冠心病微创治疗的历史

第一阶段：球囊

1977 年做了第一例球囊扩张术，那时候没有支架，只是把一个像微型气球的装置放进血管里，给出一定的压力，把狭窄的血管撑起来，这样缺血的血管就不再缺血了。

但是，后来人们发现，球囊扩张后，容易发生再狭窄，再狭窄率达到 30%～50%；球囊扩张时，可能导致血管撕裂，出现血管闭塞，造成急性心肌梗死。

于是，人们不得不改进，后来想到能不能支起一个架子，防止血管再次出现狭窄，于是支架诞生了。

第二阶段：金属支架

当血管发生严重狭窄时，用金属支架把血管撑开，就能解除狭窄，可是这种办法引起的再狭窄率为 10% ～ 20%。

虽然支架明显比球囊降低了血管再狭窄的风险，但是再狭窄风险还是比较高。

第三阶段：药物支架

人们不得不继续改进，想出来一个点子，就是在支架表面涂一层药，让药慢慢释放，这个药物能抑制血管组织增生，进而减少血管再狭窄的情况发生。于是，药物涂层支架诞生了。

药物支架是目前应用最为广泛的支架，将药物涂在支架上，使药可以在支架植入后的 3 个月左右慢慢释放，保持支架畅通，避免发生再狭窄。药物涂层支架的再狭窄率只有 5%，明显改善了冠心病患者的远期预后。

支架完成自己的任务后，把狭窄血管支撑起来，改善了冠心病心肌缺血，可是取出来是几乎不可能的。于是，人们就想办法用可降解材料，让支架溶解，可降解支架就应运而生了。

第四阶段：可降解支架

之前很多国家和地区已经开始使用可降解支架，但长时间的观察显示，可降解支架并没有药物涂层支架的效果好，而且风险更大。可降解支架又遇到了困难，大部分已经叫停。之后，我国自行研制的可吸收支架上市，部分医院已经开始使用。

可降解支架的好处

（1）解除了患者的心理负担。金属支架虽然很小，但会终生在心脏血管内存在，很多人心理上有一道坎，总觉得自己心脏有个东西，不舒服。可降解支架就能解决这个问题。

（2）支架完全降解后，血管内腔面积会增大。

（3）由于可以完全降解，植入生物可吸收支架后，不用过多担心未来的血管重建问题，对于可能需要再次进行的心脏支架或心脏搭桥手术没有过多影响。

（4）不含金属材料，生物可吸收支架不会影响患者进行核磁等多项检查。

当然，这两年很多医院开始采用药物球囊。简单来说，药物球囊就是在普通球囊的外面涂上一层类似药物支架外面涂的那层药物。药物球囊的好处在于介入治疗，开通血管，介入不植入。也就是说，用介入手术开通了血管，但并没有植入支架，这样至少有两点好处：一是减轻患者本人的心理负担，血管里面并没有"异物"；二是没有植入支架，管腔相对更粗一些。

具体到每一个患者身上，到底是选择药物球囊还是支架，那需要根据造影结果以及血管病变的具体情况决定。并不能简单地说药物球囊和支架哪个更好。

心脏支架手术过程

心脏支架手术主要的技术就是从外周血管到达心脏血管。

第一步

在手腕的桡动脉或大腿的股动脉穿一个针，放进去一个动脉鞘管，这个动脉鞘管就是连接外界和血管内部的桥梁，所有的操作都必须经过这个鞘管，也就是在血管与体外之间开通了一条路。

简单来说，就是有个管插在胳膊或腿的血管上，我们得从这个管进去，到达血管，再从血管到达心脏。

第二步

（造影省略，造影和支架途径一样。）我们把指引导管（造影时选择造影导管，导管非常细、比较软）从鞘管放进去，导管里面有一根金属导丝，引导导管前行，避免导管折断或乱跑。导丝及导管沿着血管逐渐抵达冠脉开口附近，然后撤出导丝，轻微调整导管开口，使得导管开口对准冠脉（心脏动脉）开口。这时候鞘管外面导管的尾巴在我们手里，外界与心脏的血管就形成了一条通路。（因冠脉有左右冠两个开口，所以一般左右冠脉需要分别做。）

简单来说，通过上面那条通道，把一根更长的软管子送到心脏血管的开口。

第三步

通路建好了，我们沿着通路（导管），把球囊送进心脏血管的病变处（球囊就是一个空心装置，像一个柱状的气球），球囊到位后，我们在鞘管连接处把压力泵和导管尾巴连在一起。从外面用压力泵打气（注入稀释后的造影剂），心脏血管处的球囊就鼓起来了，把血管狭窄处撑起来了。

简单来说，通过上面那个长管子，把一个像小气球一样的装置放到狭窄的血管里，然后打气（注入稀释后的造影剂），把狭窄的血管撑起来，这样狭窄血管就不狭窄了。

第四步

球囊扩张完后，我们按照刚才球囊扩张的步骤，把支架放到病变处（支架和球囊基本一样，区别在于球囊就是一个囊，支架是在球囊外面包裹着一个支架），在外面用压力泵打气（注入稀释后的造影剂），打压后，支架被撑起来，与血管壁贴在一起，释放压力后，球囊恢复，撤出体外，支架就贴在病变处的血管壁上了，支架完成。

简单来说，就像上述送小气球一样，把支架送到狭窄血管的地方，再用气球把支架撑起来，这样支架就放到血管里了。

第五步

用球囊再整理一下支架，使得支架贴紧血管壁，减少支架内血栓发生风险。撤出导管，拔出鞘管，加压包扎，手术结束。

简单来说，为了减少以后支架再堵塞，再将一个气球放进去让支架贴紧血管壁。

心脏支架手术毕竟是在心脏上操作，会有一定风险，操作时必须非常细心、轻柔，需要对解剖知识非常熟悉，对病变非常了解，基本是在 X 线下完成的。

为什么可吸收支架不是真正的福音？

我始终认为可吸收支架并不是真正的福音，因为不管是可吸收支架还是不可吸收支架，都永远解决不了病源。真正的福音是切断病源，减少心血管疾病的发生率。

心血管疾病的高发、年轻化，与人们的生活方式、生活习惯有密切关系，我必须告诉大家，预防才是最好的治疗。

健康的生活方式是不需要另外花钱还很有效的办法，只不过要从小养成。什么时候健康教育进入小学生课本，才是我们的福音，才会真正减少心血管疾病的发生率。

星语星愿

真正的福音是从根本上解决问题，降低疾病的发生率，而不仅仅是发明创造治疗疾病的办法。

Q&A

可吸收支架能彻底解决心血管问题吗？

A. 是的　　B. 不能

（答案：B）

心血管疾病的
饮食常识

　　心血管疾病的药物治疗和手术治疗都属于医疗干预。如果把心血管疾病的治疗比喻成一个人，那么医疗干预只是一条腿，另一条腿就是生活方式。

　　不管是已经确诊心血管疾病的人，还是没有发展成心血管疾病的高危人群，都应该长期坚持健康的生活方式，这是预防和治疗心血管疾病的基础，是心血管疾病治疗的另一条腿。

　　在所有生活方式中，大家最为关心的莫过于饮食，因此，接下来请看第六章《心血管疾病的饮食常识》。

01 食疗能让血管干净如初？

辟谣：切莫拿生命开玩笑！

张大爷一年前因为胸闷憋气确诊为冠心病，做了冠脉造影，发现右侧血管狭窄70%。随后医生建议张大爷长期口服阿司匹林、他汀等药物，治疗后张大爷病情比较平稳。

半年前，张大爷看到某养生节目，有专家说苹果、柠檬、生姜、大蒜配在一起能够让血管干净如初。这个配方是古方，一般人不告诉他。

张大爷如获至宝，心想这可太好了，长期吃阿司匹林会导致出血，长期吃他汀会伤肝，现在终于可以摆脱吃药了。张大爷按照专家提供的古方，自己配制了苹果、生姜、柠檬、大蒜，开始坚持服用，把阿司匹林和他汀停掉了。

结果一天凌晨张大爷突发胸痛，室颤 3 次，多亏及时来医院，行电击除颤 3 次后，冠脉造影显示右侧血管完全闭塞。争分夺秒开通血管，才救了他的性命。

苹果、柠檬、生姜、大蒜只不过是普通的水果和常见的调料类配菜。长期坚持吃水果肯定有利于身体健康，长期不吃水果或许会增加心血管疾病的风险，但吃苹果、柠檬也不足以通血管。至于生姜、大蒜，也只是炒菜时的一个配菜，虽说从中医药角度讲生姜解表散寒、温中止呕、温肺止咳，但并不能通血管。大蒜好像有预防动脉粥样硬化、保护心脏、清瘟、解毒等功效，但是指大蒜的提取物大蒜素，也仅限于个别研究，且需要一定浓度才有效，而不是说吃大蒜就能通血管。

目前也没有任何药物能直接替代阿司匹林或他汀，更别说食物了，所以苹果、柠檬、生姜、大蒜根本不可能替代阿司匹林或他汀。

星语星愿

造谣者太可恶，为了某种不可告人的目的，传播各种谣言，尤其是传播疾病谣言、健康谣言，应该严惩。

苹果、柠檬、生姜、大蒜调配的秘方是天然的阿司匹林？

A. 是的　　B. 不是

（答案：B）

02 洋葱和黑木耳是天然的阿司匹林？

辟谣：洋葱、黑木耳只是普通食物。

门诊来了一位老者，73 岁，明确的冠心病，一年前因急性心梗放过支架。老者来复查，更重要的任务是问问医生为什么还让他吃阿司匹林。因为电视上的专家说了，洋葱、黑木耳就能降低血黏度，能抗血栓，而且对胃没有刺激。

下面看我是如何回答老者的问题的。

阿司匹林的作用

当血管内斑块破裂就会出血，身体为了止血，马上启动血小板发挥作用，止血的同时形成了血块，血块在血管内也叫血栓。血栓很快就会把斑块的血止住，可是同时也把血管堵死了，就会出现心肌梗死。

阿司匹林的作用就是抗血小板聚集，可以简单理解为不让血小板聚集止血。所以，应该吃阿司匹林，抗血小板聚集，防止斑块破裂时形成血栓，以起到预防心肌梗死的作用。

现实及指南的建议

无论是心血管疾病的治疗指南还是饮食指南，都没有单独提出洋葱、黑木耳能够清血管的建议（指南是经过多年大规模的临床观察，由多位专家、学者制定的，是实实在在用数据说话的，而不是随意想象出来的）。

真实的洋葱、黑木耳

洋葱是含前列腺素 A 的植物。前列腺素 A 能扩张血管，理论上有降血压、增加冠状动脉血流量、预防血栓形成的作用。

可是这是前列腺素 A 的作用，并不是洋葱的作用。一个洋葱里前列腺素 A 的含量微乎其微，所以根本不可能用来降压，或预防心血管疾病。

黑木耳能提供较高的多糖和膳食纤维，适当摄入有利于改善膳食纤维不足的现状，对改善肠道菌群、调节免疫有一定作用。但是黑木耳的维生素 C、类胡萝卜素、类黄酮等有益成分的含量都很低，并不能完全替代新鲜蔬菜。

有研究表明黑木耳中的多糖能降低血脂、血液黏稠度，能够抗血小板凝集，具有疏通血管、清除血管中胆固醇的作用，所以有人说黑木耳能够降血糖、降血脂、防止血栓形成，对预防心血管疾病确有益处。

但是食用黑木耳的总量是有限的，很难起到药效作用。

任何时候脱离剂量谈效果都是要流氓。将一块糖含在自己嘴里当然是甜的，但是如果放进水缸里，你还能尝到甜味吗？

如果放进井里呢？当然不甜了，除非你是那口井里的青蛙，正好那块糖掉进了你的嘴里。你不但会觉得井口就是天，你还觉得天只有井口那么大。

阿司匹林经过百年的考验，对人类做出了巨大贡献，并且仍是奋斗在预防和治疗心血管疾病一线的"战士"。目前没有任何食物或保健品能替代阿司匹林。当然，生活中你如果喜欢吃洋葱、木耳，可以继续吃洋葱、黑木耳，但千万别指望它们代替药物。

星语星愿

如果洋葱、黑木耳能替代阿司匹林，预防和治疗心血管疾病，那洋葱、黑木耳的价格估计比黄金还要贵了。

Q&A

洋葱、黑木耳能替代阿司匹林？
A. 是的　　B. 绝对不能
（答案：B）

03 "三高"和心血管疾病患者不可以吃鸡蛋?

辟谣：鸡蛋营养丰富，只要不多吃，就对身体有好处。

无论是在医院还是在网上，几乎每天都有人问："是不是不能吃鸡蛋了？鸡蛋黄会升高血脂，会导致心血管疾病。"

对鸡蛋的误解从哪儿来？

1913 年，《普通病理结果与病理解剖》发表的研究显示，给兔子饲喂高胆固醇食物 3 个月后，兔子的冠状动脉出现大量粥样硬化斑块。

1957 年，有研究提出假说，胆固醇摄入越多，心脏病的发病率越高。

1968 年，美国心脏病协会认为胆固醇食物摄入过多会增加心血管疾病风险，所以建议每天饮食中胆固醇的摄入量不应超过 300 mg。

这就是大家担心吃鸡蛋会增加心血管疾病风险的依据，所以导致很多人不敢吃鸡蛋，甚至有人只吃蛋清，不吃蛋黄。

更多研究早已推翻上述观点

半个世纪以来，美国的鸡蛋消费量下降了 16% ～ 25%，心血管疾病却并没有减少。更多研究认为，鸡蛋与增加心血管疾病风险无关，甚至对心血管还有保护作用。

后来《美国居民膳食指南》取消了每日摄入胆固醇总量的上限，紧接着另一种极端的观点出现了，那就是每天不用限制胆固醇食物，可以随便吃。

当然，任何事情，从极端到极端本身就是错误的。

中国慢性病前瞻性研究平均随访了 8.9 年，认为与几乎不吃鸡蛋的人相比，每天摄入不超过 1 个鸡蛋（每周 5 个鸡蛋）可以降低患心血管病的风险。

中国动脉粥样硬化性心血管病风险预测研究通过对我国 15 个省份 10 万余人

的长期随访，发现适量食用鸡蛋（每周 3 ~ 6 个）的人全因死亡和患心血管病风险更低。

美国心脏协会 2019 年关于膳食胆固醇和心血管病风险的科学声明认为，总体而言，膳食胆固醇摄入能够轻度影响血液胆固醇水平，提倡控制膳食胆固醇的摄入。

综合考虑，目前我国老百姓生活水平提高了，营养相对过剩，所以我国居民仍需控制高胆固醇膳食的摄入。《中国居民膳食指南》建议成人每天可以吃一个鸡蛋，包括鸡蛋黄。所以，每天平均吃一个鸡蛋，没关系，不用担心。

当然，对于少部分敏感人群，也就是吃完鸡蛋后低密度脂蛋白胆固醇升高很多的人，要相对减少鸡蛋的摄入量。对高胆固醇血症和心血管病高危人群，建议每天膳食胆固醇摄入小于 300 mg。如果摄入动物内脏、红肉等其他含胆固醇较高的食物，则应减少鸡蛋的摄入量。

鸡蛋的营养

鸡蛋的营养成分比较全面，蛋清中富含优质蛋白、核黄素、尼克酸、生物素和钙、磷、铁等物质，蛋黄中富含卵磷脂、维生素 A、维生素 D 和铁、磷、硫、钙。

人体内胆固醇升高的主要原因是自身代谢紊乱，饮食问题只占一小部分。胆固醇是人体必需品，每天应该摄入一定量的胆固醇，患高血压、高脂血症、糖尿病、心血管疾病的人都可以吃鸡蛋（蛋清＋蛋黄）。

总之，吃适量的鸡蛋并不会增加"三高"和心血管疾病风险，即使得了"三高"和心血管疾病，也能吃鸡蛋。

星语星愿

蛋清和蛋黄在一起才叫鸡蛋，不要人为分开。

"三高"和心血管疾病的人不能吃鸡蛋？

A. 是的　　B. 不是

（答案：B）

04 喝醋能软化血管吗？

辟谣：不能，醋只是调味品。

56 岁的周大姐 3 年前确诊了高血压、高血脂，有颈动脉斑块。最近她总是感觉晕晕乎乎的，胃里还有点反酸。复查血压 180/90 mmHg，胆固醇 8.3 mmol/L，低密度脂蛋白胆固醇 4.8 mmol/L，颈动脉斑块较前加重，CT 提示已经有脑梗死。消化科医生建议她做一个胃镜，但因患有高血压、脑梗死，需要等病情稳定后再做。

周大姐说："怎么会这样？这 3 年我每天坚持喝一杯醋，怎么血压、血脂这么高，颈动脉斑块还加重了，还脑梗死了？"

我说："您平时有没有服用降压药、降脂药？"

周大姐说："没有啊！当初发现血压高、血脂高，邻居告诉我喝醋就行，喝醋能软化血管，预防心血管疾病，还没副作用，邻居的高血脂就是喝醋治好的，所以我一直喝醋治疗。"

相信喝醋能够降压、降脂、软化血管的代价就是：血压、血脂更高，颈动脉斑块加重，脑梗死……

周大姐就是相信了谣言，导致病情加重，最终不得不住院治疗。

谣言 1：软化血管

血管不能软化！

几乎人人到了一定的年龄都有动脉硬化，但不一定是疾病。动脉粥样硬化需要高度重视，可能需要药物治疗。但不管是动脉硬化，还是动脉粥样硬化，都是不可逆转的。血管硬化有点像我们的白头发和皱纹，是一种老化表现。

目前没有任何药物可以直接软化血管，更别提用食物软化血管了，这是异想天开！

谣言 2：喝醋降血压、降血脂

有人说喝醋能降血压、血脂，就像周大姐邻居说自己的高血脂因为喝醋治好了。

首先，轻度的高血压、高脂血症，尤其是甘油三酯升高，可以通过坚持运动、控制体重、健康饮食、戒烟戒酒等方式恢复正常。换句话说，即使不喝醋，周大姐邻居的血脂也可能会恢复正常。

其次，目前没有任何证据可以证明喝醋能降血压、降血脂。如果喝醋就能降血压、降血脂，那么降压药、降脂药早就被淘汰了，医生再也不用看高血压和高脂血症的患者了。

谣言 3：喝醋能治病

喝醋并不会直接治疗任何疾病，包括降血压、降血脂、软化血管，这些都是谣言。

醋是一种发酵的酸味液态调味品，多由糯米、高粱、大米、玉米、小麦、糖类、酒类发酵制成，主要含有 2% ～ 9%（质量分数）的乙酸、多种氨基酸以及其他很多微量物质。作为调味品，适当的量能开胃、消食、去腥解腻、增加鲜味和香味，还可使烹饪原料中的钙质溶解而利于人体吸收。

醋只能作为调味品，不建议直接喝。如果直接喝过量的醋，可能对口腔、食道和肠胃造成损害。周大姐喝了 3 年醋，不但血压、血脂没降下来，反而颈动脉斑块加重，发生脑梗死，胃也发生反酸。

总之，醋只是调味品，无须夸大醋的作用，更不要造谣说喝醋能治病，这样会害人害己。

插曲

苏东坡、佛印和尚与黄庭坚围着一个大醋缸，每人尝了一点醋，但三人表情迥异。苏东坡说醋是酸的，佛印和尚说醋是苦的，黄庭坚说醋是甜的，映射出三种人对人、对社会、对世界的不同看法，这也是中国传统文化的妙趣之处。这三位后来被称为儒家、佛家、道家三种文化的代表。

喝醋可以说是五味杂陈，喝醋可以是一种文化体现，但喝醋不能治病！

Q&A

喝醋能软化血管？

A. 纯属谣言　　B. 对

（答案：A）

05 心血管疾病患者只能吃素，不能吃肉？

辟谣：有些素食吃多了也有风险，即使得了心血管疾病，也能吃肉。

"我得了冠心病，以后是不是只能吃素食了？"很多患冠心病的朋友都这样问。其实这是一个误区，里面有三个错误：

(1) 素食吃得不科学也会增加心血管疾病风险。

(2) 肉食该吃时还是得吃，适当的肉食有利于健康。

(3) 没有绝对不能吃的食物，只有按科学的比例吃才能保护心脏。

素食吃得不科学也会增加心血管疾病风险

很多人都以为，之所以会得心血管疾病，是因为肉吃多了，其实这是不正确的。

先告诉大家一个数据，《柳叶刀》调查研究显示，2017 年因食用盐过量导致的心血管疾病死亡人数高达 300 万，排名第一。盐不是肉食，但盐对心血管健康影响很大；植物油是素食，但食用过量植物油，比如食用油炸食物、炒菜过油等都会增加心血管疾病风险；甜食属于素食，可食用过量甜食会增加心血管疾病风险；另外，食用过量细粮同样会增加心血管疾病风险。所以，并不是所有的素食都健康，只是相对健康，一定要把握住量。

西安交通大学的一项研究分析了 2021 年全球心血管死亡的原因，其中吃得不对，也就是饮食不健康导致的全球心血管死亡占到了 36.9%，接近 4 成。

在近 200 个国家中，我国因为吃得不对导致的心血管死亡人数为 180 万。有人说了，我国是人口大国，所以总数多。我国人口占全世界人口约 18%，可是因饮食不健康导致的心血管死亡人数占到全世界的 26%。足以见得不仅我们的绝对人数多，我们因吃得不对导致的心血管死亡比例也是比较高的。

研究发现，对心血管病死亡影响最大的是粗粮不够，细粮太多，这个因素在析因分值中占到 19%；其次是吃的盐太多了，盐超标了，占到 17%；再次是水果吃得不够，占到 13%；排在后面的还有坚果摄入不足、蔬菜吃得太少、水产品摄入不足等。

所以，肉吃得多并不是导致心血管疾病的主要原因。

肉该吃时还是得吃，部分肉有利于心脏健康

肉简单地分为加工肉、肥肉、瘦肉、内脏、红肉、白肉。

吃肉的总原则：严格限制加工肉，控制肥肉和内脏，适当减少红肉，以白肉为主，适当增加鱼肉。

加工肉有熏肉、腊肉、腊肠、咸鱼、香肠等，这些肉不但含有大量的盐，而且并不是新鲜的肉，且部分经过了特殊加工，长期摄入对身体有害。比如说常常吃咸鱼的人患上鼻咽癌、胃癌、食道癌等癌症的概率要比很少吃咸鱼的人高出许多。咸鱼已经被列入一类致癌物质，所以生活中要严格限制加工肉的摄入量。

当然，也不是绝对不能吃，逢年过节，图个新鲜，吃个回忆，吃个感觉，也未尝不可。

有人喜欢吃红烧肉、回锅肉、五花肉、肝、肠、肚、脑花等，这些食物含有大量的脂肪和胆固醇，所以要控制。如果你好这一口，可以偶尔尝点解解馋，但千万别多吃，千万别总吃。

有人说，那我只吃瘦肉没事吧？

我们通常把猪肉、牛肉、羊肉等叫作红肉，把鸡肉、鸭肉、鹅肉、鱼虾等叫作白肉。相对来说，在生活中应尽量以白肉为主，因为白肉以蛋白质为主，而红肉以脂肪为主。虽然猪、牛、羊的瘦肉中也含有蛋白质，但比起白肉来，脂肪含量比较多，所以尽量以白肉为主。

红肉会增加冠心病风险

大量研究显示，猪肉、牛肉、羊肉等红肉，尤其是加工过的红肉，比如香肠、腊肉、培根等吃得过多，会导致冠心病风险增加、死亡风险增加。

《英国医学杂志》上发表了一篇研究结果，该研究在 30 年中观察了 4 万余名男

性，发现那些用豆类、坚果、全谷食物、奶制品、鸡蛋等高质量素食来替代红肉的实验对象，冠心病发生的风险较低。

如果每天多吃一份红肉，冠心病风险增加 12%，导致死亡的冠心病风险增加 38%。

与每天多吃一份未加工红肉、加工红肉相比，每天吃一份含坚果、豆类的食物，冠心病发生风险分别降低 13%、17%；比起红肉，每天多食用一点牛奶、酸奶，冠心病风险降低 10% ～ 22%。

红肉会增加血管炎症反应

哈佛大学的研究显示，猪肉、牛肉、羊肉等红肉，尤其是加工红肉、动物内脏等是促炎食物。也就是说，这些食物会导致血管发生炎症反应，而炎症反应在一定程度上会增加动脉粥样硬化风险，也就是会增加"血管垃圾"，从而导致血管狭窄、缺血、血栓风险增加，最终发生冠心病。

少一点红肉，多一点鱼肉

并不是说猪肉、牛肉、羊肉等红肉不能吃，只是建议大家不宜吃得过多，要控制量。改革开放几十年来，中国人每天吃的肉总量是明显增加的，我记得小时候只有过节、过年才能吃上肉，现如今几乎每天都在吃肉。

《中国居民膳食指南（2016）》建议每天食用水产品 40 ～ 75g，而我们只有 24g；建议每天食用畜禽类 40 ～ 50g，而我们已经超过了 138g。我们可适当减少猪肉、牛肉、羊肉类的食用量，逐渐增加鱼类等水产品食用量。《中国居民膳食指南（2022）》指出鱼、禽、蛋类和瘦肉摄入要适量，平均每天 120 ～ 200g，每周最好吃两次鱼。

《中国健康生活方式预防心血管代谢疾病指南》指出，鱼肉富含优质蛋白质，且饱和脂肪酸含量较低，不饱和脂肪酸较丰富。纳入日本、中国人群队列研究的荟萃分析均表明，增加鱼类摄入量能够降低心血管病发病、死亡及全因死亡风险。

人活一世，开心很重要

大部分人都不是素食主义者，而且觉得肉好吃，所以不能因为所谓的"吃肉不健康"就不吃肉，把自己搞得闷闷不乐，吃饭无味。吃本身就是人类第一需求，吃都吃不开心，活着怎么开心？

没有绝对不能吃的食物，但一定要注意比例和结构。肥腻食品、红肉、油炸食物、高糖食品、高盐食品一定要降低比例，偶尔吃吃解解馋没问题，但绝对不能过多，如果过多食用，必然会把更多的"垃圾"留在血管内，直到有一天血管狭窄、堵塞。

星语星愿

人间美味都可以尝尝，对于大多数人来说，家乡的味道就是美味。对于我来说，肉夹馍、羊肉泡馍、葫芦头、凉皮等就是美味，但这些食物完全是以碳水化合物及肉类为主的，且高油高盐，长期吃肯定不健康。不过，偶尔解个馋，美得很！嫽扎咧！

Q&A

患心血管疾病的人不能吃肉？

A. 谣言　　B. 是的

（答案：A）

06 什么蔬菜能清血管？

辟谣：没有任何蔬菜能清血管，但适当吃蔬菜利于预防心血管疾病。

很多人关心吃什么蔬菜能清理"血管垃圾"。我们一直在科普，没有具体的能够清理"血管垃圾"的蔬菜，但常吃蔬菜，尤其是多样化的蔬菜，有利于预防心血管疾病。

常吃绿叶蔬菜有助于预防脑卒中

1995—2019 年发表的 20 项相关研究结论显示：当绿叶蔬菜摄入量较高时，心血管事件的发生率会降低 7%。绿叶蔬菜对脑卒中的预防作用与食用分量有关，与不吃绿叶蔬菜的人相比，每天吃绿叶蔬菜的人出现脑卒中的风险会降低 73%；每周吃一次绿叶蔬菜的人出现脑卒中的风险仅降低 30%。

蔬菜之所以有助于预防脑卒中，是因为其有利于预防和控制"三高"，"三高"风险降低，自然会降低心血管疾病风险。

当然，蔬菜预防脑卒中的具体机制目前并不是很明确。可能是因为绿叶蔬菜中富含的维生素 B、微量营养素和其他植物化学成分有利于身体健康，尤其是心血管健康；绿叶蔬菜所含的叶酸则可预防高同型半胱氨酸血症、动脉粥样硬化，减少引发缺血性脑卒中的危险因素。

也可能是因为绿叶蔬菜有助于保持心血管的完整性、抗氧化性，从而保护血管，预防心血管疾病。

十字花科蔬菜利于预防动脉钙化

一项研究显示，老年女士多吃西兰花、紫甘蓝、圆白菜、花椰菜等十字花科蔬菜，可预防腹主动脉广泛钙化。

研究者观察到，十字花科蔬菜每天摄入量大于 44.6g 的老年女士，比起每天摄入量小于 15g 的老年女士，出现腹主动脉广泛钙化的风险降低了 46%；每天多吃 20g 十字花科蔬菜，腹主动脉广泛钙化的风险会降低 19%。

研究发现，多吃西兰花、紫甘蓝、圆白菜、花椰菜等十字花科蔬菜，发生心血管疾病的风险明显会降低。可能是因为十字花科蔬菜含有大量的维生素 K，有助于预防血管钙化。

当然，这些研究并不是建议大家只吃十字花科蔬菜，蔬菜要多样化，真正的健康饮食中，蔬菜只是其中的一部分，而不是全部。

我国居民蔬菜摄入量现状

据统计显示，1982—2012 年，我国居民的生活水平确实大幅度提高，肉吃得越来越多，但摄入蔬菜的比例却在减少。

30 年来，人均蔬菜摄入量从每天 316 g 下降到 269 g，距离《中国居民膳食指南》推荐的每人每天摄入 300 ～ 500 g 还有一定的差距。

不仅如此，谷类摄入量从每天 509 g 下降到 337 g；块茎类食物摄入量从 180 g 下降到 36 g。相对来说，这些食物的摄入比例偏低，不利于心血管疾病的预防。

《中国居民膳食指南》建议

每天摄入 5 种蔬菜

蔬菜品种很多，不同蔬菜的营养价值相差很大，只有选择多种多样的蔬菜，合理搭配，才能做到营养均衡全面，享受健康膳食，预防疾病。挑选和购买蔬菜时要多变换，每天至少摄入 5 种蔬菜。

餐餐都有蔬菜

每餐食物中，荤素搭配，做到餐餐有蔬菜。蔬菜应该占到 50%，这样才能满足我们一整天的蔬菜需求。午餐和晚餐要有 2 种或 2 种以上蔬菜。

蔬菜当零食

适当吃一些新鲜的生蔬菜，比如黄瓜、西红柿、生菜、胡萝卜等。这些蔬菜可以当成"零食"吃，一方面补充维生素；另一方面减少其他"垃圾食品"的摄入。

深色蔬菜占一半

深色叶菜应该占蔬菜总量的一半，深色蔬菜含有更多胡萝卜素和有益健康的植物化学物。红叶菜、绿叶菜、十字花科蔬菜更富含营养物质。

蔬菜必须新鲜

一定要选择新鲜的蔬菜，这样蔬菜的营养成分含量才会最高，味道才会最好，所以每次买的菜不宜过多，要经常买菜，而且买菜的时候还能散步，有利于健康。

腌菜还能吃吗？

腌菜偶尔吃可以，但不建议多吃，一方面营养价值不高；另一方面有亚硝酸盐超标的风险。一般传统腌菜，腌好 20 天后能达到安全水平，所以菜腌好 20 天后再吃，而且不宜多吃。

总之，没有具体某一种或某几种蔬菜能清理"血管垃圾"，不能因为看到西蓝花、圆白菜有利于预防动脉钙化的报道，就只吃西蓝花和圆白菜。蔬菜一定要多样化、新鲜，这样长期摄入蔬菜，才有利于血管和心脏健康。

星语星愿

天天有蔬菜，顿顿有蔬菜。

为了您和家人健康，每人每天应摄入多少蔬菜？

A. 100 ～ 200 g　　B. 300 ～ 500 g

（答案：B）

07 蔬菜可以代替水果？

辟谣：蔬菜不能代替水果，吃水果后心血管疾病死亡率下降了 40%。

每位患者出院的时候，我都会给他们一份出院指导，上面详细写着整个病情、化验检查结果、出院后注意事项。我也会再嘱咐一次，尤其是在健康饮食中会提到：多增加一点蔬菜、水果。

经常会有患者说："我不爱吃水果，只吃菜不行吗？"当然不行，因为蔬菜不能代替水果。世界上没有任何一种食物能够满足人体所有的营养需求，所以我一直强调食物多样化。

不吃水果对心血管的坏处

2019 年 4 月 3 日《柳叶刀》发布过一个研究，研究人员随访了 2800 万人 30 年，分析饮食与心血管疾病及心血管疾病死亡率之间的关系，研究结果显示：2017 年有 200 万人因水果摄入量不足而发生心血管疾病，最终导致死亡。

美国营养协会在年会上曾发布了一项研究，每年水果摄入量少会导致近 300 万人死于心脏病和脑卒中。据统计，我国有 16% 的心血管疾病患者因每天不吃水果而死亡，每年有 56 万人因不吃水果而死于心血管疾病。

吃水果对心血管的好处

《内科学年鉴》发表论文，认为如果多吃水果，仅用 8 周就会给心脏带来好处。每天摄入 100g 水果会降低个体三分之一的心血管疾病死亡率。

《新英格兰医学杂志》上的一项研究发现，与不吃水果或很少吃水果的人相比，多吃水果的人心血管疾病死亡率下降了 40%，冠心病死亡率下降了 34%。

水果是维生素、矿物质、膳食纤维①的重要来源，对保持身体健康，保持肠道正常功能，提高免疫力，降低肥胖风险，降低身患糖尿病、高血压等慢性疾病风险具有重要作用。

同时，很多水果也是高钾食物，高钾食物可以对抗高钠食物带来的危害。研究显示，膳食中有效补充钾能在一定程度上控制血压。

食用多样化的新鲜应季水果

不同的水果营养成分不同，也没有实验大规模研究过哪一种水果对心血管好处更多，因此建议大家多吃应季的新鲜水果。

不新鲜的水果，尤其是部分发霉的水果，不建议大家切除腐烂部分继续吃，最好扔掉。因为如果有部分腐烂，说明整个水果已经出现了问题，切掉腐烂的部分，剩下看似完好的水果其实对人体可能是有害的。不新鲜的水果所含的营养成分会减少，甚至会产生不利于健康的物质，这样就失去了吃水果的意义。

糖尿病患者可以吃水果吗？

适当吃水果可以降低 2 型糖尿病风险

近日，一项观察 5 年的研究发现，比起每天吃不足半份水果的人，那些每天能坚持吃两份水果的人发生 2 型糖尿病的风险会降低 36%。

研究显示每天吃 50 ～ 99 g 水果，患糖尿病风险降低 29%；每天吃 100 g 及以上水果，患糖尿病风险降低 32%。

为什么吃水果有利于预防糖尿病呢？

可能是因为水果中富含的多酚类物质具有抗氧化活性，可以减轻氧化损伤，保护胰岛 β 细胞。同时，水果中的膳食纤维有助于改善胰岛敏感性，延缓食物吸收，降低

---

① 膳食纤维具有相当重要的生理作用，被营养学界认定为第七类营养素，和传统的六类营养素——蛋白质、脂肪、碳水化合物、维生素、矿物质、水并列。随着人们生活水平的提高，膳食纤维的摄入量却明显降低，由此导致了很多代谢性疾病，比如肥胖症、糖尿病、高脂血症等。适当的膳食纤维能帮助我们控制体重、血脂、血糖，改善便秘等。因此，要适当摄入膳食纤维。

餐后血糖负荷；水果含有丰富的维生素以及镁、钾等矿物质，也有利于预防糖尿病。

糖尿病患者能吃水果吗？

这个问题困扰了很多人，大家都会觉得糖尿病患者吃甜的水果会导致血糖升高，加重糖尿病。在讨论糖尿病患者能不能吃水果之前，我们先了解两个概念：

（1）血糖生成指数（GI）

GI 指某种食物中所含的碳水化合物转化为葡萄糖的速率和能力，低 GI 食物引起的血糖变化小，高 GI 食物引起的血糖变化大。糖尿病患者应尽量选择低 GI 的水果。

但即使是低 GI 食物，吃得过多，也会升高血糖，所以很难单纯通过 GI 判断某种食物对血糖的最终影响。

GI 的分级为：GI ≤ 55 为低 GI 食物；GI 是 56 ～ 69 为中 GI 食物；GI ≥ 70 为高 GI 食物。

（2）血糖生成负荷（GL）

更有意义的是食物血糖负荷（GL）。GL 是指单位食物中可利用碳水在身体里的消化吸收速度和血糖应答。血糖生成负荷（GL）= 血糖生成指数（GI）× 摄入的实际碳水化合物含量（g）/100。

按照不同范围，GL 也分为三类：高 GL ≥ 20；中 GL 为 11 ～ 19；低 GL ≤ 10。

由于水果含水量大，单位分量里的可利用碳水并不高，所以 GL 较低。举一个例子，西瓜的 GI 为 72，属于高 GI 水果，但西瓜的 GL 为 4.32，属于低 GL 水果。所以，吃 100 g 西瓜不会升血糖，但吃 300 g 的西瓜就会有影响了。由此可见，吃水果需注意总量，不宜过多。

美国糖尿病协会（ADA）也明确指出，糖尿病人可以吃水果。各种常见水果的 GI 和 GL 见下表。

常见水果的 GI 和 GL

食物名称	GI	GL
牛油果	27	1
柚子	25	2

食物名称	GI	GL
樱桃	22	2
葡萄柚	25	2
柠檬	34	2
木瓜	25	2
李子	24	2
草莓	29	2
杨桃	42	3
香瓜	56	3
鲜桃	28	3
火龙果	25	3
番石榴	31	3
西瓜	72	4
苹果	36	4
柳橙	31	4
梨	36	4
哈密瓜	56	4
葡萄	43	4
杏	57	4
奇异果	35	5
柑	43	5
蓝莓	34	5
橙子	43	5
生香蕉	30	6
猕猴桃	52	6
菠萝	66	6
杧果	55	6
红柿	37	7

食物名称	GI	GL
凤梨	65	7
龙眼	53	8
熟香蕉	52	9
椰子	40	10
芭蕉	53	14
淡黄色无核小葡萄	56	26
大枣（新鲜）	103	30
葡萄干	64	52

简单来说，上表中的水果，应尽量选择 GI ＜ 55 的水果。建议 GL ≤ 10 的水果，每日食用量为 100 g；GL ＞ 10 的水果，每日食用量＜ 100 g。

吃水果的时间

糖尿病患者吃水果的时间应为两餐之间，不与餐同食，这样对血糖的影响不大。

《中国居民膳食指南》推荐成人每天吃 200 ～ 350 g 的水果，《中国健康生活方式预防心血管代谢疾病指南》也推荐成人每天吃 200 ～ 350 g 的水果。这里必须强调的是指南推荐的是新鲜的水果，而不是果汁，即使是现榨的果汁，也不能替代水果。（碳酸饮料，尤其是含糖的饮料，不建议心血管疾病患者喝，就算是健康的人，也不建议经常喝。）

具体吃什么水果，对于健康的人或者没有糖尿病的人来说，没有限制。任何新鲜的应季水果，根据自己的情况都可以选择。选择应尽量多样化，不限于某一种或某几种水果。

星语星愿

蔬菜不能替代水果，果汁也不能替代水果，饮料更不能替代水果！

蔬菜可以替代水果吗?

A. 不可以　　B. 可以

(答案：A)

08 少抽点烟不会影响健康？

辟谣：不对，少量抽烟也会影响心血管健康。

52 岁的患者仝先生，平时饮食清淡，不喝酒，不肥胖，也没有"三高"，可是吸烟。年轻时吸得比较多，到了 45 岁，听人说大量吸烟不好，但每天只要不超过 5 支就没事。

于是，仝先生从 45 岁开始，每天抽烟都没超过 5 支。一天晚上吃饭的时候，他突发胸痛，伴大汗。忍了几分钟之后症状没有缓解，后来出现头晕、呼吸困难，家属赶紧打了 120。120 赶到后做了检查，血压 78/52 mmHg，心率 120 次 / 分，心电图提示急性心肌梗死。这是典型的心肌梗死后心源性休克，死亡率 90%。

做完造影后发现患者的三个心脏大血管都有不同程度的狭窄，且有一个血管完全闭塞。还没来得及打通血管，患者就发生心脏骤停，持续心肺复苏，但最终无力回天。

很多人都觉得抽烟太多有危害，但少抽点就没事。前半句是对的，抽烟太多危害大，但后半句是错的，并不是少抽点就没事。

研究显示少抽烟也有大危害

近日，我国做了一项调查研究，有 33 万人参加长期随访。研究结果表明，每日吸烟≤ 5 支，死亡风险比从来不吸烟的人显著增加。

研究还发现，比起那些从来不吸烟的人，每日吸 1 ～ 2 支烟的人，会增加 94% 的死亡风险；每日吸 3 ～ 5 支烟的人，会增加 99% 的死亡风险。即使自认为抽烟很少，但是死亡风险仍会明显增加 1 倍左右。

少量吸烟导致的高死亡率疾病

少量吸烟导致的高死亡率疾病，首先就是呼吸系统相关疾病，其次是癌症和心血管疾病。

每日吸 1 ～ 2 支烟的人，呼吸系统疾病死亡风险增加近 10 倍，癌症死亡风险增加 2.3 倍，心血管疾病死亡风险增加 1.9 倍；每日吸 3 ～ 5 支烟的人，呼吸系统疾病死亡风险增加 12 倍，癌症死亡风险增加 2.7 倍，心血管疾病死亡风险增加 2 倍。

吸烟者患心梗风险增加 8.5 倍

研究表明，只要吸烟心梗风险就会增加，吸烟年龄越小发生心梗的风险就越高；吸烟者比不吸烟者早发生心梗 10 ～ 11 年；50 岁以下的中青年吸烟者发生严重心梗的风险要比不吸烟同龄者高 8.5 倍；小于 50 岁的心梗患者中，75% 的都吸烟。

广州军区总医院向定成教授团队发表的研究结果显示，吸烟是导致青年男性心梗的主要危险因素，较之不吸烟者可增加 7 倍的心梗风险。

研究显示戒烟可延长寿命

《英国医学杂志》研究者观察了 50 年，研究结果显示，男性若终生吸烟，寿命将减少 10 年。而在 60 岁戒烟，可延长 3 年寿命；在 50 岁戒烟，可延长 6 年寿命，患肺癌风险减少一半；在 40 岁戒烟，可延长 9 年寿命；在 30 岁戒烟，可延长 10 年寿命；在 30 岁前戒烟，患肺癌风险几乎和不吸烟一样。

WHO 发布的我国吸烟状况

世界卫生组织（WHO）发布了中国吸烟报告，2014 年，我国消耗了全球 44% 的烟草。目前每天有 3000 人因吸烟死亡，每年有 100 万人因吸烟死亡。到 2030 年，每年将有 200 万人因吸烟死亡。若不采取行动，到 2050 年，每年将有 300 万人因吸烟致死。

几乎每个吸烟的人都认为这些只是数据，和自己没有关系，可是这些数据就是由无数个吸烟的人组成的，千万不要觉得这些数据和自己没关系。

总之，并没有"少量吸烟就没有危害"一说，哪怕只抽一支烟也会增加疾病风险，抽得越多，患病和死亡风险越高。忠言逆耳，劝君戒烟。

星语星愿

你可以为抽烟找各种借口，但不能回避吸烟有害健康的事实。

Q&A

少抽点烟没事？

A. 仍然有害　　B. 没事

（答案：A）

09 喝酒能预防心血管疾病？

辟谣：喝酒只会增加心血管疾病风险。

酒能活血化瘀的观念，在那些常年喝酒的人心中根深蒂固，可是根深蒂固的东西不代表就是真理。

喝酒可以降压吗？

不可以。长期少量饮酒会使血压轻度升高；过量饮酒会使血压明显升高。

喝酒可以降血脂吗？

不可以。喝酒会使血脂升高，尤其会使甘油三酯升高。甘油三酯升高的人如果还继续喝酒，还会增加患急性胰腺炎的风险。

长期喝酒的危害

《柳叶刀》的一项 60 万人参加的研究结果显示：

（1）长期喝酒会导致脑卒中发生率明显提高。

（2）长期喝酒会导致心衰发生率明显提高。

（3）长期喝酒会导致冠心病发生率明显提高。

（4）长期喝酒会导致肝癌发生率明显提高。

（5）长期喝酒会导致消化道溃疡、消化道出血风险明显提高。

2018 年《柳叶刀》发表了一篇文章，研究人员对入选的 2800 万人进行跟踪调查，结果显示不管喝多少酒，对身体都是有害的，而且只要是有酒精含量的饮品，对身体都有损害。

最新的调查显示，全球每年有 3200 多万人由于各种原因死去，其中喝酒导致死亡的人数达 280 万，是第七大致死原因。在我国，每年有 70 万人因喝酒丧命，其中有 65 万是男性。

为什么我们永远能在自己周围看到长期喝酒却长寿的人呢？

那是因为人都会选择性记忆。喝酒的人更喜欢记住那些长期喝酒却长寿的人，而瞬间忘记因喝酒引起肝硬化、肝癌、心衰、心肌梗死、脑梗死、胃出血、猝死的人，更不愿记住那些因酒驾入狱的人。毕竟喝酒长寿的人只占少数，而且并不是说喝酒导致了长寿；而过量喝酒导致疾病的风险增加，这是不争的事实。

红酒是否能软化血管？

红酒含有白藜芦醇，白藜芦醇是抗氧化剂。美国 Dipak 教授提出，法国人常吃高胆固醇食物，但心血管疾病发病率比美国人低 2/3，主要原因是法国人长期喝红酒。

Dipak 一共发表过 150 多篇关于红酒中含有白藜芦醇的论文，但 2012 年 Dipak 因论文造假被学校开除，诸多论文被撤销。所以，红酒中含有白藜芦醇，能够软化血管，本身就是一个"骗局"。

如果已经明确患有心血管疾病，则尽量不要喝酒，要戒酒。

如果没有疾病，当然也不建议大家喝酒，但说实话也不要指望所有人都不喝酒，毕竟逢年过节无酒不成席，无酒不欢。

但一定要记住，别贪杯，酒要少喝，事要多知！

《中国居民膳食指南》推荐饮酒量

《中国居民膳食指南》推荐，成年男性每天饮用酒精不超过 25 g，成年女性每天饮用酒精不超过 15 g。

25 g 酒精相当于 750 mL 啤酒，或者 250 mL 葡萄酒，或者 75 mL38 度的白酒，又或者 50 mL 的高度白酒。

15 g 酒精相当于 450 mL 啤酒，或者 150 mL 葡萄酒，或者 50 mL38 度的白酒，又或者 30 mL 的高度白酒。

喝酒不管醉不醉只是短期表现，暂时的表象。酒精对人体的伤害是日积月累的，当累积到一定程度，表现出心、脑、肝、胃的问题时人们就会后悔莫及。

星语星愿

酒要少喝，事要多知！

Q&A

喝酒能活血化瘀、保护血管吗？

A. 不能　　B. 能

（答案：A）

10 心血管疾病患者不能喝咖啡和茶？

辟谣：如果平时喝，那得了心血管疾病还能继续喝。

很多人有喝茶的习惯，首先我要告诉大家，喝茶不会加重动脉粥样硬化，不会导致冠心病。那么喝茶对心血管疾病有好处吗？喝什么茶能预防或减轻动脉粥样硬化呢？下面仔细分析一下。

调查研究

目前的心血管疾病指南并没有推荐通过喝茶预防或减轻动脉粥样硬化，但健康饮食指南推荐可以适量饮用淡茶。

JAHA 发表的一项研究用数据证明了喝茶可以降低患心血管疾病的风险。该研究随访了 8 万多名中国人，观察了 6 年，结果显示，长期坚持喝茶的人高密度脂蛋白胆固醇下降得更慢，患心血管疾病的风险降低 8%。其中效果最好的是绿茶，其次是红茶，最弱的是花果茶等其他类型的茶。

北京阜外医院研究称，与不喜欢喝茶的人相比，有喝茶习惯的人发生心脏病和脑卒中的风险降低 20%，死亡风险降低 15%，同时预期寿命更长。预估 50 岁的人如果有喝茶习惯，寿命将延长 1.26 年。

这是目前对于喝茶有利于控制血脂、预防心血管疾病、降低患心血管疾病风险的研究。但毕竟处于研究阶段，还需要更进一步证明。不过，至少目前的证据表明喝茶没有坏处。

所以，你如果喜欢喝茶，请继续保持；如果没有喝茶的习惯，也不要勉强。因为健康的生活方式是全面的、综合的，并不是只有喝茶一种。

《中国健康生活方式预防心血管代谢疾病指南》指出，多项队列研究的荟萃分析显示，与不饮茶者相比，每天喝茶的人发生心肌梗死和脑卒中的风险较低。我国 China-PAR 研究也表明，习惯饮茶的人（每周 ≥ 3 次，每月茶叶消耗量 ≥ 50 g）心血管疾病发病风险和死亡风险更低，尤其是多年长期保持饮茶习惯有助于预防心血管疾病。中国 CKB 研究发现，饮茶（主要是绿茶）能够降低缺血性心脏病、脑卒中发病风险；东风—同济队列发现，绿茶能够降低冠心病风险，同时改善血脂和尿酸水平；基于队列研究的荟萃分析发现，每天饮茶≥ 4 杯，糖尿病发病风险能降低20%。

但是，长期饮浓茶会影响铁的吸收，睡前饮浓茶可能造成兴奋而影响睡眠。建议一般成年人适量饮茶，每月茶叶消耗量为 50 ～ 250 g，以绿茶为佳。

喝茶是一种文化

茶不但是健康的饮品，更是一种文化。喝茶可以修身养性，使人心平气和、心情舒畅，而好的心情，对于心血管健康是有好处的。

研究显示，暴躁、低落、失落、孤独、郁闷等负能量情绪会导致心血管疾病风险升高，而开心、乐观、放松、自信等正能量情绪会降低心血管疾病风险。所以，从修身养性、情绪管理角度来说，喝茶有利于冠心病的预防和控制。

咖啡与心血管疾病

很多年轻人喜欢喝咖啡，觉得咖啡挺香，口感很棒，但有人喝完咖啡就会心慌不适，甚至失眠。长期喝咖啡对心血管有什么影响吗？

有关咖啡与心血管健康的队列研究和荟萃分析主要来自西方国家，多数认为适量饮用咖啡具有保护心血管效应。

研究显示，每天喝 1 ～ 2 杯咖啡的人比不喝咖啡的人患心血管疾病风险降低11%，比每天喝超过 6 杯咖啡的人患心血管疾病风险降低 22%。

咖啡与脑血管

研究显示，喝咖啡可将脑卒中风险降低 20%。与从不喝咖啡的人相比，每天喝 2 杯、4 杯、6 杯、8 杯咖啡的人脑卒中风险分别降低 13%、17%、16%、14%。研究还表明，喝咖啡可使男士和女士都获益，脑卒中风险分别降低 25%、18%。

不过，现有的研究证据不能证明喝咖啡能明显降低亚洲人群的脑卒中风险。

咖啡与心律失常

研究显示，每日喝适量的咖啡对心律失常没有明显负面影响，反而还能降低心律失常风险。与那些不喝咖啡的人相比，每日多喝1杯咖啡可降低3%的心律失常风险。*JAHA* 对近2万男性进行了研究，研究表明，每天喝1～3杯咖啡，房颤发生风险会降低。

咖啡与肥胖

研究发现，每天喝2～3杯咖啡的女士体脂率比从不喝咖啡的女士低2.8%；在20～44岁的女士中，每天喝2～3杯咖啡的女士体脂率最低，比从不喝咖啡的女士低3.4%；在45～69岁的女士中，每天至少喝4杯咖啡的女士体脂率比从不喝咖啡的女士低4.1%。

但是对于男士来说，咖啡的减脂作用就没有这么明显了。

当然，总结这些研究并不是鼓励大家都去喝咖啡，只是告诉大家，对于那些喜欢喝咖啡且喝完没有不适感的朋友，可以放心喝咖啡，并不会对心血管造成负面影响。

《中国预防心血管病指南》建议，咖啡每天喝2杯左右为宜。咖啡与进餐时间最好相隔半小时以上，以免影响食物中的钙、铁、维生素 B_6 的吸收。不建议孕妇和儿童喝咖啡。咖啡的添加成分，比如奶油、糖、咖啡伴侣等过多添加不利于健康，但可以添加牛奶。

总之，你如果有喝茶或咖啡的习惯，并且喝完茶或咖啡后没有不适感，那请你继续保持，但不宜过多；如果你并不喜欢喝茶或咖啡，那么无须因为茶或咖啡所谓的这些好处特意去喝茶或咖啡，可以继续坚持喝白开水，因为喝白开水也会开心，也很健康。

心脏病患者需要限制喝水吗？

对于绝大部分的心血管疾病患者，都不需要限制喝水。建议患者和健康人一样，每天饮用1500～1700 mL的水。

但对于比较严重的心衰患者，需要注意不宜饮水过多。最准确的喝水办法是称体重。每天称一称体重，看看有没有变重，如果变重了，说明体内水分多了，需要加大利尿剂，多排一点尿，且适当少喝一点水，保持一定的平衡，否则心衰会加重。如果患者不习惯每天测量体重，那更简单的方法就是看尿量，尿量少说明体内水分过多。还有一种方法，如果发现脚或下肢浮肿，则说明体内水分过多，必须就诊，找专业医生调整治疗。

但并不是说心衰患者要限制喝水，如果人体内水分不能保证正常量，会出现新的问题。只要不过多喝水，且注意测量体重或观察尿量即可。

星语星愿

茶和咖啡只是饮品，只是生活的一部分，对于我们来说，更重要的是喝茶和咖啡时的心情，而并非茶和咖啡本身。

Q&A

得了心血管疾病能不能喝茶或咖啡？

A. 不能　　B. 能

（答案：B）

11 "三高"和心血管疾病患者不能吃坚果？

辟谣：适当吃坚果能预防心血管疾病。

吴女士来门诊复查，她有高脂血症和冠心病，经过我的治疗，目前病情平稳。吴女士问了一个问题："我平时爱吃核桃、杏仁这些坚果，是不是以后就不能再吃了？"

我反问吴女士："为什么呢？"

吴女士说："因为坚果油太大，吃太多油会导致血脂升高、'血管垃圾'增多、血管狭窄加重，从而加重心血管疾病。"

真的是这样吗？

坚果的油以不饱和脂肪酸为主

油按主要成分分为：以饱和脂肪酸为主的动物油、黄油、棕榈油，这些油不利于心血管健康；以不饱和脂肪酸为主的橄榄油、亚麻油、菜籽油等植物油，少量的植物油利于预防心血管疾病。

坚果虽然油大，但是以不饱和脂肪酸为主。研究显示，适当的不饱和脂肪酸不但不会升高血脂，还有利于血脂代谢，能控制甚至降低血脂。另外，不饱和脂肪酸在一定程度上有利于控制动脉粥样硬化，有利于减少"血管垃圾"。所以，适当吃坚果有利于预防心血管疾病。

吃适量坚果可预防心血管疾病，降低死亡风险

《美国临床营养学杂志》的一项最新研究显示，吃坚果可降低死亡风险，包括心血管疾病死亡风险和非心血管疾病死亡风险。

此项研究的研究人员随访了 12 万余人 9.5 年，最终发现，与每个月吃不足 30 g 坚果的人相比，每周吃 120 g 以上坚果的人总死亡风险降低 23%，心血管疾

病死亡风险降低 28%，非心血管疾病死亡风险降低 18%，癌症死亡风险也呈降低趋势。

研究进一步分析显示，杏仁、腰果、栗子、榛子、开心果、核桃等树坚果带来的益处更明显。每天吃 30 g 树坚果，死亡风险降低 25%；每周吃超过 120 g 树坚果，死亡或主要不良心血管疾病事件发生风险降低 17%。

再来看看另外一项研究。这项研究随访了 19 万个成年人，每 4 年调查一次他们的坚果食用量，评估 4 年间坚果摄入量的变化与未来 4 年内心血管疾病发生风险之间的关系。

结果显示，与 4 年间一直不吃坚果的人相比，每天食用坚果 28 g 以上的人，未来 4 年发生心血管疾病风险降低 25%，冠心病风险降低 20%，脑卒中风险降低 32%。该分析还显示，4 年间每天核桃、杏仁、腰果、榛子、松子、花生等坚果摄入量每增加 28 g，未来心血管疾病发生风险降低 15%，冠心病发生风险降低 10%，脑卒中发生风险降低 20%。

吃多少坚果比较好？

2020 年发布的《中国健康生活方式预防心血管代谢疾病指南》推荐将坚果作为健康饮食的一部分，无论是健康人还是高血脂、心血管疾病患者，都可以适量食用坚果，食用量为每人每周 50～70 g。

当然也无须准确称量，把坚果当成健康零食吃就行，一天一把，每天吃一点，健康多一点。

星语星愿

坚果看起来确实油大，但坚果的油是不饱和脂肪酸，并不会加重心血管疾病，甚至在一定程度上还有好处。

Q&A

坚果不能吃，会加重心血管疾病？

A. 能吃，但不宜过量　　B. 不能吃

（答案：A）

12 植物油一定健康吗?

辟谣：没有绝对健康的油，只有相对健康的量。

经常有患者问，是不是不能吃猪油，可以多吃点植物油？

真的是这样吗？

油如果吃得不健康，最直接的结果就是"血管垃圾"增加，从而导致心血管疾病。

首先，我们简单地把油分为动物油和植物油。猪油、羊油、牛油等都是动物油，而植物种子制作的油就是植物油。

同等重量的动物油和植物油，动物油相对不健康，植物油更健康。因为动物油中含有大量饱和脂肪酸，会增加"血管垃圾"，引起高血脂及心血管疾病风险增加；而植物油大多以不饱和脂肪酸为主，在适量的情况下，不但对血管没有坏处，反而有利于心血管健康。

常见食用油饱和脂肪酸含量排名（%）

黄油 62 ＞羊油 57 ＞牛油 56 ＞猪油和棕榈油 43 ＞花生油 19 ＞豆油 16 ＞玉米油和米糠油 15 ＞芝麻油 14 ＞橄榄油和菜籽油 13 ＞油茶籽油 10 ＞葵花子油 3.2

饱和脂肪酸含量越高，相对来说越不健康。在同等重量下，排名越靠前，相对越不健康。

常见食用油不饱和脂肪酸含量排名（以亚油酸含量 % 计算）

油茶籽油 76 ＞橄榄油 72 ＞棕榈油和猪油 44 ＞花生油 40 ＞芝麻油 39 ＞米糠油 35 ＞羊油 33 ＞黄油 32 ＞牛油 29 ＞玉米油 27 ＞豆油 22 ＞菜籽油 20 ＞葵花子油 1.2

不饱和脂肪酸含量越高，相对越健康。在同等重量下，排名越靠前，就越健康。

这两个排名需要综合起来看，比如，猪油在饱和脂肪酸含量中排名第四，在不饱和脂肪酸含量中排名第三，应该如何选择呢？

首先看饱和脂肪酸含量排名，黄油 62 ＞羊油 57 ＞牛油 56 ＞猪油和棕榈油 43，这五种油的饱和脂肪酸含量明显高得多，所以不管它们的不饱和脂肪酸含量多高，都要先排除。这几种油要严格限制，不能常吃，不建议作为日常生活中主要的食用油（也不是绝对不能吃，偶尔吃一点，比如来一次猪油拌饭也挺香的）。

再看看去除上述五种油的不饱和脂肪酸含量排名，油茶籽油 76 ＞橄榄油 72 ＞花生油 40 ＞芝麻油 39 ＞米糠油 35 ＞玉米油 27 ＞豆油 22 ＞菜籽油 20 ＞葵花子油 1.2。

这只是简单的排名，不是说必须吃哪一种油。总之，大原则是少吃动物油，日常生活以植物油为主。

心血管领域权威杂志《美国心脏病学会杂志》上发表了一篇研究文章，认为与不吃橄榄油的人相比，每天吃橄榄油的人患冠心病风险降低 18%。如果用等量的橄榄油代替每天 5 g 的人造奶油、黄油、蛋黄酱或乳制品脂肪，可降低 5% ～ 7% 的心血管疾病风险。

由此可见，用橄榄油代替反式脂肪酸和饱和脂肪酸含量高的油，可以降低患冠心病等心血管病的风险。当然这个研究只是用橄榄油做的，总体来说，只要是上述不饱和脂肪酸含量高的油，相对来说都是健康的。

以下"好吃的"都不宜多吃

西式快餐
汉堡、比萨、三明治、炸鸡块、薯条等。

糕点
起酥点心、奶油蛋糕、蛋黄派、泡芙、凤梨酥、蛋挞、松饼、甜甜圈、萨其马、夹心饼干、威化饼干、曲奇饼干、夹心面包等西式糕点和传统点心。

油炸食品

油条、炸薯片、油炸麻花、油炸馍片、油炸方便面等。凡是高温油炸的食物，大部分都含有较高的反式脂肪酸。

甜品

可可脂巧克力、奶糖、雪糕、冰激凌、奶茶、咖啡伴侣等，这些食品也是年轻人最喜欢的。

其他

沙拉酱、花生酱、香甜爆米花等。

为啥上述食物不建议多吃呢？

因为含有相对较多的反式脂肪酸。

相信绝大多数人不但吃过上述这五大类食物中的几种甚至十几种，而且喜欢吃这些食物，甚至有些食物是一部分人的最爱。

这些食物虽然好吃，但不能过量，因为这些食物含有相对较多的反式脂肪酸。过多地摄入反式脂肪酸，会升高低密度脂蛋白胆固醇这个"坏"血脂，降低高密度脂蛋白胆固醇这个"好"血脂，还会增加血小板凝聚、增高脂蛋白 a、增加体重、增高胆固醇转移蛋白等。由此会明显增加心血管死亡风险，增加糖尿病和肥胖风险，还会影响婴幼儿发育，影响生育，使记忆力减退等。

反式脂肪酸在室温下能保持固态形状，可以保持食物外形美观。由于氧化稳定性好，还可以防止食物变质，使得运输和储存更加便利，成本更加低廉，深受部分商家喜欢。

对于大众来说，反式脂肪酸能够增加食品的口感，所以大家喜欢反式脂肪酸含量高的食物。但长期过量摄入反式脂肪酸，会对人体产生不良的后果。所以，世界卫生组织建议每日摄入的反式脂肪酸应少于 2 g，《中国居民膳食指南》也建议每日摄入的反式脂肪酸应少于 2.2 g。世界卫生组织计划 2023 年在全球食品供应中停用反式脂肪酸。

我们也要学会看食品外包装，外包装上标有"人造脂肪、人工黄油、人造奶油、人造植物黄油、植物黄油、植物奶油、奶精、代可可脂、食用氢化油、起酥油、植物脂末"等成分，均是反式脂肪酸，这些食物要少吃。

当然，这五大类含有反式脂肪酸的食物并不是一口都不能吃，我也偶尔会吃油炸食品、西式快餐、甜点，偶尔解个馋吃一次，也没那么可怕。

吃多少油合适？

上文只是讲述了油的种类选择，不过，就算是所谓健康的油也不宜多吃，摄入过多的油会增加心血管疾病风险。《中国居民膳食指南》建议，每人每天食用油量为 25 g，大概就是半个鸡蛋的重量。

《中国健康生活方式预防心血管代谢疾病指南》建议，心血管疾病患者每天食用油量不能超过 20 g。要多选用菜籽油、玉米油、葵花子油、大豆油、亚麻籽油、茶油、橄榄油等，并调换使用。

如何吃？

相对健康的植物油，可以适当地换着吃，而无须一种油吃好几年甚至几十年。

在食用植物油的过程中，需要注意植物油在高温加热下会产生更多反式脂肪酸，摄入后进而产生更多"血管垃圾"，增加心血管疾病风险，因此，炒菜时油温不要过高。遵循"热锅凉油"原则，先把锅烧热，再倒油，直接炒菜。

总之，相对来说同等重量的植物油比动物油健康。但就算是植物油也必须把握好量，不宜过多，且经常换着吃。

星语星愿

没有绝对健康的油，只有相对健康的量！

Q&A

植物油健康，可以随便吃？

A. 谣言　　B. 对

（答案：A）

13 心血管疾病患者不能喝牛奶？

辟谣：适当喝牛奶有助于降低心血管疾病风险。

门诊来了一位患者，他说："王医生，我最近看到一项研究，51万中国人参加调查，发现每周至少喝一次牛奶的人群，患癌风险增加了9%左右，特别是什么肝癌、淋巴瘤、乳腺癌等。"

我说："这也不是什么新鲜研究，之前国外早就有类似的研究，但这些都是观察性研究。"

观察性研究又叫非随机化对比研究，就好比我做了一个观察研究，最近闯红灯的人，大多数都是吃冰棍的人，随后我的结论就是，吃冰棍的人可能更爱闯红灯。

可事实并不是因为吃冰棍，所以爱闯红灯；而是因为最近天太热了，吃冰棍的人多了。

所以，这些观察性研究有一定的局限性，并不是说吃冰棍就爱闯红灯，也不是说喝牛奶就会导致癌症风险增加。

我们先看看关于牛奶正面结果的研究，北京阜外医院做了一项9万人的观察研究，结果显示每天适当喝牛奶，有助于降低心血管疾病发生风险和死亡风险。

比起那些从不喝牛奶的人，每天喝150～300g牛奶，心血管疾病发生风险降低23%，死亡风险降低19%；如果每天喝超过300g牛奶，心血管疾病发生风险降低41%，死亡风险降低48%；如果每天多喝100g牛奶，心血管疾病发生风险降低11%，心血管疾病死亡风险降低11%，脑卒中风险降低9%。

研究还发现，我们国家喝牛奶的人相对较少，9万人平均每人每天喝26.2g牛奶，75.4%的人在2007年和2008年从未喝过牛奶。

牛奶中含有高蛋白、钙、钾，有助于改善血脂异常、胰岛素抵抗、血压升高、腹部脂肪等心血管疾病危险因素，对心血管有保护作用。牛奶中的某类脂肪还有助于改善高密度脂蛋白，也就是"好胆固醇"，抑制低密度脂蛋白胆固醇，也就是"坏胆固醇"氧化，抑制炎症，从而减轻动脉粥样硬化，减少"血管垃圾"，预防心血管疾病。

孩子喝奶的好处

疫情期间张文宏教授说，蛋白质是提高我们免疫力最重要的营养，提高免疫力一定要多喝牛奶，吃鸡蛋这类高蛋白的食物。如果蛋白质不足，会让孩子营养不均衡，身体免疫力下降，容易生病。

中国营养学会最新发布的《中国 7～10 岁学龄儿童膳食营养素参考摄入量》建议，孩子每天应摄入 40～50 g 蛋白质，这样有助于促进孩子的生长发育和提高免疫力；并建议每天都要喝牛奶，一是因为方便，二是因为牛奶富含高蛋白、高钙、磷、维生素 A、维生素 D、维生素 B$_2$ 等，有利于人体健康。

老人喝奶的好处

无独有偶，抗疫期间钟南山院士也说，他从小就一直喝牛奶，每天都会喝两杯。长时间喝牛奶对身体非常有益，他父亲也非常喜欢喝牛奶。

老年人身体免疫力低下，在饮食中要补充蛋白质，固防免疫力。老年人几乎都缺钙，而牛奶含有高钙及维生素 D，不但能补充钙，还利于钙的吸收，所以老年人如果有喝牛奶的习惯，请继续坚持。

《中国健康生活方式预防心血管代谢疾病指南》建议，每人每天喝液态奶150～300 mL（常见袋装牛奶为 180 mL，盒装为 250 mL），也就是 1～2 袋或 1盒奶。

喝牛奶对身体有一定的好处，不管是孩子、中年人还是老年人，只要喝完牛奶没有不适，就请坚持喝奶。

一杯奶强壮一个民族，不只是说说而已！

我们要更多地参考指南或共识，而不是看了个别研究就觉得不得了了。

每年都有很多研究结论是相反的，都去参考的话，就没法生活了。指南或共识是总结了大量的研究成果，汇集了多位顶级专家、学者的参考建议。

比如饮食指南，我们当然要参考《中国居民膳食指南》。6 年前，指南建议成人每天喝 300 g 奶，2022 版的指南已经改为 300～500 g。所以，目前不但没有证据证实喝奶会导致癌症，而且指南还增加了喝奶量，足见喝奶的重要性。

星语星愿

不管有没有心血管疾病都能喝奶，适量喝奶不但不会增加心血管疾病风险，还会降低心血管疾病风险。

Q&A

得了心血管疾病不能喝奶？

A. 谣言　　B. 对

（答案：A）

14 什么食物能清理"血管垃圾"？

辟谣：没有哪种食物可以清理"血管垃圾"，健康饮食应该是全面的、多样化的、科学的。

食物能清理"血管垃圾"，这几乎是所有心血管疾病患者梦寐以求的。除了洋葱、木耳，还有很多食物被传言可以用来清理"血管垃圾"，比如玉米、海带、西红柿、西兰花、苹果。其实，这都是没有科学依据的说法。

什么是"血管垃圾"？

首先我要告诉大家，医学上并没有"血管垃圾"这个名词，这是老百姓更易接受的叫法。为了方便科普，在全书中给这个词加了引号。

动脉粥样硬化就是像稀粥一样的垃圾附着在血管内部，久而久之形成斑块，最终引起血管狭窄，导致心血管疾病。所以，动脉粥样硬化可以简单理解为"血管垃圾"，清理"血管垃圾"就是清理动脉粥样硬化。

目前为止，世界上没有可以直接清理动脉粥样硬化的办法，只能预防其加重。

"血管垃圾"是如何产生的？

造成"血管垃圾"的因素有很多，比如遗传因素、高龄、性别，高血压、糖尿病、高脂血症、肥胖、高同型半胱氨酸血症、高尿酸血症等，以及抽烟、酗酒、不运动、熬夜、压力大、不健康饮食、不好的心态等。

由此可见，饮食只是其中的一个因素。不健康的饮食会加重"血管垃圾"，健康的饮食有利于预防和控制"血管垃圾"增加。

如何健康饮食？

食物多样，谷类为主，粗细搭配

2019 年，《柳叶刀》发布了全球饮食领域首个大规模重磅研究。这项统计时间近 30 年的大型研究显示，我国由不科学饮食结构而导致的疾病发生率和死亡率比美国高出许多。《柳叶刀》两次指出，在 2017 年的统计中，中国由饮食结构问题造成的心血管疾病死亡率、癌症死亡率是世界人口数量前 20 名的大国中的第一名，光是 2017 年一年，中国由粗粮、杂粮摄入不足而导致的心血管死亡人数就有 300 万。

谷类食物是中国传统膳食的主体，是人体能量的主要来源。谷类包括米、面、杂粮等，随着中国人民生活水平的提高，主食变成了白面、精米，很少有燕麦、玉米、豆类、小米等粗粮，结果导致饮食结构不平衡。

精细粮口感好，但在精加工过程中，麸皮和胚芽被破坏或丢失，导致其中所含有的谷物纤维、矿物质、膳食纤维和维生素大量流失。长期单纯的精细粮饮食还会增加心血管疾病风险。与精制谷物相比，全谷物可提供更多的 B 族维生素、矿物质、膳食纤维等营养成分及有益健康的植物化学物。既然发现了问题，在以后的饮食中就不能偏爱精粮细粮，要逐渐加大粗粮杂粮的比例。

烹调主食时，大米可与糙米、燕麦、小米、荞麦、玉米、红小豆、绿豆、芸豆、花豆等搭配食用。传统的二米饭、豆饭、八宝粥等都是增加食物品种、实现粗细搭配的好方法。一日三餐，粗粮、细粮要合理搭配，粗粮占到主食的 1/3 为宜。

多吃蔬菜、水果和薯类

据《柳叶刀》2019 年统计，2017 年一年，中国由水果摄入不足而导致的心血管疾病死亡人数有 200 万。

蔬菜、水果能量低，是维生素、矿物质、膳食纤维和植物化学物的重要来源。薯类含有丰富的淀粉、膳食纤维以及多种维生素和矿物质。富含蔬菜、水果和薯类的膳食对保持身体健康，保持肠道正常功能，提高免疫力，降低患肥胖、糖尿病、高血压等慢性疾病风险具有重要作用。

统计数据已经告诉了我们少吃蔬菜、水果的坏处，所以在以后的饮食中要逐渐加大新鲜水果、蔬菜的比例。

《中国居民膳食指南》推荐，成年人每人每天应吃蔬菜 300 ～ 500 g、水果 200 ～ 350 g，并注意增加薯类食物。

每天吃奶类、大豆或其制品

奶类营养成分齐全，组成比例适宜，容易消化吸收。奶类除含有丰富的优质蛋白质和维生素外，含钙量较高，且利用率也很高，是膳食钙质的极好来源。各年龄人群适当多饮奶有利于骨健康，但饮奶量多、高血脂、超重者应选择低脂、脱脂奶。

大豆含有丰富的优质蛋白质、必需脂肪酸、多种维生素和膳食纤维，且含有磷脂、低聚糖以及异黄酮、植物固醇等多种植物化学物。应适当吃一些大豆或其制品。我国成年人每人每天应吃 50 g 左右的大豆或相当量的大豆制品。

吃适量的鱼、禽肉、蛋和瘦肉

鱼、禽肉、蛋和瘦肉均属于动物性食物，是优质蛋白、脂类、脂溶性维生素、B 族维生素和矿物质的良好来源，是平衡膳食的重要组成部分。瘦畜肉铁含量高，且利用率好；鱼肉脂肪含量较低，且含有较多的不饱和脂肪酸；禽肉脂肪含量较低，且不饱和脂肪酸含量较高；蛋类富含优质蛋白质，各种营养成分比较齐全，是很经济的优质蛋白质来源。

健康饮食，不是不能吃肉，只不过要健康吃肉。这里特别要说一下鱼肉，鱼肉是不错的选择，很多鱼肉，比如青鱼、大马哈鱼、沙丁鱼和一些海鱼，含有 Ω-3 脂肪酸系多聚不饱和脂肪酸，主要成分为 EPA 和 DHA，EPA 能降低患心血管疾病的风险。鱼肉还含有维生素及丰富的铁、钾、钙、碘等矿物质和微量元素，是不可或缺的健康食品。深海鱼、金枪鱼中所含的 DHA 是所有鱼中最多的，是人类大脑和中枢神经系统发育必需的营养素。因此，要适当多吃鱼。

减少烹调油用量，吃清淡少盐膳食

脂肪是人体能量的重要来源之一，有利于脂溶性维生素的消化吸收，并可提供必需脂肪酸，促进儿童智力发育。但摄入脂肪过多易引起肥胖和多种慢性病，因此要适量摄入脂肪，控制烹调油的食用量。

据《柳叶刀》统计，2017 年一年，因为高钠饮食而导致心血管病死亡的人口就有 300 万。食盐的摄入量过多与高血压患病率密切相关。

食用油和食盐摄入过多是我国城乡居民共同存在的营养问题。因此，建议大家养成少油少盐的饮食习惯。《中国居民膳食指南（2022）》最新发布，把原来建议我国成人每人每天摄入的盐应＜6 g 改为＜5 g。

食不过量，天天运动，保持健康体重

进食量和运动是保持健康体重的两个主要因素。食物给人体提供能量，运动则消耗能量。通过运动可以消耗多余的能量，避免脂肪堆积。

各年龄段人群都应天天运动，保持健康体重。除了吃得健康，还必须配合运动。研究显示，久坐不运动带来的危害和糖尿病、吸烟几乎一样大，长期久坐的人患心血管疾病风险比活动的人高出 1 倍。坚持有氧运动，对于预防和控制"三高"及防治心血管疾病有很大的帮助。建议每周运动不少于 5 次，每次不少于 30 分钟，以快走、跑步、跳操、游泳、骑车等为主。

三餐分配要合理，零食要适当

合理安排一日三餐的时间及食量，进餐定时定量。早餐提供的能量应占全天总能量的 25% ～ 30%，午餐应占 30% ～ 40%，晚餐应占 20% ～ 30%，总体应占全天能量总摄入量的七八成。不暴饮暴食，减少外出吃饭的比例，因为餐馆的饭菜大部分高油高盐。尽可能与家人共同进餐，并营造轻松愉快的就餐氛围。

零食作为一日三餐之外的营养补充，可以合理选用。尽量少吃油炸食品、膨化食品等零食，多选择一些水果、坚果、奶制品之类的零食。另外，零食的能量应计入全天能量总摄入量之中。

每天足量饮水，合理选择饮料

水是生命之源。随着生活节奏及工作节奏的加快，现代人每天都在赶时间，大多数人都是口渴了才想起来喝水，而这时候身体已经明显缺水。所以，即使每天再忙，也要补充足够的水分，这样才能保证肾脏健康、血管健康、心脏健康，以及全身健康。

饮水最好选择白开水或清淡茶水，合理选择饮料。乳饮料和纯果汁饮料含有一定量的营养素和有益膳食成分，部分运动饮料添加了一定量的矿物质和维生素，适合热天户外活动后和平时运动后饮用。建议成人每天喝水 1500 ～ 1700 mL。

如饮酒，应限量

酗酒会使食欲下降，导致营养素缺乏、酒精中毒、脂肪肝甚至肝硬化。建议成年男性一天饮用的酒精量不超过 25 g，成年女性一天饮用的酒精量不超过 15 g。孕妇和青少年儿童应忌酒。

吃新鲜卫生的食物

食物合理储藏可以保持新鲜，避免受到污染。高温加热能杀灭食物中大部分微生物，延长保存时间。冷藏温度常为 4℃～ 8℃，只适于短期贮藏；而冷冻储存温度为 -23℃～ -12℃，可保持食物新鲜，适于长期贮藏。烟熏食品及含色素食品含有致癌物质，不宜多吃。

冰箱的好处就是可以帮我们储藏食物，但不建议过多储存蔬果类食物，因为食材新鲜才更有利于健康。

冰冻三尺非一日之寒，"血管垃圾"是长年累月的不健康生活造成的，所以要清理"血管垃圾"，得从一日三餐出发，一点一滴做起。

星语星愿

不要指望任何食物能直接清理"血管垃圾"。如果食物可以直接治病的话，医院每天就不会有那么多人了。这么简单的道理，为什么依然有很多人都搞不清楚呢？

Q&A

吃什么食物能清理"血管垃圾"？
A. 什么食物都不能
B. 洋葱、木耳、大蒜、生姜、西红柿、海带、玉米……
（答案：A）

第七章

心血管疾病常见的
生活谣言

　　吃是人类的本能，随着饮食结构的变化，患"三高"和心血管疾病的人越来越多，发病率越来越高。

　　70 年代前出生的人，知道饿肚子是什么意思；80 年代后出生的人能吃饱，而且几乎天天吃白面馒头、白米饭；90 年代后出生的人，几乎天天吃肉。饮食变化如此快速，要归功于社会的快速发展。但我们的身体，尤其是我们的新陈代谢，还没有适应这种突如其来的变化，以至于很多人出现了代谢异常，得了"三高"和心血管疾病。

　　科普的目的是要告诉大家，我们已经能吃饱，也能吃好了。接下来应该吃得健康一点、科学一点，这是远离"三高"和心血管疾病的基础。

　　当然，吃得健康只是预防和控制心血管疾病的一部分，只有长期坚持全面健康的生活方式，才能更好地保护血管、保护心脏。

　　生活中除了吃得健康，还有哪些需要注意的事情呢？接下来请看第七章《心血管疾病常见的生活谣言》。

01 心脏病患者不能运动？

辟谣：根据具体情况，适当运动有好处。

在很多人看来，得了心脏病，尤其是得了心肌梗死以后，只能休息，不能运动了。实则不然。

因为很难具体地说每一位心脏病人能否运动。

另外，运动是一个广义的概念，长跑、快走、极限运动也是运动。所以，我接下来尽量说一些原则问题，但具体到每一位患者、每一种心脏病还需要具体看待。

心脏病简单分为先天性心脏病和后天性心脏病。

先天性心脏病指在胚胎发育时期由于心脏及大血管的形成障碍或发育异常而引起的解剖结构异常，或出生后应自动关闭的通道未能闭合（在胎儿期是正常的）的情形。

可以简单理解为心脏发育不完整，该封闭的地方没有封闭好。一些先天性心脏病如果能早发现、早治疗，无论是内科介入治疗还是外科手术治疗，以后都不会影响生活质量，也能运动。但如果先天性心脏病发现晚，心脏功能已经出现问题，就要慎重。心脏功能出现问题后是静养还是运动，我们在后面会详细说到。

后天性心脏病包括很多疾病，比如血管出现狭窄的冠心病，电路出现问题的心律失常，心脏结构出现问题的心肌病和瓣膜病。这些心脏病患者能不能运动，一方面要看心功能；另一方面要看是否已经治愈，或者病情是否稳定。

能否运动的大原则

大原则就是已经治愈心脏病的人能运动，心脏病病情稳定的人也能根据情况运动，心脏病病情不稳定的人不建议运动。

已经治愈心脏病的人

比如室上速这种病，是能够通过射频消融手术根治的。根治后就痊愈了，和正常人一样，可以运动，并鼓励运动。

当然，能完全治愈的心脏病并不多，有些先天性心脏病，比如房缺，还有一些心律失常，比如部分早搏等，是为数不多可能会治愈的心脏病。

病情稳定的心脏病患者

比如冠心病，但没有心绞痛发作，在正规药物控制下，是可以运动的。运动有利于控制血压、血糖、血脂、体重，也有利于控制动脉粥样硬化加重。

病情不稳定的心脏病患者

比如心律失常频繁发作，心绞痛反复发生，心脏明显扩大，心功能明显受损等，是不能运动的。

具体的常见疾病

"三高"患者

对于肥胖、高血压、高血糖、高脂血症患者来说，运动是最好的控制血压、血糖、体重、血脂的一种办法。

坚持运动可将血压降低 3 ~ 7 mmHg，最高可降低 15 mmHg。血压降低 6 ~ 7 mmHg，即能降低 20% ~ 30% 的心血管疾病风险。坚持适当的运动可降低 25% ~ 40% 的 2 型糖尿病风险。

"三高"人群每周坚持 5 次中度的有氧运动，如骑车、跑步、游泳、爬山、跳操等。至少进行 2 次增强力量的运动，如肌肉锻炼。运动的前提是血压控制在 160/100 mmHg 以下，且运动后没有任何不适。

冠心病患者

冠心病患者能不能运动呢？

如果患者近期发生过心肌梗死，则暂时不能运动。等病情稳定，在医生评估后再决定能否运动、如何运动。如果已经发生心衰，更应该在医生评估后决定能否运动、如何运动。

心衰患者根据具体心功能可进行适当的心肺运动训练。心功能分级不同，具体建议也不一样。如果是心功能 1 级、2 级的患者，可以在医生指导下选择适合自己的运动；如果是心功能 3 级、4 级的患者，不能轻易随便运动，因为运动后会加重心衰，甚至诱发急性心衰。

大多数冠心病患者如果病情稳定，可以参加中低强度的运动。

房颤患者

房颤最大的危害就是血栓，血栓脱落会导致脑梗死。那么，房颤患者能不能运动呢？

研究显示，适当运动能预防房颤，还能减轻房颤负荷，减少房颤复发。建议人们定期做适度的体育活动来预防颤动。房颤患者在服用抗凝剂预防脑卒中时，由于有出血风险，应避免接触对抗性运动。

安装起搏器的患者

心动过缓、慢性心律失常的患者，如果通过药物无法逆转，或已经出现眼前发黑和晕厥的情况，唯一的办法就是进行起搏器治疗。那么装完起搏器还能运动吗？

建议不应因为心脏起搏器而阻止患者进行体育运动，当然碰撞运动除外。

心衰患者

严重心衰、不稳定性心衰患者，容易出现心律失常、心脏骤停，不宜进行运动。

欧洲心脏病学会提出了心衰患者运动时的相对禁忌和绝对禁忌，可供参考：

（1）相对禁忌

在 1～3 天内体重增加 1.8 kg 以上；

持续或间歇的多巴胺治疗中；

运动时收缩压下降；

心功能 4 级（其实我个人认为心功能 4 级应该是绝对禁忌了，因为休息时都会发作心衰，还怎么运动）；

重度心律失常；

卧位安静时心率超过 100 次 / 分。

（2）绝对禁忌

最近 3～5 天休息或活动时呼吸困难进行性加重；

低强度活动即有明显冠心病心肌缺血症状；

活动性心包炎、心肌炎；

有重大的感染性疾病或全身性疾病；

近期有栓塞症，比如心肌梗死、脑梗死、肺栓塞等；

有中重度主动脉狭窄、需要外科手术治疗的反流性瓣膜病、3 周内出现过心梗、新出现的心房颤动等情况。

星语星愿

心脏病患者能否运动，主要还得根据每位患者的具体情况综合评估。总的原则就是病情稳定或已经根治的能适当运动。

没有运动禁忌的心脏病患者，应该多运动，每周至少进行 150 分钟中等强度的运动。中等强度意味着增加心率和呼吸频率，常见的运动有跑步、游泳、骑车、跳操、爬山等。

Q&A

心脏病患者都不能运动？

A. 不是　　B. 是的

（答案：A）

02 每天动动脚指头就能预防血栓？

辟谣：真正的运动不是动动脚指头这么简单。

方大娘 73 岁，5 年前得过心肌梗死，放过支架，术后一直按照医生要求正规吃药，按时复查。

好了伤疤忘了疼是所有人的通病，谁也不愿一直吃药，方大娘也不例外。

方大娘年前在某平台上看见一个拥有千万粉丝的"大 V"医生科普说，每天只要活动 10 秒钟脚指头，就能预防血栓。

方大娘心想，她为了预防血栓，吃了 4 年的阿司匹林和他汀，不但花了好多钱，还可能出现出血、伤肝等副作用。这个拥有千万粉丝的"大专家"肯定是好医生，就听他的，把阿司匹林和他汀停掉了，开始每天活动脚指头，而且不止 10 秒，只要有时间就活动。

停药 3 个月后，方大娘突发胸痛，后被 120 送至医院，确诊急性心肌梗死，造影显示血管大量血栓。还没来得及打通血管，方大娘心脏就停跳了，最终没有抢救成功。

血栓可以简单理解为血管内的血块，动脉血管内是动脉血栓，静脉血管内是静脉血栓。

我们常说的血栓疾病主要是指心肌梗死、脑梗死、肺栓塞、房颤、下肢静脉血栓等，其中心肌梗死、脑梗死、肺栓塞是马上会致命的血栓，所以大部分时候我们默认血栓疾病就是这三种。其他血栓疾病至少还会给医生和患者留有按部就班诊治的时间。

动动脚指头真的能预防血栓吗？

如果非要说活动脚指头能预防血栓的话，那也是针对极个别不能下床活动或活动不方便的骨折患者而言。

这些长期卧床的患者，因为没有办法下地活动，所以活动活动脚指头对于预防静脉血栓有一点好处，但这不是唯一的做法。这些患者还必须有人护理，按时翻身拍背。对于高危人群，甚至要吃抗凝药物来预防血栓。因此，绝对没有每天活动10 秒钟脚指头就能预防血栓这一说。

充其量是不能下地活动的极少数人的一种预防下肢静脉血栓的方法，而对于能下地的人，或者要预防心肌梗死、脑梗死这些血栓疾病的人来说，动动脚指头根本是没有什么作用的。

动脉血栓

当斑块不断加重，有朝一日斑块破裂，凝血系统马上启动，就会在斑块处形成血栓，血栓在心脏就是心肌梗死，在颈动脉或脑血管就是脑梗死。

要预防斑块或预防血栓，必须健康生活，健康饮食、远离烟酒、控制体重、坚持运动、避免熬夜、减少压力，这些是预防斑块加重的基础。

注意，坚持运动只是预防血栓的一个方法。当发生高血压、糖尿病、高血脂后，一定要正规积极地控制"三高"，这是预防斑块加重的关键。

预防了斑块，自然就能预防血栓发生。

还有一部分患者发现斑块的时候，斑块已经很大了，或本身就是一个不稳定的斑块，那么就不能仅靠上述方法预防，必须配合药物治疗。比如，他汀类药物能稳定斑块，预防斑块破裂，从而预防血栓；阿司匹林能抗血小板聚集，从而预防血栓；两者配合就能有效地预防血栓，预防心梗、脑梗。

心梗、脑梗是最常见的动脉血栓疾病，一旦血栓形成，就必须分秒必争，通过溶栓、支架、取栓的方法清除血栓，开通血管。

静脉血栓

静脉血栓最常见的危重疾病就是肺栓塞。

静脉血栓形成的最常见原因是，要么血流缓慢，要么自身凝血机制出了问题。尤其是处在妊娠期、肥胖、创伤、做过外科手术、充血性心力衰竭、卧床太久、恶性肿瘤、骨髓增生性疾病、口服避孕药、溶血危象的患者，更容易发生静脉血栓。静脉血栓一旦脱落，会跑到肺动脉，造成肺栓塞。可以简单理解为肺脏的大动脉被静脉血管堵塞，也是致命的疾病。

预防静脉血栓，一方面要运动；另一方面，必要时使用抗凝药物。一旦发生肺栓塞，必须马上溶栓和进行抗凝治疗，否则有可能会导致死亡。

总之，目前最常见的动脉血栓是动脉斑块导致的，也就是动脉粥样硬化，预防的办法就是健康生活，控制"三高"，必要时服用阿司匹林和他汀，关键时刻进行溶栓或放支架。静脉血栓最严重的就是肺栓塞，以运动预防和抗凝预防为主。

动动脚指头仅限于那些不能下地活动的患者，以此来预防静脉血栓。如果能下地，建议适当活动或运动。

星语星愿

动动脚指头根本不能预防我们平时说的血栓疾病，只有全面健康的生活方式加上控制"三高"，才能预防血栓疾病。

Q&A

每天动动脚指头就能预防血栓？

A. 是的　　B. 错误

（答案：B）

03 坐着或躺着就能养好心脏？

辟谣：久坐不运动危害巨大，损伤血管和心脏。

随着工作方式的改变，越来越多的人每天大部分时间都坐着，回家也躺在沙发上，两个字："舒服"！

这种长期坐着或躺着的姿势是否有利于养护心脏呢？

当然不利于，近年来大量的研究证实，久坐不运动危害巨大。

久坐的危害

一般认为，在清醒状态下，一周保持坐姿超过 5 天，每天大于 8 小时，或持续 2 小时没有起身活动和改变坐姿，即可视为久坐，长时间保持坐姿或者斜躺姿势都算是久坐。

研究发现，久坐不动的调查对象关联死亡的风险比频繁运动调查对象高 5 倍，比规律运动调查对象高将近 4 倍。研究还发现，久坐不动的死亡风险不亚于吸烟、心脏病、糖尿病。

中国疾病预防控制中心的最新研究显示，每天坐 6 小时以上，患糖尿病风险增加 33%。持续了 9 年的研究发现，与每天走路最少的人相比，每天步行最多的人患糖尿病风险降低 43%，患高血压风险降低 31%。我们每天多走 1000 步，可预防 10% 的糖尿病。

《美国心脏病学会杂志》上发表了一项研究报告，该研究纳入了 14.9 万人，通过近 10 年随访得出结论：每天坐 8 小时及以上的人，比坐 4 小时以下的人死亡风险上升了 52%；久坐不动的人全因死亡风险比运动的人增加了 80%；久坐不动的人心血管疾病死亡风险比运动的人增加了 107%。研究还发现，每天久坐不动的时间每增加 1 小时，癌症死亡风险就增加 16%。

《柳叶刀》研究表明，青少年久坐不运动会增加抑郁症风险。每天每增加 1 小时的久坐时间，到 18 岁时抑郁评分增加 10% 左右。

以上研究首先明确了久坐不运动会明显增加"三高"和心血管疾病风险。

运动的好处

2018 年 1 月，发表于《循环杂志》上的一项研究显示，运动可以预防因久坐、心脏老化带来的危害，还能够预防心脏病的发生。不运动会导致心脏肌肉变得僵硬，当心脏肌肉变僵硬了，血压就会升高，心室也就不能有效泵血，最糟糕的情况就是会发生心力衰竭。

另一项研究显示，定期锻炼可使心梗发病风险降低 14%，而运动量不够占急性心梗发病因素的 12%。

已经发生心肌梗死的患者，应在医生指导下适当运动，改善心脏功能，急性期后 1 周至 3 个月运动，康复获益最大。

心肌梗死患者或做过支架、搭桥手术的患者进行心脏康复治疗时可选择有氧运动，这样可以使心血管疾病死亡风险降低 26%，使住院风险降低 18%。

我国的心血管协会和美国心脏协会（AHA）都发布科学声明，血压、胆固醇轻中度升高的成人，应首先增加身体活动，通过坚持运动控制血压和血脂；轻度高血压、高脂血症患者，应增加运动，坚持健康饮食，长期坚持下去，即使不吃药，血压或血脂也可能恢复正常。

研究显示，与不锻炼的人相比，规律锻炼的人，心血管发病风险降低 21%，心血管死亡风险降低 36%。

应该采取哪种运动形式？

运动有好处，那么到底如何运动呢？

2016 年，英国做了一个 8 万人连续 10 年观察的研究，主要是探寻不同种类的体育锻炼和全因死亡率的关系，研究结果显示：第一名是挥拍运动，包含网球、羽毛球等团队运动，能将全因死亡率降低 47%，效果最佳；第二名是游泳，能将全因死亡率降低 41%；第三名是有氧运动，多指有氧体操，能将全因死亡率降低 36%。

当然，并不是鼓励大家都去挥拍球类、游泳、做有氧运动，而是建议大家根据自己的习惯、能力、爱好选择适合自己的运动。

比如跑步、骑车、爬山、跳绳等，甚至可以走路，走路适合那些不能参加其他运动的人，走路总比不走好。选择走路的人，要结合自己的实际情况。如果膝关节有疾病，走路后疼痛，就需要看医生，咨询是否能继续走路锻炼；如果心肺功能不好，需要进一步评估，看看能不能走路锻炼、走多久、走多快。

青年人或身体还不错的人，并不推荐走路作为首选运动形式。因为走路速度比较慢，对于心肺功能的锻炼是有限的。可以选择其他运动形式，比如游泳、骑车、跳操、跑步、跳绳、快走、打羽毛球等。

选择适合的运动量

关于步数的研究

研究 1：每天多走 1000 步，血压会降低 0.45 mmHg，也就是说每天走 10 000 步的人，高压比每天只走 5000 步的人低 2.25 mmHg。

研究 2：每天多走 1000 步，可使高血压发病风险降低 5%，可使糖尿病发病风险降低 10%。

研究 3：每天多走 1000 步，肥胖可能性减少 13%。

研究 4：每天多走 1000 步，死亡率可降低约 15%。每天步行达到 4400 步的人，与每天走 2700 步的人相比，死亡风险降低约 40%。每天行走步数越多，死亡风险就越低，直到每天行走达到 7500 步时，死亡风险不再下降，也不再上升。所以，每天步行 7500 步有利于长寿。

指南建议

每个人的运动速度和强度不一样，所以《中国居民膳食指南》《中国健康生活方式预防心血管代谢疾病指南》均建议，每周至少运动 5 次，每次不少于 30 分钟，总计不少于 150 分钟。建议以有氧运动为主，以肌肉锻炼为辅。

在运动的时候心率应控制在一个范围内：用 220 减去自己的年龄是自己的最大心率，用最大心率乘以 60% ～ 80%，得出自己运动时的心率。另一个简单的方法就是用 170 减去自己的年龄，这个数值就是自己运动时比较理想的心率。为了心血管健康，应以中等强度的有氧运动为主，不建议剧烈运动。

坚持运动能有效控制"三高"，预防心血管疾病，所以要积极运动，不要总坐着。当然，还要记住这句话："适可而止，过犹不及，因人而异。"

星语星愿

对于健康的人来说，运动很有意义，能预防疾病，而心脏病患者需要根据自己情况，力所能及地运动。

Q&A

久坐不运动危害巨大？

A. 是的　　B. 错误

（答案：A）

04 越来越胖是身体越来越好了？

辟谣：肥胖是心血管疾病的独立危险因素。

每次去学校接孩子，我都发现现在的小学生比我上初中的时候还高还胖，甚至有些五六年级的小学生已经比我高、比我胖（当然我比较矮，身高 169 cm，体重 58 kg）。

《中国居民营养与慢性病状况报告（2020）》指出，中国居民都长高了，18～44 岁的居民中，男性平均身高 169.7 cm，比 2015 年增加了 1.2 cm；女性平均身高 158 cm，比 2015 年增加了 0.8 cm。

中国居民也长胖了，男性平均体重 69.6 kg，比 2015 年增加了 3.4 kg；女性平均 59 kg，比 2015 年增加了 1.7 kg。

虽然长高了体重自然就会更重一点，但判断肥胖与否并不是根据体重的绝对值，而是常规使用的 BMI 数据。

BMI（身高体重指数）= 体重（kg）÷ 身高（m）的平方。网上有 BMI 的计算软件及表格，大家可以计算自己是不是体重超标，是不是肥胖。

世卫组织对成年人超重和肥胖的定义是：BMI ≥ 25 为超重；BMI ≥ 30 为肥胖。

《中国居民营养与慢性病状况报告（2020）》指出，我国 18 岁及以上人群，超重率为 34.3%，肥胖率为 16.4%。6～17 岁人群，超重率为 11.1%，肥胖率为 7.9%；6 岁以下人群，超重率为 6.8%，肥胖率 3.6%。

患有心血管疾病的年轻人大多有一个共同特点，那就是肥胖。

高血压、高血脂、心肌梗死、心衰等患者大多数都肥胖。胖人越来越多，需要引起每个家庭的重视，引起每个人的重视。很多肥胖的人认为减肥是为了美，这肯定没有错，但其实肥胖的更严重的后果并不是不美，而是会对身体尤其是心血管系统造成严重危害。

肥胖对于心血管的危害

引起高血压

我在医院总能碰见肥胖的高血压患者，患者减肥后血压能下降不少，甚至很多轻度高血压患者，减肥后血压就恢复了正常。目前我国已经有 3 亿高血压患者，是真正的"高血压大国"，这和肥胖人数多有很大关系。据研究，肥胖人群中患高血压的比例达 20%～50%，比一般人的高血压发生率高得多。所以，建议肥胖的高血压患者减肥。

引起血脂异常

身体肥胖的常常都是管不住嘴、迈不开腿的人。随着身体不断肥胖，其实人体内也在发生变化。肥胖的人发生高血脂的概率更大，特别是腹型肥胖者，比普通人更容易表现为高血脂，甘油三酯升高也更明显。血脂升高本身就会产生更多的"血管垃圾"，引起心血管疾病，所以我一直科普我们要控制体重。

增加心脏负荷

人的心脏基本一样大，我们来想想，同样大小的心脏，同样一个发动机，一个带动 120 斤的身体，一个带动 200 斤的身体；一个带动小汽车，一个带动大货车，哪个寿命长？有研究显示，肥胖者心血管疾病发生率和猝死率比体重正常的人高 4 倍。

诱发糖尿病

肥胖是发生糖尿病的重要危险因素之一。肥胖的时间越长，患糖尿病的概率就越大。男性腰围 ≥ 85 cm，女性腰围 ≥ 80 cm，糖尿病患病风险就会升高。肥胖与胰岛素抵抗相关联，而体内的高胰岛素水平又可促进脂肪堆积，形成恶性循环。

增加心血管疾病风险

高血压、糖尿病、高脂血症和肥胖统称为"代谢综合征"，代谢综合征本身就是一种心血管疾病，更是心血管疾病的高危因素。

肥胖导致的其他健康问题

导致脂肪肝

30%～50%肥胖症的人，合并脂肪肝，重度肥胖者脂肪肝病变率高达61%～94%。

易患癌症

流行病学调查研究显示，肥胖女性更容易患子宫内膜癌和绝经后乳腺癌，肥胖男性则更容易患前列腺癌。只要是肥胖者，无论男女，都更容易患结肠癌及直肠癌。随着肥胖的加重，癌症的患病率也会升高。

引起骨关节疾病

肥胖引起的骨关节疾病中发生最多、危害最大的是骨性关节炎，主要影响膝关节，其次会影响髋关节及手指关节等。

影响生殖系统

肥胖女性代谢紊乱，容易引起内分泌紊乱，如代谢障碍、月经紊乱等，其中一部分人会发生不孕。研究发现，肥胖女性的月经异常发生率是非肥胖女性的2倍以上。从发育前期或儿童前期就开始肥胖的女性，大多子宫发育不良，卵巢机能不全，甚至出现外生殖器发育不全伴闭经，第二性征不出现。

肥胖对男性性功能会造成影响，影响生殖器官的发育。

总之，肥胖已成为人类死亡的第五大影响因素，控制体重不仅是为了身材苗条，更是为了健康！

星语星愿

我们的父辈吃不饱，留下了饥饿的记忆，生怕孩子饿着，使劲给孩子吃，过多的油盐糖、精细粮，使得越来越多的孩子超重或肥胖。爱孩子不仅是要给他"好吃的"，还要让他吃得健康，要让他动起来，控制体重。

Q&A

胖了说明身体好？

A. 不是　　B. 是的

（答案：A）

05 心脏病只是心脏结构的病？

辟谣：并不是，心脏病和心态关系密切。

我们一直在说心脏病是心脏的血管、电路、瓣膜、心肌等出现了问题，其实这不完全对。如果始终盯着心脏本身，这种做法欠妥。我们平时总会感觉到心烦、心疼、揪心，这并不是心脏这个器官出现了问题，而是属于心情、心态问题。事实上心脏病不但和心脏本身有关系，也和心情、心态有密切关系。

正能量和负能量对身体的影响

我们经常说到正能量，正能量不只是一种状态、一种宣传，更是一种心理健康的体现。

美国科学家戴维·霍金斯博士通过几十年的研究，认为人的各种情绪具有不同的能量等级。能量等级越高，对身体健康越有利；能量级越低，则对身体健康越有害。

经常怨恨、发怒、嫉妒、苛责他人、自私自利、很少考虑他人感受的人，能量低；经常关怀他人，有慈悲心、爱心，行善、宽容、柔和的人，能量高。

能量级低于 200 时，就会有生病的风险，因此能量级低是导致癌症、心脏病等疾病发生的重要原因之一。能量级低于 100，即属病态；低于 30，则随时有自杀的可能；接近 10，就是濒死状态。

日本医学博士提到，心情愉悦、放松、冥想、体育运动都会使大脑分泌一种被称为"脑内吗啡"的有益激素，其主要成分是 β- 内啡肽。

脑内吗啡除了让人感到快乐外，还会增强人体免疫力，防止机体老化，促使免疫细胞吞噬包括癌细胞在内的各种有害细胞，该物质无成瘾问题。而愤怒、焦虑、消极、压力等负面情绪会阻止脑内吗啡的分泌，转而催生有毒激素的分泌。所以，健康状态在一定程度上和心态密切相关。

负面情绪对心脏的影响

第一章就讲过一个应激性心肌病的病例，这个疾病在发病前数分钟或数小时，有明显的心理应激诱发。如情绪突然激动，突发事件、惊吓、争吵、过度兴奋等可能会导致应激性心肌病，其表现类似急性心肌梗死。

《循环杂志》上的一篇文章认为，极度愤怒对患者本人或是其他人都不是一件好事。强烈的情绪或动作会引起交感神经兴奋，使机体儿茶酚胺水平升高，从而导致血压与心率升高、血管收缩，甚至可能阻塞动脉的脂肪斑块破裂，冠脉血供发生障碍，由此导致心脏病发作。研究还证实，愤怒和焦虑这两种极端情绪使心脏病发作风险在 2 小时内增加 3～8.5 倍，其中愤怒可以使心脏病风险在 2 小时内增加 7.5倍，焦虑更危险，使心脏病发作风险增加 9.5 倍。

传统医学的观点

传统医学认为，发生疾病的原因分为内因和外因，风、寒、暑、湿、燥、火等六淫为外因，喜、怒、忧、思、悲、恐、惊等七情为内因。《素问·举痛论》中写道："百病生于气也，喜则气缓，怒则气上，悲则气消，恐则气下，寒则气收，炅则气泄，惊则气乱，劳则气耗，思则气结。"

情志内伤可导致脏腑气机失调，而气机失调又会妨碍机体的气化过程，引起精气血津液的代谢失常，从而引发多种病证。情志刺激而诱发病证，如胸痹（类似心肌梗死）、真心痛（类似心绞痛）、眩晕（类似高血压）等身心疾病。

积极乐观，七情反应适当，当怒则怒，当悲则悲，怒而不过，悲而不消沉，有利于病情的好转乃至痊愈。情绪消沉，悲观失望，或七情异常波动，可使病情加重或恶化。

阜外医院杨进刚教授曾在演讲中提到，夫妻吵架 15 分钟会影响健康；孤独对身体的危害与每天抽 15 根烟等同；敌意会使心脏病发病风险增加 19%；心怀恶意会使死亡风险增加 1 倍；善良的女士死亡风险会降低；有生活目标的人死亡率会降低；心怀感恩能明显改善身心健康；乐观者健康程度增加 1 倍。所以，要做好人、行善事。

总之，心脏病虽然是心脏本身的疾病，但也是一个全身疾病，尤其和心情密切相关。不管有没有心脏病，为了养心，为了保护心脏，我们都应该积极、乐观、阳光、善良、感恩，富有正能量。

　　心思、心想、心意、心疼、关心、耐心、细心、伤心等貌似是脑子的一些想法或感受，但仔细想想，这些"心"不仅仅是脑子，更是我们的心脏。

Q&A

心脏病只是心脏结构的病？

A. 不对　　B. 对

（答案：A）

06 打鼾就是睡得香？

辟谣：不是，严重打鼾会增加心血管疾病风险。

"你昨晚睡得真香，呼噜声震天响！"我们总能听到这样的话，很多人觉得打鼾就是睡得香，呼噜声越大，表示睡眠质量越高。

其实这是谣言，长期严重的打鼾是病，是睡眠呼吸暂停低通气综合征。

哪种打鼾是病？

打鼾分为 2 种：鼾症和睡眠呼吸暂停低通气综合征。睡眠呼吸暂停低通气综合征又分为 3 种：阻塞型、中枢型和混合型。以睡眠中打鼾伴呼吸暂停和日间嗜睡为主要临床表现的睡眠呼吸疾病叫作睡眠呼吸暂停低通气综合征。（以下所说的"打鼾"就指的是睡眠呼吸暂停低通气综合征。）

由响亮鼾声、短暂气喘及持续 10 秒以上的呼吸暂停交替组成，呼吸暂停、口鼻气流停止但胸腹式呼吸仍存在，经常会几十秒都没有呼吸，如果有这几种症状，或者睡眠中呼吸间隔时间太长，就要注意了，这可能是一种疾病。

白天没精神、疲劳，晨起头痛、反应迟钝，记忆力、注意力、判断力和警觉力下降，抑郁、焦虑、易激惹、口干和高血压等，都是打鼾者可能出现的症状。

在肥胖人群中，打鼾的尤其多。在男女肥胖人群中，习惯性打鼾率分别高达 52.2% 和 34.2%。体重指数每增加 $1 kg/m^2$，习惯性打鼾的风险就会增加 19%；腰围每增加 1 cm，习惯性打鼾风险就会增加 6%。

打鼾与心血管疾病的关系

据相关报道称，全球每天大约有 3000 人由打鼾所致的疾病而死亡。研究表明，打鼾与心血管疾病密切相关。

打鼾与高血脂

研究显示，在我国 35 ～ 59 岁的人群中，平均每周打鼾 6 ～ 7 次，甘油三酯水平升高 37.1%；打鼾 3 ～ 5 次，甘油三酯水平升高 35.4%；打鼾 ≤ 2 次，甘油三酯水平升高 28.4%；而不打鼾的人中，甘油三酯升高的比例仅为 21.3%。研究者还发现，打鼾声音越大，甘油三酯水平越高，甘油三酯水平升高的比例也呈明显增加趋势。打鼾会引起慢性间歇性缺氧刺激，导致胰岛素抵抗，增加糖异生等，导致甘油三酯合成增加。

打鼾与糖尿病

中国慢性病研究结果表明，经常打鼾者容易发生糖尿病，打鼾且胖的人最危险。与从不打鼾者相比，经常打鼾者发生糖尿病的风险增加 12%。

打鼾与高血压

打鼾者发生高血压的风险明显高于不打鼾者。在继发性高血压中，有一项是由打鼾导致的高血压，这种高血压患者，如改善呼吸睡眠暂停情况，血压就会降低。

打鼾与脂肪肝

研究显示，与不打鼾者相比，每周至少打鼾 3 次的人出现非酒精性脂肪肝的风险增加 29% ～ 72%。研究者认为，习惯性打鼾，即每周至少打鼾 3 次，可用来预测非酒精性脂肪肝。

打鼾与心肌梗死

阜外医院的相关研究发现，每晚都鼾声大作的人，与安静睡觉者相比，心肌梗死可能性会增加 77%。每周睡觉时打鼾多于 3 次的人，心肌梗死发生风险是睡觉安静者的 2.7 倍，尤其是男士和年轻人因打鼾发生心肌梗死的风险更高。

严重打鼾时，呼吸反复停止，造成血液中氧气含量显著减少，会引起全身组织细胞缺氧。频繁缺氧会导致血管壁损伤，增加血栓形成的风险，引发心肌梗死。

哪些情况需要评估是不是睡眠呼吸暂停？

（1）困倦、乏力或嗜睡；

（2）因憋气或喘息从睡眠中惊醒；

（3）同寝室或其他目击者报告患者在睡眠期间存在习惯性打鼾、呼吸中断，或二者皆有；

（4）已确诊高血压、心境障碍、认知功能障碍、冠心病、脑血管疾病、充血性心力衰竭、心房颤动或2型糖尿病。

发生这些情况，建议做呼吸睡眠监测，如果监测后证实监测期间发现睡眠呼吸暂停低通气指数≥5次／小时，就不是普通打鼾，可以明确诊断为睡眠呼吸暂停。

如果确定为阻塞性睡眠呼吸暂停，怎么办？

（1）推荐所有超重患者（BMI≥25 kg/m²）减重；

（2）戒烟、戒酒，慎用安眠药；

（3）建议行体位治疗，包括侧卧位睡眠、适当抬高床头；

（4）避免日间过度劳累；

（5）在医生指导下使用家用呼吸机。

如效果不佳，则需要找专科医生进一步评价和治疗。

熬夜的风险

作为普通人，即使没有心脏病，也应该保证足够的睡眠。如果有明确的心血管疾病，更应该保证足够的有质量的睡眠。除了要解决打鼾的问题，还得保证睡眠时间，避免熬夜。

李先生今年45岁，是一位铁杆球迷，欧洲杯期间经常熬夜到凌晨3点开始看球，一直看到凌晨5点，再睡1小时，随后起床上班。

这天凌晨5点，李先生刚刚躺下，突发胸痛，胸闷憋气，大汗，持续不缓解，后拨打120。到医院后行心电图检查，提示急性前壁心肌梗死。送入导管室，其间发生一次室颤，立即予以电除颤，急诊造影可见血管闭塞，立即打通血管，手术顺利，植入一枚支架，送回监护室。

熬夜增加心肌梗死风险

1998 年世界杯期间，英国点球大战输给阿根廷的当天及其后两天，英国因心肌梗死住院的人数比之前预估的多了 55 人。

2008 年，一项发表于《新英格兰医学杂志》上的研究显示，2006 年世界杯德国队比赛期间，德国慕尼黑地区发生心肌梗死的人数是其他时间的 2 倍多。

研究者认为，世界杯期间激烈比赛所造成的情绪应激是诱发急性心肌梗死的一个主要因素，而另一个主要原因就是熬夜。

熬夜增加肥胖风险

研究显示，夜晚睡觉时间每推迟 1 小时，全身肥胖和腹型肥胖的风险均增加 5%；凌晨 2 ～ 6 点睡觉的人，肥胖风险更高，全身肥胖风险增加 35%，腹型肥胖风险增加 38%。比起每晚睡 7 ～ 8 小时的人，每晚睡眠不足 5 小时的人，肥胖风险增加 20% 左右。

熬夜导致多种疾病

每天睡眠不足 4 小时，死亡率超出 100%，衰老是正常睡眠的人的 3 倍。

熬夜不但会诱发猝死，长期睡眠不足还会导致血压升高、增加糖尿病发病风险、降低免疫力、增加肿瘤发生风险、引发神经衰弱、导致生育能力和视力下降、引发干眼症、引起皮肤干燥、容易长斑等。

白天补觉并不能完全消除熬夜的危害

2015 年，美国睡眠医学会（AASM）和睡眠研究协会（SRS）推荐，成人常规每晚睡眠 7 ～ 9 小时，以此来使自身保持最佳健康状态。

在一些人看来，晚上睡得少，白天可以多睡一会儿，补补觉就行。其实，长期睡眠不足带来的影响，比如肥胖、心血管疾病发生风险增加以及神经系统损伤等，是很难补救的。

并不是睡得越多越好

睡眠不足对身体不好，但并不是说睡得越多就越好。

《欧洲心脏病学杂志》上发表了一篇文章，研究人员随访 8 万人 7～25 年，结果发现，比起正常睡眠时长（7～9 小时），睡眠时间过长会使冠心病、脑卒中发生风险明显增加。研究提示，每天睡眠 10 小时以上，心脑血管疾病风险增加 41%。

《睡眠》杂志随访 140 万人 4～25 年，结果发现，比起正常睡眠时长（7～9 小时）的人群，睡眠时间过长人群的死亡风险升高 30%。

所以，我们每天不宜睡得过少，也不宜睡得过多，一般以 7～9 小时为宜。

提高睡眠质量的窍门

换一个合适的枕头。枕头不是枕"头"的，而是枕"脖子"的。挑个好枕头，睡觉自然香。如有必要，可以用耳塞、眼罩、遮光帘。

成年人最佳睡眠时间为 7～9 小时，65 岁以上老年人最佳睡眠时间为 7～8 小时。

睡前别做太兴奋的事，比如看手机、玩游戏，如果可以，把手机放在客厅。睡前忌烟、酒、咖啡，也别喝太多水。抽烟、喝咖啡会让人兴奋；喝酒会影响深度睡眠，让人睡得不安稳；水喝多了，会频繁起夜。

星语星愿

睡觉是人类的本能，可是随着生活方式的改变，越来越多的人出现了睡觉问题，睡觉问题背后还隐藏着其他健康问题。

Q&A

熬夜不会影响心脏？
A. 不对　　B. 对
（答案：A）

07 冠心病是遗传疾病，不能预防？

辟谣：能预防，且必须得预防。

徐叔叔是我的忘年交，今年 66 岁，有七个兄弟，其中一个脑出血，一个脑梗死，一个搭桥，四个放了支架。看来冠心病确实具有家族聚集性，有一定的遗传倾向。

遗传疾病

研究显示，除外伤外，几乎所有的疾病都和基因有关系。人体中正常的基因分为不同的基因型，不同的基因型对环境因素的敏感度不同，敏感基因型在环境因素的作用下可引起疾病。

遗传病，一类与遗传有关的疾病有 4000 多种，通过基因由父亲或母亲遗传获得；另一类与遗传有关的疾病是常见病，例如心脏病、糖尿病、多种癌症等疾病是多种基因和多种环境因素相互作用的结果。

冠心病和遗传有关系，不仅如此，高血压、糖尿病、高脂血症这些会导致冠心病发病风险增加的疾病也有遗传倾向，所以多种遗传因素都会导致冠心病高发。

只能说冠心病有一定的遗传易感性，存在家族聚集现象。遗传背景只是赋予个体一定程度的疾病易感性，并不一定致病，一般是在环境因素的作用下多个基因异常的总体效用才会导致冠心病发生。比如上面提到的"三高"，以及抽烟、喝酒、肥胖、不运动、不健康饮食等因素都会导致冠心病高发。

环境因素在疾病的发生中显得尤其重要，具体包括年龄增长、现代生活方式、营养过剩、体力活动不足等。导致冠心病发生风险增高的最重要环境因素，是导致不良生活方式形成的社会环境。

冠心病具有遗传倾向，但并不是不能预防。因为冠心病除了和基因有关系，还和其他因素有关系。虽然我们无法改变遗传基因，无法选择自己的父母，但我们能早发现、早控制"三高"，能选择从小养成健康的生活方式。

遗传不仅仅是基因遗传，生活习惯也会"遗传"

家庭生活习惯虽然不是传统意义上的遗传，但受父母生活方式的影响，也可以称为"遗传"。因为我们从出生开始就和父母在一起，饮食习惯、运动习惯、作息习惯、是否抽烟喝酒习惯等都受父母的影响。这个时期也为我们成年后的生活方式打下了基础。

我们的生活方式和冠心病密切相关，生活方式是可以改变的。我们需要从小培养健康的生活习惯，尤其是家里有心血管疾病遗传因素的朋友，更应该让孩子从小养成良好的生活习惯。只有从小预防，从小养成健康的生活习惯和生活方式，才是有意义的预防。如果不去预防，等到成年后血管里面已经制造了好多"血管垃圾"，才想起来清理，为时较晚。

有"三高"及心血管疾病史的家庭，更应该培养孩子低盐、低脂、低糖的饮食习惯，让孩子坚持运动，控制孩子体重，教孩子远离烟酒，培养孩子规律作息的生活习惯，这样才是对孩子负责任。

星语星愿

作为父母，如果在无法选择的情况下把疾病基因遗传给了自己的孩子，那么请不要再把不健康的生活方式"遗传"给孩子。

Q&A

冠心病是遗传疾病，无法预防？

A. 不对　　B. 是的

（答案：A）

08 预防不是最好的"治疗"？

辟谣：错。应该加强预防。

不管是高血压、高脂血症、糖尿病，还是冠心病、脑梗死、心肌梗死等心血管常见疾病，其实都能预防。

我在医院里遇到的绝大部分心血管疾病患者，几乎都抽烟、酗酒、肥胖，或者从不控制饮食、从不运动，或者有"三高"没有发现或发现"三高"后不控制。我们可以回忆自己认识的有心血管疾病的朋友，是不是也这样？

有人说了，我什么问题也没有，也不抽烟不喝酒，可最后还是得心肌梗死了，为什么呢？我们说的是绝大多数人，而不是个例。医学是针对绝大多数人的，医学本身就是科学，不能用小概率事件来证明一个观点、一种方法、一个结论。我们不排除个别人生活方式健康，依然发生了心肌梗死的例外，但绝大多数的心肌梗死患者都有不健康的生活习惯。

既然绝大多数心血管疾病患者都合并了"三高"或有不健康的生活方式，那么预防心血管疾病其实就是预防和控制"三高"，并且从小养成健康的生活方式。

预防冠心病其实就是预防动脉粥样硬化。

研究发现，动脉粥样硬化的危险因素包括年龄、性别、遗传因素、吸烟、高血压、血脂异常、糖尿病、超重或肥胖、缺乏体力活动、精神压力大、不健康饮食和大量饮酒等。其中，除了年龄、性别和遗传因素属于不可控的危险因素外，其余都是可以控制的危险因素，也就是说绝大部分冠心病的危险因素可以通过生活方式或药物干预控制。

不可控的因素

年龄

年龄增长会增加动脉损伤和狭窄的风险。

性别

通常男性得冠心病的风险更高，而绝经后的女性发病风险也会增加。

遗传因素

如果父亲、兄弟在 55 岁之前被诊断患有心血管疾病，或者母亲、姐妹在 65 岁之前患有心血管疾病，那么自己发生心血管疾病的风险也会增加。

我们没有办法选择父母、年龄、性别，这三点都是不可改变的因素，因此，预防冠心病主要是靠改变能改变的因素。

可改变的高危因素

吸烟

吸烟的人患冠心病的风险明显高于不吸烟的人，二手烟也会增加冠心病发生风险。远离烟草是既省钱又效果明显的预防冠心病的方法，可是现实中真正能戒烟的人少之又少。如果你实在戒不了烟，那请你抽烟的时候远离他人。

高血压

没有得到控制的高血压会导致动脉硬化和血管壁变厚，从而缩小血液流经的管腔。

我国有 27.5% 的成人是高血压患者，而接近 80% 的高血压患者都没有把血压控制在理想范围内，或者根本就没有控制甚至没有发现高血压，这些人都成了冠心病的"后备军"。

血脂异常

低密度脂蛋白胆固醇这个"坏胆固醇"会加速动脉粥样硬化。我国有 8.8% 的成人都有高胆固醇血症，必须引起大家的重视。

糖尿病

我国有 11.2% 的糖尿病患者，糖尿病与冠心病风险增加有关。糖尿病造成的血管损伤常常是弥漫性的，所以糖尿病人一定要积极正规控制血糖，保护血管，预防冠心病。

超重或肥胖

体重过重通常会加重其他危险因素，体重超标的人越来越多，减肥不只是因为爱美，更是健康需要。

缺乏体力活动

缺乏运动也与冠心病风险增加有关，"生命在于运动"不是一句空话，要坚持运动。

精神压力大

精神压力大可能会损害动脉血管，并增加冠心病发生风险。不论是大人还是孩子，男人还是女人，每个人群都有自己的压力，关键看如何释放压力。

不健康饮食

现在人们吃得越来越好了，但这样真的好吗？只有健康才是真的好。吃太多含有大量饱和脂肪酸、反式脂肪酸、盐、糖、精细粮的食物会增加冠心病发生风险，因此，要减少这些食物，养成健康的生活方式。

饮酒

大量饮酒会导致心肌损伤，还会增加冠心病发生风险，所以要少喝酒。

"新"危险因素

随着研究不断发展，学者发现还有一些危险因素会增加冠心病发生风险，包括睡眠呼吸暂停、高敏 C 反应蛋白水平升高、高甘油三酯血症、高同型半胱氨酸血症等。

睡眠呼吸暂停

这种疾病会导致患者在睡觉时呼吸反复停止。睡眠呼吸暂停期间血氧水平突然下降，会升高血压，并使心血管系统紧张，可能导致冠心病。严重打鼾者应去做呼吸睡眠监测。

高敏 C 反应蛋白水平升高

当身体某处出现炎症时，高敏 C 反应蛋白（hs-CRP）的水平会升高。高敏 C 反应蛋白水平达到高值可能是导致冠心病的危险因素。通常认为，随着冠状动脉变窄，血液中的高敏 C 反应蛋白会增多。

高甘油三酯

这是血液中的一种脂肪（脂质），高水平甘油三酯可能会增加冠心病发生风险，尤其是女性。控制甘油三酯应以健康饮食和运动为主。

高同型半胱氨酸

同型半胱氨酸是人体用来制造蛋白质以及构建和维持组织的氨基酸，高水平的同型半胱氨酸可能会增加冠心病发生风险。尤其是高血压患者，需要查查同型半胱氨酸，必要时服用叶酸。

自身免疫性疾病

类风湿性关节炎、狼疮及其他炎性风湿病可以增加动脉粥样硬化风险，需及时就诊，专业治疗。

冠心病的危险因素通常会同时存在，并可能互相影响。而多个危险因素组合在一起时，可能存在累加效应，使冠心病更容易发生。因此，要控制这些危险因素。

预防心肌梗死

急性心肌梗死是导致猝死最常见和主要的原因，也是所有心脏病中最为严重的一种。

阜外医院的一项研究显示，在心肌梗死发病 3 小时内，有 50% 的患者会死亡，其中大部分患者没能及时去医院；而 35 岁以下的心肌梗死患者，有 90% 的会发生死亡。

到底是什么原因导致了心肌梗死呢？哪些人更容易发生心肌梗死？下面我来分析一下。

长期不健康的生活方式

心肌梗死的本质是斑块破裂形成血栓，血栓堵塞心脏血管，引起恶性心律失常或心脏骤停，导致猝死；或引起心肌坏死，进而引起心衰，缩短寿命。

所以，血栓是心肌梗死的直接原因，导致血栓的根本就是斑块。如果没有斑块，理论上几乎不可能发生心肌梗死（除非是极个别的血管痉挛）。

斑块也就是动脉粥样硬化，或者就是大家说的"血管垃圾"。

我们出生的时候，血管是光滑的，富有弹性的，是没有"血管垃圾"的。但是随着年龄增长，再加上长期不健康的生活方式，动脉粥样硬化会慢慢形成，不断加重。不健康的饮食、过多地摄入油盐糖、抽烟酗酒、肥胖、久坐不运动、熬夜、压力大等，都会加剧动脉粥样硬化。

斑块发展到一定程度，如果不稳定，就会破裂，发生血栓，堵塞心脏血管，导致心肌梗死。

有人说，家族史和年龄不是也会导致斑块加重吗？说得没错，但我们前面说过了，我们选择不了父母，改变不了年龄，这是不可控制的因素，对于预防心肌梗死没有直接意义。我这里要说的是我们通过努力能改变的因素，只有从小远离这些不健康的生活方式，才能远离斑块，从而远离心肌梗死。

没有发现"三高"或控制不佳

当发生高血压或糖尿病后，血管内壁就不像健康人那么光滑，会加速硬化。如果发生了高脂血症，尤其是低密度脂蛋白胆固醇升高后，就会形成类脂质物质，就像"血管垃圾"一样堆积在不光滑的血管内壁。久而久之，这些"血管垃圾"就会形成斑块，所以"三高"是形成斑块的主要原因。

可是在高血压、糖尿病、高脂血症初期，大部分人没有明显不适，这就导致了有些人即使已经出现"三高"，也没有发现，不会去控制。

我国有 3 亿高血压患者，可是知晓率只有 50% 左右，结果就是长期高血压不控制，导致血管内壁受损，动脉粥样硬化加重。

有"三高"家族史或生活方式不健康的人，应该主动监测血压、血糖、血脂，及时发现，及时控制，这样才能有效地预防动脉粥样硬化加重。

诱发心肌梗死的因素

随着年龄的增长，大部分人会有一定的血管斑块，但是为什么有些人不会斑块破裂形成血栓，发生心肌梗死呢？

一方面，斑块性质不一样，有不稳定的，有稳定的；另一方面，斑块的程度不一样，有 50% 的，有 90% 的；还有一个原因，那就是有没有诱发因素。

下面这些因素都会诱发心肌梗死：

（1）暴躁暴怒，会导致斑块破裂，诱发心肌梗死；

（2）大量抽烟酗酒，会导致血管斑块破裂，形成血栓，诱发心肌梗死；

（3）寒冷刺激会导致血管收缩，引起斑块破裂，形成血栓，诱发心肌梗死；

（4）大便用力、暴饮暴食、剧烈运动，会导致斑块破裂，诱发心肌梗死；

（5）已经明确患有冠心病，可是没有正规服用他汀及阿司匹林来稳定斑块，预防血栓，会诱发心肌梗死。

总之，不健康的生活方式，没有正规控制"三高"，就会形成斑块，为心肌梗死埋下隐患，加上上述因素，就可能会诱发心肌梗死。而且，这些因素越多，越容易发生心肌梗死。

90% 的心肌梗死是可以预防的，但为什么心肌梗死患者都没能有效地预防呢？就是因为大家不懂得如何预防，或者即便知道一点，也不愿付诸行动。

预防心肌梗死的五道防线

第一道防线：健康生活方式

这一点我们在预防冠心病的时候已经讲过了，健康的生活方式能预防"三高"，能预防冠心病，自然是预防心肌梗死的第一道防线。

第二道防线：早发现、早控制"三高"

高血压、糖尿病、高脂血症是目前导致冠心病、心肌梗死的主要因素，且发病率很高。但是，很多人并没有发现自己有"三高"，即使发现有"三高"也不愿积极正规地控制，最终导致心肌梗死。因此，要尽早发现"三高"并积极控制。

第三道防线：正规治疗冠心病

大多数冠心病是可以控制的，而且也不是所有冠心病都会发展成为急性心肌梗死。如果怀疑有冠心病，请：

（1）找心内科医生确诊，并制定治疗方案。按照医生指导执行，切莫听信谣言，相信小广告。

（2）继续生活方式干预，延缓、减慢血管狭窄的进程。生活方式干预是预防心肌梗死的根基。

（3）服用包括阿司匹林和他汀在内的控制冠心病的药物，这两种药物是基石用药，并且要有效控制高血压、糖尿病、高脂血症、心率等。

（4）如果药物控制效果不好，仍发作心绞痛，尽快行冠脉造影检查，以明确是否需要支架或搭桥等治疗。

第四道防线：认真对待每次心绞痛发作

心绞痛虽然分为稳定性和不稳定性，但普通人不能明确什么是不稳定什么是稳定。就算是稳定，也可能发展为不稳定。所以，任何一次心绞痛发作都应该及时就诊，调整治疗，以免发展为心肌梗死。

我们在第一章中详细分析过如何初步判断自己是否有心绞痛，在此不再赘述。如果你原来活动、运动、上楼、干活后没有不适，可是最近突然出现胸痛、心前区疼痛、脖子发紧、头疼、牙疼、肩膀疼、后背疼痛、胸闷憋气、出冷汗等不适，休息几分钟后就能完全缓解，那就要高度怀疑是心绞痛，必须马上就诊。就诊后，经过正规治疗，可以预防心肌梗死发生。

第五道防线：120

如果上面四道防线被一一攻破，那就只剩下最后一道防线，即自救。这一点前文也详细讲述过，可以简单理解为当出现持续超过 15 分钟的心绞痛时，就要高度怀疑是心肌梗死，选择一个最舒服、最省力的体位保持不动，立即拨打 120。

总之，绝大部分心肌梗死是可以预防的，我们要从保持健康的生活方式做起，预防和控制"三高"，正规治疗冠心病，及时发现心绞痛并就诊。怀疑是心肌梗死，立即拨打 120。

预防猝死

五一放假三天，我本以为不用出远门，可以好好调整休息一下。一大早，我习惯性地去查房，看看自己的住院患者，然后在急诊走了一圈，看看有没有心脏病患者。

急诊的医生正在抢救一位 46 岁的男性患者，刚送来不久，听 120 的医生说，他们赶到家里的时候人都凉了，估计半夜心脏就停跳了。因为这位患者最近一直加班到凌晨，家人也没有及时发现。该男子是一家互联网公司的副总，平时没听说有什么具体的疾病，怎么说没就没了？

其实，这就是典型的猝死。

什么是猝死？

平素身体健康或貌似健康的患者，在短时间内因自然疾病而突然死亡，即为猝死。猝死是排除意外死亡，不是因车祸、电击、火灾、外伤等而死亡的，而是因为某种疾病，但该疾病没有被发现或没有被及时发现，或没有预料到这个疾病会导致其短时间内死亡。

具体的量化时间目前尚无公认的统一标准，从发病到死亡的时间在 1 小时、6 小时、12 小时和 24 小时之内都可以被认为是猝死，有人认为也包括 48 小时之内死亡的。世界卫生组织给出的时间是 6 小时之内。

猝死的原因

猝死都是疾病导致的，只不过很多疾病没有及时被发现，或者这些疾病来势汹汹，来不及抢救。常见的引起猝死的脏器无非就是心脏和大脑，因为心脏是发动机，发动机熄火，人就完蛋；大脑是指挥部，指挥部被攻陷，人也完蛋。

（1）心脏原因

引起猝死的心脏病大体分为两种，一种是器质性心脏病，如心肌梗死、心绞痛、心肌炎、肺心病、风心病、高血压性心脏病等。

有人说，这些病怎么可能平时发现不了呢？有些心脏病初发的时候会有症状，如果能及时去医院，肯定能早发现、早治疗。但并不是所有的器质性心脏病早期都有典型的表现，比如，有些心绞痛患者没有感到疼痛，就会被忽视，直至心梗猝死；有些心肌炎患者有时候表现为感冒，没重视，最终导致猝死；有些高血压患者根本没发现血压高，心脏慢慢扩大，突然急性心衰发作，就猝死了。

另一种是非器质性心脏病，即心脏离子通道缺陷性疾病造成的猝死，比如Brugada 综合征、QT 间期相关综合征、致心律失常性右室发育不良综合征、马方综合征、儿茶酚胺敏感性多形性室速等疾病。这一类恶性心律失常性疾病，平时确实不容易发现，一旦发病，比如发生室速或室颤，就会猝死。

在猝死患者中，心脏性猝死占 75% 以上。美国心脏协会研究指出，25% 左右的冠心病患者以心脏性猝死为首发临床表现；国内文献指出，在心脏性猝死患者中，80% 患者的死因与急性冠状动脉综合征，也就是急性心肌梗死和不稳定心绞痛有关。

（2）其他原因

其他原因引起的猝死约占全部猝死的 25%，临床常见的有急性脑梗死、急性脑出血、肺栓塞、支气管哮喘、急性胰腺炎、主动脉夹层、严重的电解质紊乱等。

为什么很多中年人更容易被猝死盯上？

（1）冠心病发病率提高，冠心病越来越年轻化

不健康的生活习惯是冠心病的发生基础，比如，吸烟人群的猝死率是不吸烟人群的 3 倍，戒烟可以使急性心肌梗死发病率大幅度降低；久坐不运动人群，心血管猝死风险会增加 107%；肥胖会导致"三高"，导致心血管疾病高发，23% 的缺血

性心脏病由肥胖引起；长期熬夜人群，猝死风险增加1倍；不健康饮食是动脉粥样硬化形成的根本原因，是导致心血管狭窄的祸根。

（2）压力大

压力是猝死的一个重要原因。长期的高压力不但会造成心血管疾病高发，更会直接伤害心脏。

前文说过，愤怒和焦虑是两种极端的情绪，使心脏病发作风险在2小时内增加3～8.5倍，其中焦虑更危险，使心脏病发作风险增加9.5倍；愤怒可以使心脏病风险在2小时内增加7.5倍。

（3）没有体检习惯，小病不看

每年常规体检其实能发现一些问题，比如高血压、糖尿病、高血脂、心脏大小、颈动脉斑块、腹部有没有囊肿等。这些小问题控制住了，就降低了发展为大问题的风险。

猝死看似是不期而至的，但如果能早早健康地生活，关注自己的健康，了解自己的身体状况，那么猝死也是能够预防的。

星语星愿

预防是心血管疾病最好的治疗，但愿您看到此书，有所收获。

Q&A

猝死不能预防？

A. 不对　　B. 是的

（答案：A）

后记

2018 年年初我着手准备这本书，5 年过去了，这本书今天终于要和大家见面了，有点紧张，有点欣慰。

写这本书的过程中，我记录了在医院亲自接诊和抢救的真实病例，查阅了最新的心血管相关指南，翻阅了与心血管相关的著作，查询了心血管方面最新的研究。但毕竟个人能力有限，我生怕科普内容不够严谨，很多朋友看完此书后依然会犯错；生怕科普内容不够全面，很多朋友的问题在书中找不到答案；生怕科普内容表达得不够通俗，很多朋友看得不是很明白，所以略显紧张。

写这本书的初心，就是想让更多人能够重视自己的心血管，不再上当受骗，少走一些弯路，降低心血管疾病发生的风险。我希望大家能学会心血管疾病的相关知识，初步识别心血管疾病，以免错过最佳治疗时机，甚至错过最后一次抢救时机。此书记录了临床最常见的心血管问题，汇总了网上的粉丝们提过最多的问题，几乎囊括了常见心血管相关的所有问题，可谓面面俱到，所以我稍感欣慰。

科普书绝不是让大家看完后就能看病，没有那么神奇的效果。即使是心血管医生，也得通过十几年甚至更长时间的学习、见习、实习、临床积累，才能也才敢去诊治心血管疾病。大家读完这本书，如果能开始坚持健康的生活方式，学会预防和正确应对心血管疾病，不再犯很低级的错误，早预防、早发现、早就诊，那么就是最大的收获，也是我最大的收获。

虽然我疫情期间在网上免费回答了 80 000 人次的提问，但仍有大部分问题我实在没有精力去回答。这两年我坚持熬夜加班为大家回答问题，颈椎越来越不好了，所以现在不敢再熬夜了，不敢再过度使用电脑了。可是每当看到大家提出各种问题，我没有精力去回答，我就觉得难受，于是就督促自己抓紧时间完成这本书，好让更多朋友能在书中找到答案。

对于医生，粉丝不是粉丝，而是责任，粉丝越多，责任越大。我们面对的是生命，我们的每一句话、每一篇文章、每一个科普，都可能会影响到每一位粉丝。作为科普医生，尤其是互联网科普医生，更应该严格要求自己，讲真话，说实话，遵守指南，这是我们科普的底线。

心血管看似只是关乎个人健康的，但其实已经是导致我国居民死亡的第一大疾病因素，可以说心血管健康是全民的首要健康。一个人发生了心血管疾病，会影响到一个家庭，一家人跟着揪心；一个人的心血管疾病如果没能及时发现，没能及时正规治疗，可能会致残、致死，那么就会影响一家人的幸福和生活质量。因此，我们应该响应《"健康中国 2030"规划纲要》，做自身健康的第一责任人，管理好自己的血管和心脏，管理好自己的身体。

我是心血管王医生，我在关注您的心血管，我在关注您的健康！

帮助更多人远离"三高"，远离心血管疾病，是我终生奋斗的目标！

致谢

感谢我的父母辛勤劳动，努力赚钱供我上学，把我培养成一名医生。现如今，父母渐渐老去，爸爸放了心脏支架，需要长期服药控制。妈妈的高血压现在都不是问题了，因为罕见病多系统萎缩正在折磨着她。65岁的时候她还是夕阳红舞蹈队的领舞，现在才71岁，她只能坐在轮椅上，四肢无力，言语不清，咀嚼困难，大小便不能自理。

刚上班的时候，我暗下决心，等有钱了就把父母接过来享享福。可是还没等到我赚够钱，父母就已经老了，已经病了。因为工作性质，当医生这20多年里，我只有5年回家陪他们过过年，根本没有尽到一个做儿子的应尽的孝道。我爸以前从不接电话，每次都是我把电话打给我妈，她都会说没事，放心吧，好好上班。现在妈妈已经不能接电话了，每次对话，还得我爸翻译，否则我不知道她说的是什么。即便是这样，我爸还会嘱咐我："你好好上班，你妈就是这样，好着呢！"其实我比谁都清楚，我妈的情况会越来越糟糕。

感谢我的父母给了我生命，教育我做人，时常提醒我"好好上班"。

感谢同样是医生的我的妻子，她不但要上白班、值夜班，还得抽空照顾孩子和家里。感谢我儿子能理解我，因为父母都是医生，孩子很难有一个父母都能陪伴他的完整的假期，更是很少有父母都能陪他过周末的机会。

感谢我的每一位老师、每一位患者、每一位粉丝，是你们让我不断成长，让我一直坚守。感谢你们一路陪伴我。

感谢我读过的所有书和杂志。在整理此书的过程中，我翻阅并参考了《心脏病学》《实用内科学》《中国心血管病预防指南》《高血压治疗学》《高血压防治指南》《中国居民营养与慢性病状况报告（2020）》《中国健康生活方式预防心血管代谢疾病指南》《循环杂志》《柳叶刀》《英国医学杂志》《美国心脏病学会杂志》《美国医学会杂志》《ESC/ESH 2018高血压指南》《新英格兰医学杂志》《英国医学杂志开放版·心脏》《睡眠》等一些专业性很强的杂志和书籍，在此一并感谢。当然，我可能也参考了一些书和杂志中的部分内容，但因为疏忽没有记下出处，在此表示歉意，一并感谢。

最后，感谢磨铁图书老师们的辛勤付出。